The
Vitamin
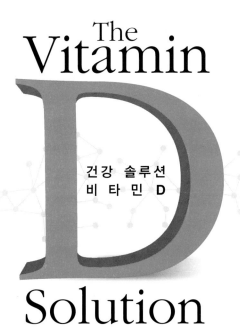
건강 솔루션
비 타 민 D

D

Solution

건강 솔루션 비타민 D

발행일 | 2014년 11월 27일 초판 1쇄 발행
          2019년 6월 28일 초판 2쇄 발행
저자 | 마이클 홀릭
역자 | 비타민 D 정보센터
감수자 | 전성수
발행자 | 박흥주
영업부 | 장상진
관리부 | 이수경
발행처 | 도서출판 푸른솔
편집부 | 715-2493
영업부 | 704-2571~2
팩스 | 3273-4649
디자인 | 여백 커뮤니케이션
주소 | 서울시 마포구 도화동 251-1 근신빌딩 별관 302
등록번호 | 제 1-825

값 28,000원
ISBN 978-89-93596-51-9 (93510)

The
Vitamin
D

건강 솔루션
비 타 민 D

Solution

마이클 홀릭 지음 | 비타민 D 정보센터 옮김 | 전성수 감수

푸른솔

나의 가장 좋은 친구이자 사랑하는 아내
샐리 앤(Sally Ann)에게 이 책을 바칩니다.
우리 가족에 대한 그녀의 헌신과 나의 모든 활동에 대한
변함없는 성원이 있었기에 나는 비타민 D 결핍의 대유행이
은밀하게 초래하는 건강 결과를 전 세계에 알릴 수 있었습니다.

추천의 글

『건강 솔루션 비타민 D』의 저자 마이클 홀릭 박사는 대학원 석사 과정에서 세계 최초로 혈중 순환형 비타민 D인 25(OH)D를 발견하였으며, 박사 과정에서는 역시 세계 최초로 비타민 D의 활성형인 1,25(OH)$_2$D를 발견해 비타민 D에 관한 한 세계적인 권위자입니다.

그는 이미 30년 전에 비타민 D가 암을 예방할 수 있다는 사실과 햇빛이 피부에서 비타민 D를 합성한다는 사실도 세계 최초로 발견하였습니다. 요컨대 홀릭 박사는 기초과학자 및 응용과학자로서 또 교육자 및 임상인으로서 비타민 D 연구에 한평생을 바쳐 많은 질병의 치료 체계를 확립한 분입니다. 그래서 지금까지 많은 연구자들이 그의 연구 논문을 활발하게 인용하고 있습니다.

비타민 D는 다른 비타민에 비할 수 없을 정도로 활발하게 연구되고 있습니다. 그러나 최근의 연구 성과까지 체계적으로 정리하여 설명해주는 비타민 D 안내서는 그동안 없었습니다. 이러한 때에 마침 비타민 D 연구의 최고 권위자인 홀릭 박사가 직접 『건강 솔루션 비타민 D』란 책을 출간한 것은 매우 시의적절하고 다행한 일이 아닐 수 없습니다.

『건강 솔루션 비타민 D』는 그동안 홍수처럼 쏟아진 비타민 D에 관한 정보를 일관성 있게 정리한 흥미로운 책입니다. 이 책은 비타민 D 전문 연구자에게는 새로운 관점을 제공할 것이며, 임상응용 일반 전문인들에게는 많은 질환에 공통적으로 적용할 수 있는 예방 및 치료 기술을 승화시켜 줄 것입니다

이와 같은 배경과 믿음에서 이 책을 감히 여러분께 추천해드리는 바입니다.

2014년 10월 22일

심 창 구

서울대학교 명예교수
한국과학기술한림원, 미국약학회(AAPS) 및 일본약물동태학회(JSSX) 펠로우
(前) 서울대학교 약학대학 교수(체내동태맞춤 신약설계 국가지정연구실 책임 교수)
(前) 식품의약품안전청장/한국약제학회장/의약품법규학회장

차례

제1부
삶의 빛과 건강 호르몬

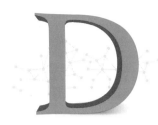

ACKNOWLEDGMENTS

감사의 글

나는 이 책을 거의 30년 동안 준비해왔습니다. 나의 가족, 친구와 동료들이 관여하지 않았다면 이 책은 나오지 못했을 것입니다. 좋은 책을 만들기 위해서는 많은 사람의 도움이 필요합니다. 아내 Sally와 두 아이 Michael Todd 및 Emily Ann에게 무한한 감사를 보냅니다. 그들은 내가 이 책에서 제시하는 일부 연구에 참여해주었을 뿐만 아니라 나의 경력과 비타민 D 연구에 대한 헌신에 있어 든든한 후원자가 되어주었습니다.

Bonnie Solow가 처음 내게 연락하여 책의 출간에 대해 문의하였을 때, 나는 드디어 나와 동료들이 오랜 기간 비타민 D 분야에 대한 변함없는 연구를 통해 수집해온 지식을 공유할 시점이 되었다는 점을 알았습니다. 그러한 연구는 대부분 일반대중의 눈에 띄지 않고 넘어갔지만 수많은 사람의 건강을 향상시키는 데 쓰일 수 있었습니다. 이 책이 마침내 그런 수많은 사람에게 이르는 길을 열어주게 되었습니다. 보니에게 감사합니다. 당신의 리더십, 지도와 이 프로젝트에 대한 열정적인 지지는 대단히 귀중했습니다. 당신의 세심한 주의, 즐거운 유머, 그리로 프로젝트 과정의 매 단계를 챙겨준 헌신으로 인해 함께 작업하면서

10

기쁘고 즐거웠습니다.

대필 작가인 Kristin Loberg에게 가장 감사합니다. 그녀는 나의 많은 과학 연구 발표는 물론 비타민 D로 코모도왕도마뱀, 이구아나, 북극곰, 아기 고릴라 등의 건강을 개선한 나의 경험에 대한 이야기들도 들었습니다. 그녀는 나의 의도를 잘 읽어 비타민 D 결핍의 대유행, 그에 따른 건강상 심각한 결과, 그리고 간단한 3단계 방안으로 비타민 D의 상태를 향상시키는 방법을 흥미진진하고 설득력 있는 메시지로 엮도록 나를 능숙하게 도왔습니다.

나는 비타민 D의 광생물학, 생리학, 생화학 및 임상 응용 분야에서 내가 그간 협력해온 수많은 보조사, 학생, 연구원과 동료들에게 영원히 빚을 지게 될 것입니다. 30년 이상 나의 멘토이자 친구로 훌륭한 지도 및 조언을 해준 John T. Potts Jr. 박사에게 가장 감사합니다. 비타민 D와 암에 관한 나의 일부 연구에 자금을 지원해준 UV 재단에 감사합니다. 지난 10년에 걸쳐 우정을 나눈 Jim 및 Kathy Shepherd와 John Overstreet에게 큰 감사를 보냅니다. 내게 조언 및 영감을 주고 협조해 주신 다음과 같은 분들에게 특히 감사합니다:

Dr. John Adams, Mrs. Mary Aldrich, R.N., Dr. Mary Allen, Dr. Andre Araujo, Ms. Carole Baggerly, Ms. Mara Banks, Dr. Howard Bauchner, Dr. Shally Bhasin, Ms. Rachael Biancuzzo, Dr. Douglass Bibuld, Dr. Heike Bischoff-Ferrari, Dr. George Brainard, Dr. John Cannell, Dr. Laura Carbone, Dr. Tai Chen, Dr. Farhad Chimeh, Dr. Thomas Clemens, Dr. Robert Cousins, Dr. Bess Dawson-Hughes, Mrs. Sheila DeCastro, R.N., Dr. Hector DeLuca, Dr. Emily Demetriou, Dr. Cermina Durakovik, Dr. Christina Economos, Dr. Frank Farraye, Dr. Gary Ferguson, Drs. Cedric and Frank Garland, Dr. William Gehrmann, Dr. Catherine Gordon, Dr. Edward Gorhan, Dr. William

Grant, Dr. Susan Greenspan, Dr. Robert Heaney, Dr. Brett Holmquist, Mr. Daniel Jamieson, Dr. David Kenney, Dr. Douglas Kiel, Mrs. Ellen Klein, Dr. Albert Kligman, Dr. Loren Kline, Dr. Polyxeni Koutkia, Dr. Rolfdieter Krause, Dr. Joyce Lee, Dr. Linda Linday, Mr. Zhiren Liu, Dr. Cliford Lo, Dr. Alan Malabanan, Dr. Trond Marksted, Mr. Jeffrey Mathieu, Dr. Lois Matsuoko, Dr. Carlos Mautalen, Ms. Julia McLaughlin, Ms. Janeen McNeil, R.N., Ms. Anne Merewood, Dr. Johan Moan, Dr. Carolyn Moore, Dr. Haraikarn Nimitphong, Dr. James O'Keefe, Dr. Jack Omdahl, Dr. John Parrish, Dr. Ralf Paus, Dr. Alberto Perez, Mr. Kelly Persons, Dr. John Pettifor, Dr. Sara Pietras, Dr. Pornpoj Pramyothin, Dr. Kumaravel Rajakumar, Dr. Rahul Ray, Mrs. Swapna Ray, Dr. Jorg Reichrath, Dr. Richard Reitz, Dr. Clifford Rosen, Dr. Irv Rosenberg, Dr. William Rosenberg, Dr. Josh Safer, Dr. Wael Salameh, Dr. Edward Sauter, Dr. Nevin Schrimshaw, Dr. Gary Schwartz, Mr. Jim Shepherd, Dr. Leonid Shinchuk, Dr. Andrzej Slominski, Elizabeth Southworth, Ms. Catherine St. Clair, Dr. Mark St. Lezin, Dr. Tatsuo Suda, Dr. Susan Sullivan, Dr. Vin Tangpricha, Mr. Andrew Tannenbaum, Dr. Xiao Tian, Dr. Duane Ulrey, Mr. Demetrius Vorgias, Dr. Ann Webb, Mr. Lyman Whitlatch, Mr. Frederic Wolff, Mr. Jörg Wolff, Dr. Jacobo Wortsman, Dr. Azzie Young, Dr. Vernon Young, Dr. Michael Young, and Dr. Susie Zanello.

이사 보좌관, 임상연구 지원 담당자, 일반 임상연구부의 간호사, 그리고 지칠 줄 모르는 나의 비서 Lorrie Butler를 포함해 보스턴대학 의료센터의 직원들에게 감사합니다. 이 책의 머리글을 써주고 그간 나의 연구를 그렇게 열정적으로 옹호해준 데 대해 Weil 박사에게 감사합니다.

나의 최종 요청 및 변경을 모두 감내해주고 통찰력으로 일반 독자를 위해 가능한 한 최선의 책을 만들도록 도와준 허드슨 스트리트 프레스 및 펭귄 팀에게, 특히 Caroline Sutton, Meghan Stevenson, Elizabeth Keenan과 Alexandra Ramstrum에게 감사를 표합니다.

마지막으로, 비타민 D에 의존하여 자신의 생명을 지탱하고, 인간이 이제 전례 없이 이해하고 인정하기 시작한 이 호르몬에 대해 나에게 많은 것을 가르쳐준 세계의 모든 생물에게 특별한 감사를 드립니다.

머리말

『건강 솔루션 비타민 D』는 건강에 새로운 표준을 설정해 우리가 알고 있는 의학의 면모를 변화시키리라 생각한다. 이와 같은 필수적인 지침은 비타민 D가 전반적인 건강에 왜 그렇게 중요한지를 이해하는 데 도움이 되며, 누구나 따라 할 수 있는 3단계 처방을 통해 그 보상을 어떻게 이용할 수 있는지를 보여준다. 30여 년 전 인체에서 비타민 D의 활성형을 세계 최초로 발견한 이래, 나의 친구이자 동료인 마이클 F. 홀릭 박사는 비타민 D 연구의 선두에 서서 최대 2억 명의 미국인이 걸리는 아주 다양한 질환을 단일의 공통 위험요인, 즉 비타민 D 결핍과 연관시킨 획기적인 연구들을 개척해왔다. 그건 세계에서 가장 흔한 건강 상태로, 때로 참담하고 치명적인 결과를 초래한다. 당신이 미국에서 뉴잉글랜드처럼 북부 지역에 살든 혹은 나와 비슷하게 대부분의 나날에 햇빛이 비춰 햇빛이 많은 남서부에 살든, 당신은 최적의 건강을 이루려는 온갖 노력을 저해하는 무증상의 비타민 D 결핍을 겪고 있을 수 있다.

일반인들의 생각과 달리, 비타민 D는 그저 뼈 건강에 대한 것만은 아니고 기타 모든 비타민과는 독보적으로 다르다. 비타민 D는 사실 대사에서, 근육, 심

장, 면역 및 신경 기능에서, 또한 염증의 조절에서 중추적인 역할을 하는 호르몬
이다. 체내에서 비타민 D의 양을 증가시키면 비만에서 관절염까지, 고혈압에서
척추 통증까지, 당뇨병에서 근육 경련까지, 상기도 감염에서 감염병까지, 그리
고 섬유근육통에서 유방암, 결장암, 췌장암, 전립선암 및 난소암까지, 놀라울 정
도로 많은 질환을 예방하거나 그러한 질환의 치료에 도움이 될 수 있다. 아울러
임신을 보호하고, 이상적인 체중 관리를 지지하고, 비정상적인 세포 성장을 감
소시키고, 감염과 만성 질환을 피할 수 있다. 이러한 유익한 효과를 누군들 원
하지 않겠는가?

『건강 솔루션 비타민 D』가 전하는 메시지는 간단하지만 심오하다: 우리가
생존을 위해 약간의 지방과 염분을 필요로 하듯이 적당한 햇빛도 필요하다. 왜
냐하면 햇빛 노출은 비타민 D의 가장 좋은 공급원이기 때문이다. 인간 생존에
햇빛이 필요하다는 것은 잘 입증된 사실이나, 우리는 어떠한 햇빛 노출도 나쁘
다고 생각하도록 세뇌당해 왔다. 이는 사실이 아니고 불행한 일이다. 입증된 과
학적 증거로서 적당한 햇빛 노출이 양성 암 위험 또는 보다 중요하게는 가장 치
명적인 유형의 피부암인 흑색종 위험을 현저히 증가시킨다고 시사하는 것은 정
말로 없다. 홀릭 박사는 피부암 위험을 증가시키지 않으면서 자연스런 수준의
비타민 D를 만들고 유지하기 위해 하루 및 연중 특정 시기에 햇빛을 안전하고
도 분별 있게 이용하는 방법을 알려준다. 또한 이러한 3단계 전략의 일부로 그
는 비타민 D와 병용하는 칼슘의 역할 및 중요성을 설명하며, 건강을 최적화하
기 위해서는 보충제 형태로 어느 정도의 양이 필요한지를 알려준다.

책을 읽는 내내 홀릭 박사는 지난 30년에 걸쳐 자신의 연구를 규정하고 형성
해온 매우 흥미진진한 연구들을 소개한다. 그 중 일부는 의료 수준이 상당히 높
다고 여겨지는 미국과 같은 나라에서 벌어지는 비타민 D 결핍의 참담한 결과를
드러낸다. 나는 임상의, 연구자 및 교육자로서 그를 대단히 존경한다.

우리는 다행히도 의학과 의료 면에서 흥미로운 전환기에 살고 있다. 우리는 과거 어느 때보다도 건강에 대한 지식을 더 많이 갖추고 있으나, 간단한 생활습관 변경을 통해 거의 예방 가능한 심각한 질환들을 계속해서 앓고 있다. 나는 생활습관에 대한 주의를 통해 예방을 강조하는 통합의학(integrative medicine)의 원리를 개발하고 실행하며 교육하는 일에 지난 30년을 바쳤다. 나는 통합의학 프로그램을 설립하였는데, 이 프로그램은 이제 애리조나대학 의과대학에서 초우량센터(center of excellence)의 하나인 애리조나 통합의학센터가 되었다. 이 센터의 주요 임무는 의사, 전담간호사, 의대생과 전공의, 그리고 기타 의료인에 대한 교육이며, 센터의 계획 중 하나는 탄탄한 영양의학 분야를 만드는 것이다. 우리의 교과과정에는 홀릭 박사가 자신의 평생 연구를 통해 개발한 것과 동일한 소중한 교훈 및 전략이 포함되어 있다.

『건강 솔루션 비타민 D』는 최적의 건강을 유지하는 데 매우 실용적인 지침서이다. 홀릭 박사가 처방하듯이 나는 비타민 D 보충제를 매일 복용하고 아울러 내 풀장에서 수영하면서 비보호의 규칙적이고 분별 있는 햇빛 노출을 어느 정도 받는다. 일단 당신이 이 책을 읽었다면, 나는 당신도 이와 동일하게 하고자 하리라 확신한다.

의학박사 **앤드류 와일**(Andrew Weil, M.D.)

감수자 서문

　몇 년 전까지만 해도 비타민 D는 골다공증을 예방하는 효과 정도로만 알려져 온 비타민이었습니다. 그러나 지금은 비타민 D가 100여 가지의 주요 질환에 대해 예방용이나 악화 방지용 약으로, 치료약과 병용하여 합병증을 예방할 수 있는 약으로, 그리고 모든 원인에 의한 사망에서 수명을 연장하는 약으로까지 계속 승화되고 있습니다.

　이와 같은 비타민 D의 폭넓은 작용은 유전자를 통해 광범위하게 전개될 수 있고, 면역계를 총괄 지배함으로써 급성 및 만성 감염증을 예방하거나 악화를 방지합니다. 또한 비타민 D는 생리적 항생제 카텔리시딘(cathelicidin)을 생성시켜 독감, 인후편도염, 중이염, 만성 기관지염, 만성 폐색성 폐질환(COPD) 등에 대해 예방 및 악화 방지 효과를 보입니다. 아울러 레닌 안지오텐신 시스템을 통해 고혈압, 심장병, 신장병 등 순환기 질환을 정상화합니다.

　또한 비타민 D는 기억력을 증가시키고 자폐증, 우울증과 자살을 예방합니다. 정신병 및 정신분열증 환자들에서는 비타민 D 결핍이 많은데, 이들 질환을 개선합니다. 파킨슨병의 모든 증상도 완화합니다. 뿐만 아니라 비타민 D는 적응성 면역기능을 통제하여 자가면역질환을 억제하므로, 류마티스 관절염, 아토

피, 천식, 크론병, 궤양성 대장염 등을 억제합니다. 아울러 임신성 전자간증을 예방하고 체외수정 임신의 성공률을 높입니다. 비타민 D는 그 활성체가 호르몬으로 작용하며, 따라서 내분비계를 통해 1형 및 2형 당뇨병을 예방하거나 악화를 방지하고 갑상선 과잉 흥분 상태 및 부갑상선 호르몬의 과잉 흥분을 억제합니다.

비만자는 체질적으로 비타민 D 결핍증을 지니고 있다는 사실이 옥스퍼드대학과 하버드대학을 포함한 51개 의과대학에 의해 발표된 바 있으며, 이로 인해 고혈압, 당뇨병 등 합병증이 유발되는 비만자의 병태가 밝혀졌습니다. 미국 질병통제센터(CDC)는 2형 당뇨병자의 식후 혈당, 공복 시 혈당, 당화 헤모글로빈 HbA1c 수치 및 인슐린 내성은 비타민 D의 혈중 농도와 반비례한다고 발표했습니다.

비타민 D가 없으면 칼슘은 흡수되지 않고 새로운 뼈가 생성될 수 없으므로, 비타민 D는 골다공증의 예방에 필수인자이고 운동선수들의 스트레스 골절을 예방합니다. 또한 비타민 D는 200여 종의 발암 유전자를 억제해, 모든 종류의 암을 예방할 수 있고 치료를 도와주며 수술 후 재발을 방지합니다.

비타민 D는 수명 유전자 클로토(Klotho)를 작동시키므로 수명을 연장할 수 있다는 점이 알려졌으며, 중환자실 환자들이 비타민 D 결핍의 정도에 비례하여 사망한다는 놀라운 사실도 계속 발표되어 왔습니다. 또한 존스홉킨스 의대는 건강한 젊은이도 비타민 D의 혈중 농도를 10ng/mL 증가시킬 때마다 사망률이 50%씩 감소할 수 있고, 하이델베르크의 노년병연구소는 노인이 비타민 D의 혈중 농도를 8ng/mL 증가시킬 때마다 수명이 8%씩 연장된다고 발표했습니다.

비타민 D 수용체(VDR)가 전신에 분포되어 있다는 사실이 입증됨으로써, 모든 중요한 병에 대해 비타민 D 결핍 여부와의 관련성을 밝혀내려는 연구로 전세계 임상계가 마치 미국의 서부 개척사와 같은 열광에 사로잡혀 있습니다. 비타민 D의 병태생리와 약리작용은 오늘날의 교과서 내용으로는 찾아볼 수 없는 전혀 새로운 것입니다. 지난 10년간 비타민 D 연구의 발표 건수는 기하급수적으로 증가해왔습니다. 2012년 한 해 동안 발표된 비타민 D 관련 연구 논문의 수는 무려 4,700편에 달해 모든 의약 관련 연구 중 압도적으로 가장 많습니다.

현재 미국에서는 병원을 방문하여 비타민 D의 혈중 농도를 측정해달라는 요구가 급증하고 있는데, 이러한 열기는 가까운 시일 내에 전 세계를 휩쓸 것입니다. 한국인들의 비타민 D 혈중 농도는 전 세계에서 하위에 속하는 바, 남자는 86.8%, 여자는 93.3%가 비타민 D 부족 내지 결핍증입니다. 따라서 국민 대부분이 각종 만성 질환에 걸려 있고 병원을 찾는 급성 질환자도 매우 많습니다.

한국은 온대 지방에 속해 있어 햇빛으로부터 비타민 D가 합성되기에 충분치 아니한 관계로 여름 한철을 제외하고는 봄, 가을과 겨울이 비타민 D 결핍 계절입니다. 음식으로 비타민 D를 1,000IU 흡수하려면 계란을 40개 먹거나 240cc짜리 우유를 10잔 마셔야 할 정도로 비타민 D는 음식만으로 해결할 수 없습니다. 그래서 한국인들은 비타민 D 보충제를 복용할 수밖에 없는 입장입니다.

차제에 세계 최고의 비타민 D 권위자인 홀릭 박사의 저서『건강 솔루션 비타민 D』가 한국어로 출판되게 된 것은 실로 감개무량한 일입니다. 이 책은 문자 그대로 비타민 D에 대한 모든 것의 핵심을 풀어주기에 충분한 명저이며, 연구자들뿐만 아니라 일선에서 국민의 건강을 담당하고 계시는 보건전문인들에게도 많은 질환에 적용되는 공통분모가 비타민 D임을 깨우쳐줄 것입니다.

바야흐로 한국에서도 비타민 D의 맹렬한 열기 속에 뭇 질병이 새로운 개념

하에 올바로 예방되고 치유되기를 바라며, 유아에서 노인에 이르기까지 비타민
D를 챙기는 것이 매일의 과제가 되기를 바라 마지않습니다.

감수자 전 성 수

한국어판 서문

현재 비타민 D 결핍은 세계적으로 가장 흔한 건강 문제의 하나로 인식되고 있다. 인도, 호주와 브라질에서조차 소아와 성인의 40%가 비타민 D 결핍이고 추가로 20%가 비타민 D 부족인 것으로 추산됐다.

2008년도 한국국민건강영양조사의 추산에 따르면 남성의 47.3%, 여성의 64.5%가 비타민 D 결핍이고 남성의 86.8%, 여성의 93.3%가 비타민 D 결핍 또는 부족인 것으로 나타났다. 비타민 D 결핍은 20~29세에서 가장 많아 이 연령대에서 남성의 65%, 여성의 79.9%가 결핍이었다. 대개 실내에서 일하는 한국인들이 비타민 D 결핍일 가능성이 더 높은 것으로 밝혀졌다. 비타민 D 결핍은 겨울과 봄에 그리고 도시 지역에 사는 사람들에서 가장 흔했다.

미국 의학원(Institute of Medicine)과 내분비학회는 비타민 D 결핍을 25-히드록시비타민 D(25-hydroxyvitamin D)의 혈중 수치가 20ng/mL 이하인 것으로 정의하고 있다. 내분비학회는 비타민 D 부족을 25-히드록시비타민 D가 21~29ng/mL 사이인 것으로 정의한다.

이 책이 증명하듯이 비타민 D 결핍은 아주 다양한 급성 및 만성 질환과 연관되어 있다. 임신 중 비타민 D가 결핍되면 전자간증, 나쁜 출산 결과 및 제왕절개 분만의 위험이 증가한다. 자궁에서 비타민 D가 결핍되면 유아가 천명 질환을 일으킬 위험이 높다. 또한 소아기에 비타민 D 결핍은 충치, 상기도 감염, 그리고 생애 나중에 다발성 경화증, 제1형 당뇨병, 크론병 등 자가면역질환의 위험 증가와 연관이 있다. 소아기, 특히 발달기인 십대 때 비타민 D 및 칼슘이 결핍되면 골 무기질화가 감소해 특히 생애 나중에 골다공증 및 골절 위험이 증가하는 장기적인 결과를 초래할 것이다.

성인에서 비타민 D 결핍은 골다공증을 유발할 수 있는 골밀도의 소실을 증가시킬 뿐만 아니라 고통스런 골 질환인 골연화증을 일으킨다. 골절이 발생할 때까지는 대개 증상이 없는 질환인 골다공증과 달리, 골연화증은 뼈와 근육에 통증을 유발하고 흔히 섬유근육통 또는 만성 피로 증후군으로 오진된다.

비타민 D 결핍은 죽상경화성 심혈관 질환을 일으킬 위험을 증가시켜 심장발작 및 뇌졸중 위험을 높인다. 비타민 D 결핍은 제2형 당뇨병, 근육 쇠약과 낙상, 결장암, 전립선암, 유방암을 포함해 많은 치명적인 암, 상기도 감염, 그리고 자가면역질환인 다발성 경화증, 류마티스 관절염 및 크론병을 일으킬 위험을 증가시킨다. 비타민 D 수용체는 뇌에도 존재하며, 여러 연구가 비타민 D 결핍을 우울증, 신경인지 기능장애 및 알츠하이머병 위험의 증가와 연관시킨다.

이 책은 식이 섭취를 증가시키고 분별 있는 햇빛 노출을 받으며 비타민 D 보충제를 복용해 비타민 D 결핍을 치료하고 예방하는 지침을 제시한다. 자연적으로 비타민 D를 함유하는 식품은 매우 적다. 이들 식품은 주로 대구 간유, 햇빛에 노출시킨 버섯과 기름진 생선이다. 거기에는 흔히 1인분에 고작 400IU의 비타민 D밖에 포함되어 있지 않다.

소아와 성인은 대부분의 비타민 D 요구량을 이 책에서 설명한 대로 분별 있는 햇빛 노출로부터 얻는다. 최근에 나는 무료 앱인 dminder.info의 개발을 도왔는데, 이 앱은 아이폰 및 안드로이드 폰과 태블릿에서 사용할 수 있고 사용자에게 지구상 어느 곳에서 연중 어느 시기에 햇빛 노출로부터 얼마만큼의 비타민 D를 만들 수 있는지에 관한 정보를 제공한다. 또한 비타민 D 생성에 충분한 햇빛 노출을 받았으면 햇빛을 차단하여 피부가 붉게 그을리지 않도록 하라고 조언하는 경고를 제공한다. 피부를 햇볕에 붉게 그을리는 것은 흑색종과 비흑색종 피부암을 포함해 피부암의 주요 원인이다.

비타민 D가 충분한 상태를 보장하기 위해, 나는 현재 내분비학회의 진료지침위원회가 권장한 대로 하루에 비타민 D 보충제를 0∼1세 소아는 400∼1,000IU, 1세 이상 소아는 600∼1,000IU, 그리고 성인은 1,500∼2,000IU 복용하도록 추천한다. 체질량지수(BMI)가 30 이상으로 비만인 사람들은 자신의 비타민 D 요구량을 충족시키기 위해 흔히 2∼3배 더 많은 비타민 D를 필요로 한다.

고칼슘혈증을 초래할 수도 있는 비타민 D 중독에 대해서는 전혀 걱정할 필요가 없다. 의학원이 권장한 바와 같이 비타민 D의 상한은 하루에 0∼1세 소아가 1,500∼2,000IU 사이 그리고 1세 이상 소아와 모든 성인이 4,000IU이다. 내분비학회와 의학원은 성인에게 최대 1만IU까지는 안전하다는 데 동의한다. 따라서 비타민 D 보충제를 연중 내내 매일 복용하면서 아울러 소량의 비타민 D를 함유하는 식품을 섭취하고 봄, 여름과 가을에 분별 있는 햇빛 노출을 받으면 모든 소아 및 성인에서 비타민 D가 충분한 상태가 보장되고 전반적인 건강과 행복이 향상될 것이다.

서문

성인이 되면 우리는 대부분 자신의 건강에 무엇이 좋고 나쁜지를 판단하는 감을 갖게 된다. 신선한 과일과 채소를 먹는 것은 좋고. 하루에 위스키 한 병을 마시는 것은 나쁘고. 일주일에 며칠 운동하는 것은 좋고. 자외선 차단제를 바르지 않은 채 햇볕을 쬐는 것은 나쁘고 등.

나는 위의 예들 중 나머지는 몰라도 일광욕이 항상 나쁘다는 생각에는 절대 동의하지 않는다. 그 이유를 이 책에서 입증해줄 것이다. 사실 나는 지난 몇 년 사이 나온 일부 놀라운 발견들을 포함해 30여년에 걸친 과학이 뒷받침하듯이, 햇빛이 건강을 향상시키고, 행복감을 상승시키며, 질환의 흔한 원인을 피하고, 수명을 연장시키는 데 얼마나 소중하고 긴요한지를 보여줄 것이다.

심장질환, 흔한 암들, 뇌졸중, 독감에서 결핵까지의 감염병, 제1형 및 제2형 당뇨병, 치매, 우울증, 불면증, 근육 쇠약, 관절통, 섬유근육통, 골관절염, 류마티스 관절염, 골다공증, 건선, 다발성 경화증, 고혈압 등 수많은 질환의 예방(및 많은 경우에 치료)에 적용할 수 있는 비밀 성분을 하나 알려달라고 한다면, 그건 바로 비타민 D일 것이다.

놀랐는가? 나는 사실 우리가 생활과 수명을 위협하는 심각한 비타민 D 결핍을 겪고 있다는 사실로 글을 시작하고자 한다. 나는 세계를 여행하며 비타민 D에 대해 강연하면서 의사들로부터 비타민 D 결핍이 얼마나 흔한지를 듣고 있다. 그건 세계에서 가장 흔한 영양 결핍일 뿐만 아니라 최소 10억 명이 겪고 있는 가장 흔한 건강 상태이기도 하다.

- 유럽과 미국에서 소아의 50~100%가 비타민 D 결핍일 위험이 높다.
- 최근의 연구에 따르면 미국의 일반 인구에서 지난 10년 사이 비타민 D의 수치가 22% 감소한 것으로 밝혀졌다.
- 2009년 하버드대학 및 콜로라도대학 연구자들은 미국에서 백인의 70%, 히스패닉의 90%, 그리고 흑인의 97%가 비타민 D의 혈중 수치가 부족인 상태라고 〈내과학회지(AIM)〉에 발표한 연구에서 밝혔다.
- 적도에 가까운 지역(예로 남아프리카공화국, 사우디아라비아, 인도, 호주, 브라질, 또는 멕시코)에서 최소한의 햇빛 노출을 받는 소아와 성인의 30%에서 최대 80% 사이가 비타민 D 결핍이거나 부족인 것으로 추산됐다.

미국인 4명 중 3명꼴로 비타민 D 결핍인데, 이는 20년 전 2명 중 1명에서 올라간 수치이다.

당신은 의아해할지도 모른다. 왜 이런 일이 벌어지고 그에 대해 우리가 무엇을 할 수 있을까? 어떻게 단일의 비타민이 수많은 질환과 연관될 수 있을까?

바로 그 때문에 내가 이 책을 쓰게 됐다. 나의 목표들 중 하나는 비타민 D(실은 호르몬)가 우리의 삶에 얼마나 중요한지를 당신에게 설명해주고 당신이 행동에 나서 건강한 비타민 D 상태가 제공하는 보상을 맞이하도록 격려하는 것이다. 비타민 D 결핍과 연관되어 있는 건강 문제들의 목록은 압도적이며(앞서 열거한 것들은 일부에 불과하다), 최근에 발표된 이 중요한 비타민에 관한 연구의 양은 책으로 내도 될 정도였다. 이 책에서 소개하는 이러한 최신 지견을 누구든 이해하고 이용하여 더 건강하고 행복한 사람이 되었으면 하는 바람이다. 일반인들의 생각과 달리, 비타민 D는 강한 뼈 및 치아에 관한 것만은 아니다. 그리고 이 영양소는 식사와 복합비타민만으로는 충분히 얻을 수 없다.

당신의 전반적인 행복은 부분적으로 햇빛과의 적절한 관계를 설정하는 데 달려 있다. 그러나 그러한 관계를 설정하기 위해 당신이 필요로 하는 종류의 정보를 얻기가 어려울 수 있다. 나는 당신에게 당면한 쟁점들을 포괄적으로 이해하도록 해줄 것이다. 이러한 지식을 구비하면 당신은 햇빛과의 관계가 어떠해야 할지에 대해 스스로 결정할 수 있을 것이다. 당신 역시 건강을 위해 햇빛을 이용하는 법을 배울 수 있다. 그리고 두려워하지 마라. 햇빛이 당신에게 정 맞지 않는다면, 이 책에는 당신의 개인적인 선호 및 선택에 맞추고 당신의 비타민 D 요구량을 충족시키기 위해 제시된 대안들이 있을 것이다.

나는 그저 분별 있는 일광욕을 생각하자마자 즉시 주름, 조기 노화, 흑색종과 같은 피부암 등을 떠올리는 일부 독자를 납득시키기 위해 힘든 싸움을 할지도 모른다는 점을 안다. 그러나 나는 당신이 이 책에서 배운 교훈으로 놀랄 것이라고 믿는다. 또한 당신은 '나는 우유를 많이 마시고, 낮에 그저 걸어 다니면서 햇빛에 가볍게 노출되며, 복합비타민과 함께 비타민 D가 첨가된 칼슘 보충제를 복용하기 때문에 비타민 D를 풍부하게 얻는다'고 생각하게 될지도 모른다. 불행히도 당신은 여전히 몹시 결핍일 가능성이 있다. 당신은 곧 그 이유를 이해하고 그에 대해 어떻게 해야 할지를 배우게 될 것이다.

비타민 D에 심취한 삶

나는 30년 이상 인간 건강에 대한 비타민 D의 중요성에 관심을 가져왔다. 내가 1970년대 초 위스콘신대학에서 박사 과정을 밟는 대학원생이었을 때에는 비타민 D가 간과 신장에서 활성화된 후에야 체내에서 이용될 수 있다는 사실이 알려져 있지 않았다. 당시 떠오르는 젊은 교수인 헥터 드루카(Hector DeLuca) 박사의 지도하에 연구하면서, 나는 인간에서 비타민 D의 순환형과 아울러 신장에 의해 생성되는 활성형을 확인하는 책임을 맡아 세계 최초로 이들을 발견했다. 이러한 발견으로 의사들은 신부전으로 인해 신체가 자신의 활성형 비타민 D를 만들 수 없고 그에 따라 심각한 뼈 문제를 겪는 사람들에게 이와 같은 활성형 호르몬 물질을 소량으로 처방할 수 있었다. 의과대학에 다닐 때 나와 룸메이트는 비타민 D의 활성형을 시험관에서 화학적으로 만들어 신장 질환과 그에 동반한 뼈 질환이 있기 때문에 휠체어에 의지하는 환자들에게 투여했다. 마침내 그들 환자는 다시 걷기 시작했다. 그렇게 나는 비타민 D 연구의 실제 적용에 입문하였으며, 그 이래로 이 분야에서 연구를 해왔다.

그건 적기적소에 있었기에 가능했던 성과라고 치부할 수도 있으나, 그러한 초년 시절에서부터 나는 비타민 D 연구에 심취하였고 우리가 비타민 D를 얻기 위해 햇빛에 의존한다는 사실에 사로잡혔다. 나는 알고자 했다. 어떻게 신체가 그것을 만드는가? 무엇이 이러한 과정에 영향을 미치는가? 어떤 요인들이 그것을 조절하는가? 어떻게 자외선 차단제와 피부 색소가 이와 같은 과정에 영향을 주는가? 신체는 겨울에 비타민 D를 만들 수 있는가? 북쪽 위도에서 살면 어떤 일이 일어나는가? 비타민 D는 체내에서 얼마나 많은 부위 및 계통에 영향을 미치는가? 비타민 D가 너무 적으면 어떤 결과가 발생하는가? 이 모든 의문을 연구하고 비타민 D의 건강 효과에 대해 수많은 발견을 한 후에도, 나는 여전히 이 분야의 과학이 매력적이고 탐구를 더욱 필요로 한다고 생각한다.

나는 비타민 D의 생화학, 생리학, 대사 및 광생물학 분야에서 인간 영양뿐만 아니라 동물 영양을 위해서도 수많은 기여를 해왔다. 또한 인간은 물론 파충류, 조류, 어류 및 고래의 피부에서 비타민 D 합성의 메커니즘을 발견했다. 아울러 피부에서 혈류에 이르는 이 중요한 과정에 노화, 비만, 위도, 계절 변화, 자외선 차단제 사용, 피부 색소침착과 의복이 미치는 효과를 입증했다. 또한 햇빛 노출을 비타민 D의 필수 공급원으로 권장하는 세계적인 지침을 마련하였고 계속해서 비타민 D의 일일 섭취량에 대한 정부의 권장지침에 새로운 표준을 요구한다.

나는 비타민 D 결핍의 대유행과 관련해 그리고 그것이 성인에서 대사성 골질환과 골다공증을 유발할 뿐만 아니라 소아와 성인이 흔하고 치명적인 암, 심장질환, 제2형 당뇨병과 자가면역질환(제1형 당뇨병, 다발성 경화증, 크론병, 류마티스 관절염 등)을 일으킬 위험을 증가시키기도 한다는 문제와 관련해 소아과학 및 일반 의학 단체들 사이에 인식을 제고하는 데 도움을 주었다. 또한 다수의 국가 위원회 및 편집진의 일원으로 활동하고 여러 국제 심포지엄을 준비하거나 거기서 공동의장을 맡았다. 아울러 계속해서 연구를 수행하고 〈뉴잉글랜드 의학저널(NEJM)〉, 〈랜싯〉과 〈사이언스〉를 포함해 동료 전문가 평가 의학 저널들에 300편 이상의 연구 논문을 발표했다. 또한 200편 이상의 종설 논문(review article)과 수많은 책의 장들을 저술하였으며, 학계에서 11권의 책을 편집하거나 공동 편집했다. 나의 첫 저서 『UV의 이점(The UV Advantage)』은 일반인들에게 햇빛과 비타민 D를 새로운 관점에서 바라보는 문을 열어주었다. 2009년 나는 건강 연구 분야에서 라이너스 폴링 연구소 상을 그리고 공로를 인정받아 DSM 영양 상을 수상하는 영예를 안았다.

그러면 왜 비타민 D인가?

의학계에서는 오래 전부터 햇빛 노출과 뼈 건강 간에 분명하고도 반박의 여지가 없는 관계가 있다는 사실이 알려져 있다. 인간이 진화하는 동안 내내 거의 전적으로 햇빛으로부터 만들어 의존해왔던 비타민 D가 없다면, 우리의 뼈는 강하기 위해 필요로 하는 칼슘을 얻을 수 없다. 소아기 골 질환인 구루병은 햇빛 노출과 칼슘을 충분히 얻는 소아에서는 발생하지 않는다. 사실 구루병이 있는 아이를 치료하는 가장 효과적인 방법의 하나는 햇빛을 받게 하는 것이다.

햇빛 노출과 뼈 건강 간의 관계는 그렇게도 논쟁의 여지가 없어 햇빛 반대 로비 단체조차도 새로운 연구 결과에 직면해서는 이 사안에 대해 점점 더 애매한 말을 한다. 그 대변인은 곤혹스러워지면 대개 "아이들은 우유를 더 많이 마셔야 한다"라는 식으로 더듬거린다. 사실 비타민 D 강화 우유는 구루병을 퇴치하기 위해 도입되었으나, 오늘날 비타민 D가 풍부하다고 표기되어 시판되는 우유의 대부분에는 실제로 표기대로 비타민 D가 함유되어 있지 않다. 나의 연구들은 이를 입증하였으며, 식품의약국(FDA)이 실시한 것을 포함해 기타 많은 연구에 의해 지지를 받고 있다. 우유가 라벨에 표기된 양, 즉 1인분 당 100IU(international unit, 국제단위)를 함유하고 있는 경우에도 227그램 들이 잔은 신체가 요구하는 양의 5~10% 정도밖에 제공하지 못한다.

구루병이 다시금 우리 사회에서 증가하고 있는데, 지난 세기에 이루어진 의학적 발전을 고려한다면 충격적인 현상이다. 그러나 비타민 D 결핍은 소아와 성인에서 뼈 관련 질환을 피하는 것보다 훨씬 더 널리 확산되고 있다. 최근에 과학자들은 햇빛이 많은 기후에서 사는 사람들 사이에 심장질환, 제1형 당뇨병, 다발성 경화증, 그리고 유방암, 결장암, 난소암과 전립선암처럼 장기 및 세포 관련 질환의 발병률이 더 낮다는 점에 주목하고 있다. 햇빛 노출과 뼈 건강 사이의 연관성과 달리, 햇빛 노출과 세포 및 장기 건강 사이의 연관성은 규명하기가 더 어려웠다. 부분적으로 이는 우리가 현재 알고 있는 지식의 대부분이 세계적으로 서로 다른 곳들에서 나온 연구 결과들을 취합해 알려졌기 때문인데, 그러한 취합이 이전 수십 년 사이에는 가능하지 않았다. 과학자들이 햇빛 노출과 세포 건강 사이의 연관성을 확립하는 데에는 시간이 더 오래 걸렸으므로, 우리는 최근에야 그 연관성이 실제로 어떤지를 밝힐 수 있었다.

그리고 그러한 연관성은 거기에 그치지 않는다. 오늘날에는 햇빛 노출 및 비타민 D를 의학과 건강의 모든 측면과 연관시키는 증거가 있다. 비타민 D의 수치가 충분하면 생식력을 향상시키고, 임신을 보호하고, 염증을 감소시키고, 체중 조절을 돕고, 독감과 결핵 같은 감염병을 방지하고, 뇌졸중과 치매를 예방하고, 면역계를 강화하고, 기억력을 북돋고, 근력을 지지할 수 있다. 이 모든 것이 진정으로 의미하는 바는 비타민 D가 가장 인정을 덜 받고 가장 오해를 많이 받는 항노화 '영약'일 수 있다는 것이다. 그리고 기타 수많은 항노화 영약과 달리, 비타민 D는 완전 무료이다.

틀림없이 당신은 내가 제시하는 일부 연구 결과에 놀랄 것이다. 그리고 일단 내가 햇빛 노출에 대한 사실을 파헤치고 대부분의 피부과학계에 의해 당신이 믿고 있을 내용에도 불구하고 약간의 햇빛을 당신의 삶에 들어오게 하는 것이 왜 그렇게 중요한지를 설명하면, 당신은 불편해질지도 모른다.

햇빛공포증에 걸린 피부과학계 쪽에서 들리는 아우성으로 인해 자외선 차단제 없는 햇빛 노출을 지지하는 나의 과학적 근거에 대해 의문이 들면, 제8장으로 넘어가 먼저 피부암 및 흑색종 위험에 대한 진실을 읽어보도록 권유한다. 그러한 의문이 들지 않는다면, 제1장으로 시작해 나와 함께 비타민 D를 완전히 탐구하는 여행을 떠나보도록 한다. 그러한 이야기는 까마득히 오래 전 인간이 지구상에서 걸어 다니기 전부터 시작된다. 나는 피부암/햇빛 노출에 관한 이야기는 이 책의 나중으로 미뤄두기로 했으며, 거기에 이를 때쯤이면 당신은 그러한 지식을 받아들이고 그것을 자신을 위해 사용할 준비가 더 잘 갖추어질 것이다.

그렇지만 여기서 다음과 같은 말은 해두겠다: 연구들에 따르면 실내에서 일하는 사람들은 바깥에서 햇빛을 받으며 하루 종일 일하는 사람들보다 가장 치명적인 피부암의 발병률이 더 높다고 시사한다. 당신은 이 책에서 확립된 '상식'에 배치될 수 있는 많은 사실을 접하게 되는데, 위의 말은 그 중 하나에 불과하다. 당신은 일체의 직사광선 노출을 피하라며 30년에 걸쳐 이의 없이 전달된 메시지로부터 그러한 상식을 얻었을 것이다.

또한 나는 전 세계에서 이루어진 첨단 연구를 종합해 제시하고, 오랜 기간에 걸친 진화를 거슬러 올라가 역사적 관점을 제공하며(이는 정말로 이 모든 정보를 의미 있는, 희망컨대 통찰력 있는 그리고 계몽적인 관점으로 보게 할 것이다), 비타민 D의 수치를 최적으로 회복시키고 유지하는 실용적인 계획을 제시할 것이다. 이 계획은 간단한 3단계로 이루어진다: (1) 분별 있는 햇빛 노출을 위한 나의 공식을 사용하여 당신에게 요구되는 일일 최소 노출 시간을 알아내고(실제 햇빛 대신 제안한 대안들과 함께), (2) 비타민 D의 좋은 식이 공급원과 함께 충분한 칼슘 섭취를 확보하며, (3) 보충한다. 비만, 임신, 수유, 고령(70세 이상), 간질, 흡수장애 증후군과 신장 및 간 질환처럼 특정 상태에 있는 사람들을 위해 특별한 고려사항도 설명할 것이다.

나는 내 환자, 친구 및 가족으로부터 수많은 질문을 받으므로, 또한 자주 받는 질문에 한 장 전체를 할애하여 흔한 혼동 및 궁금증의 해결에 만전을 기하도록 했다. 예를 들면 다음과 같다. 생선을 요리하는 방법이 그 속의 비타민 D 함량에 영향을 미치는가? 먹는 연어가 자연산인지 혹은 양식인지가 중요한가? 여름에도 보충제를 복용해야 하는가? 알약을 삼킬 수 없는 소아에게 가장 좋은 보충제는 무엇인가? 임신부는 비타민 D를 얼마나 섭취해야 하는가? 활성형 비타민 D의 혈중 수치는 어떻게 해석하는가? 내가 신장 결석에 걸릴 위험을 증가시키겠는가? 이와 같은 질문들에 대한 대답과 기타 많은 질의응답이 제12장에 실려 있다. 이 책에서 다루지 않은 질문이 있다면 그것을 나의 웹사이트(주소는 뒤표지 참조)에 게시하면 된다. 가능한 한 많이 답해줄 것이다.

인간은 야생 세계의 일부이다

이상과 같은 나의 운동은 그저 인간에 대한 것만은 아니다. 그건 지구상에 살면서 햇빛에 의존하여 비타민 D의 수치를 최적으로 유지하는 모든 척추동물, 특히 햇빛에 대한 충분한 노출이 거부되는 동물들에 대한 것이기도 하다.

예를 들어 보스턴에 있는 프랭클린 공원 동물원에서 태어난 첫 로랜드 고릴라인 키르마니(Kirmani)를 보자. 그 사육사가 2005년 내게 도움을 요청하였을 때 키르마니는 사망 직전이었다. 생후 7개월에 불과했지만 키르마니는 뼈가 무른 질환인 구루병의 징후를 보였고 중증 근육 쇠약과 발작의 위험이 있어, 젖을 빨고 모유로부터 충분한 영양을 얻기가 어려웠다. 또한 동물원 사육사들이 보기에는 키르마니의 병이 그 부모들에게 심하고 눈에 띄는 스트레스를 준 듯했다. 키르마니의 소아과 의사는 400IU의 비타민 D(인간 영아에게 권장되는 일일 섭취량의 2배)를 투여하라고 조언했으나, 그건 그리 소용이 없었다. 나는 비타민 D의 용량을 하루에 5,000IU로 올리라고 제안했고, 그랬더니 키르마니는 완전히 회복했다. 키르마니는 짧은 기간이지만 비타민 D 결핍과 그에 따른 구루병을 겪었기 때문에 성장해서 그렇지 않았을 경우만큼 그리 키가 크고 힘이 세지는 안겠으나, 생존하였고 현재 잘 자라고 있다. 사실 나는 키르마니의 첫 생일에 주빈이었다.

이와 같은 상황은 전국적으로 동물들이 우리에 갇혀 흔히 그늘이 드리워지고 햇빛이 차단된 채 대부분의 시간을 보내는 많은 동물원에서 벌어지고 있으며, 나는 지구상에 사는 네발 달린 동물의 건강을 향상시켜 어느 정도의 명성을 누리고 있다. 덴버 동물원에 있는 쌍둥이 북극곰은 비타민 D 보충 후 걸어 다닐 수 있게 되어 내게 감사해야 한다. 국립동물원의 코모도왕도마뱀이 짝지은 상대가 생존 불가능한 새끼를 부화해 절멸의 징조를 보이자, 내게 구조 요청이 왔다. 이들은 인도네시아 대통령이 선물로 동물원에 기증해, 미국의 동물원에서는 첫 선을 보인 코모도왕도마뱀이었다. 내가 이들 큰 도마뱀이 비타민 D를 충분히 섭취하도록 하자 갑자기 코모도왕도마뱀의 새로운 세대가 태어났으며, 그들은 현재 미국 전역의 많은 동물원에서 잘 자라고 있다.

일부 타블로이드 신문은 동물들이 허약하고 이가 흔들거릴 때에는 힘을 내어 "홀릭에게 연락해요!"라고 소리친다는 나의 메시지를 실었는데, 나는 북극곰, 고릴라, 코모도왕도마뱀과 이구아나가 그러한 신문을 읽고 있으리라는 생각을 해본다. 그러나 그건 그저 타블로이드 신문만이 아니다. 〈뉴욕타임스〉, 〈워싱턴포스트〉와 〈월스트리트저널〉처럼 기타 인지도 높은 간행물도 과거에 나의 통찰력을 알아봤다. 나는 나사(NASA)와 국립동물원 같은 유명한 기관들로부터 비타민 D 결핍에 관한 문의를 계속 처리하고 거기에 있는 사람들에게 문제를 안전하고도 확실하게 바로잡는 방법에 관해 조언한다. 나는 천연 햇빛을 재현하는 파충류 울타리용 조명의 개발을 돕기도 하였으며, 동물원 직원들에게 비타민 D 의존 동물을 건강하고 생식력 있게 돌보는 방법을 조언한다. 그것은 생사를 가르는 문제이다. 이는 그것이 당신의 생사를 가르는 문제일 수도 있다는 의미이다.

2010년 하드카버 책이 출간된 이래 비타민 D 연구 분야에서는 추가로 이 책에서 제시한 방안들을 확인하고 건강한 수치의 비타민 D가 건강을 향상시킬 수 있는 정도를 확장하는 수많은 새 연구가 나왔다. 예를 들어 일본 연구자들은 최근에 비타민 D 보충이 독감에 걸릴 위험을 감소시키는 효과적인 전략일 수 있다고 보고했다. 사실 연구팀은 소아들이 하루에 1,200IU의 비타민 D가 함유된 비타민 D 보충제를 복용하면 독감을 앓을 위험이 '절반' 감소할 수 있다는 점을 발견했다. 또한 예일대학 연구자들은 혈중 25-비타민 D를 최소 38ng/mL 농도(이러한 수치가 의미하는 바는 곧 알게 된다)로 유지하면 성인에서 독감을 포함해 급성 바이러스성 기도 감염의 발생률을 현저히 감소시킬 수 있다는 점을 보여줬다.

또한 비타민 D와 치매 사이의 연관성도 미국 및 해외 과학자들의 6년 연구 끝에 규명되어 2010년 여름 〈내과학회지(AIM)〉에 발표됐다. 인지 감퇴가 노인들 사이에 매우 흔하다는 사실을 고려한다면, 이는 중요한 연구 결과이다. 소아과 분야를 보면, 나는 최근에 2,000IU의 비타민 D 보충이 흑인 십대들 사이에서 심혈관 건강의 최적화에 효과적일 수 있다고 결론지은 연구팀의 일원이었다. 흑인 십대들에서 비타민 D 결핍은 동맥 경직과 연관되어 있는데, 동맥 경직은 심장질환 및 뇌졸중의 위험요인이다. 햇빛이 많은 조지아에 살면서 우리 연구에 참여한 흑인 십대 44명 중 95%가 비타민 D 결핍으로 분류됐다. 그러나 그와 같은 위험은 흑인들로만 국한되지 않아, 모든 소아가 비타민 D의 수치를 최적으로 유지하면 유익할 수 있다.

아울러 1년에 두 번 피하주사로 투여하고 체내에 잔류하지 않는 암젠의 프롤리아(Prolia)처럼 골다공증을 치료하는 신약들이 나오고 있다. 이 질환을 위한 새로운 치료제, 그리고 비타민 D가 전반적인 건강을 향상시킬 수 있도록 하는 새로운 방법은 계속해서 나올 것이다.

그러나 이 모든 희소식에도 불구하고 내가 해명해야 하는 부정적인 보고도 일부 있다. 그러한 보고의 하나는 1년에 한 번 고용량의 비타민 D(50만IU)를 단회 투여 받은 노인 여성들 사이에서 골절 위험의 증가를 관찰해, 높은 비타민 D 수치가 흔히 근육 기능의 향상 및 골연화증과 같은 질환들로 인한 뼈 통증의 감소와 상관관계가 있다는 사실을 인정하지 못했다. 그런데 근육 기능 향상과 뼈 통증 감소는 결과적으로 보다 활동적인 삶을 지지하고 그러한 삶은 노인 여성이 낙상 및 골절을 일으킬 위험을 자연스레 높인다. 많은 반향을 일으킨 두 번째 보고는 심장질환 위험의 증가와 관련이 있다. 이 연구는 문제가 너무 많았는데, 비만과 당뇨병이 있는 흑인 환자들을 살펴보았고 거의 4%만이 칼슘 및/혹은 비타민 D 보충제를 복용하였기 때문이다. 따라서 연구에 참여한 환자들은 대부분 비타민 D 결핍이었고 연구자들이 보여준 것은 덜 결핍인 사람들이 심장질환 위험이 더 높다는 점뿐이었다. 그것이 무엇을 의미하는지는 알기 어려우며, 확실한 결론을 내리기는 불가능하다.

당신이 이 책을 다 읽을 때쯤이면 우리가 고려해야 할 또 다른 연구가 많을 것이다. 계속해서 나의 웹사이트(뒤표지 참조)에 들어와 최신 지식을 갖추고 가장 최근의 정보와 연구들을 접해보기 바란다.

하지만 먼저 책을 읽어가면서 당신이 이전에 결코 생각해본 적이 없는 방식으로 자신의 건강을 돌보기 시작하라. 햇빛과 비타민 D에 대해 당신이 품고 있는 일체의 선입견을 떨쳐버리고, 관점의 전환을 위해 마음을 열어라. 그러면 당신의 건강과 삶이 현저히 변화될 수 있다.

제 1 부

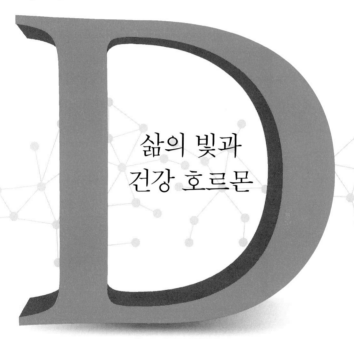

삶의 빛과
건강 호르몬

제1장

비타민 D는 무엇인가?

호르몬인가 혹은 비타민인가?

지구상의 적도를 따라 어딘가에 10세 소녀가 우리 대부분이 매일 누리는 사치 생활을 모른 채 자라고 있다. 소녀는 컴퓨터를 사용하거나, 피자 배달을 주문하거나, 혹은 옷과 화장품을 사기 위해 쇼핑몰로 차를 운전하는 방법을 결코 배우지 못할 것이다. 소녀는 바깥에서 농사짓는 부모 가까이서 하루 대부분을 놀며 지내고, 곧 부모와 함께 밭을 갈 것이다. 소녀는 읽거나 쓰는 법을 결코 배우지 못할 것이다. 소녀는 영양이 부족하고 가난한 시기를 견뎌야 할 것이다. 그리고 소녀는 자외선 차단제를 전혀 모르고 아마도 결코 알지 못할 것이다.

이제 북쪽에 있는 미국 또는 유럽으로 거슬러 올라가 또 다른 10세 소녀가 판이한 삶을 살아가는 모습을 살펴보자. 소녀는 전자제품을 잘 다루는 아이로 성장하고, 하루의 대부분을 규율이 엄격한 학교의 실내에서 보내며, 최고의 영양과 아울러 현대 의학이 제공할 수 있는 모든 혜택을 누리고, 또 고등학교를 졸업하고 대학에 들어가기 오래 전에 'SPF(자외선 차단지수)'가 무엇을 의미하는지 알 것이다.

두 소녀가 각기 다른 인생행로를 지속한다면 적도에 사는 소녀는 북쪽 소녀에 비해 평생 동안 암에 걸릴 가능성이 절반일 것이다. 또한 적도 소녀는 생애 중 첫 30년에 제1형 당뇨병을 일으킬 위험도 80% 낮을 것이다. 사실 뜻밖의 사고나 치료받지 못한 질환이 없다면 소녀의 전반적인 수명은 7% '더 길' 것이다.

반면 북쪽 소녀는 유방암과 난소암에서 우울증, 비만, 제2형 당뇨병, 골다공증, 관절염, 고혈압, 심장질환과 뇌졸중까지 평생에 걸쳐 많은 건강 위험의 증가에 직면한다. 소녀는 상기도 감염, 충치와 잇몸 질환, 그리고 독감과 결핵처럼 감염병에 보다 취약할 것이다. 그룹으로서 소녀와 여자 친구들은 40년 전에 또래들이 그랬던 것보다 56% 더 자주 팔의 골절을 일으킬 것이다. 소녀는 북쪽 위도에서 태어나고 거기서 생애의 첫 10년을 살았기 때문에, 10세 이후 생애의 나머지 기간 동안 세계 어느 곳에서 살든지 간에 소녀가 다발성 경화증을 일으킬 위험이 100% 더 높다. 소녀는 더 높이 보다 강하게 점프할 수 있는 적도 소녀와의 점프 시합에서 아마도 질 것이다. 소녀가 나중에 성인기에 근육 쇠약과 광범위한 근육통 및 관절통을 호소한다면, 검사에서 특이 소견이 없을 때 의사는 아마도 섬유근육통(fibromyalgia) 혹은 만성 피로 증후군을 진단할 것이다.

적도 소녀는 결코 그러한 심신을 쇠약하게 하는 아픔 또는 만성 통증을 겪지 않을 것이고 사실 훨씬 더 강하고 보다 날씬하며 더 생식력 있는 여성으로 성장할 수 있다. 두 여성이 임신할 경우에 적도 예비 엄마는 전자간증(preeclampsia)과 같은 심한 합병증을 그리 걱정할 필요가 없을 것이다. 그리고 소녀는 옛 방식대로 분만하는 데 문제가 없을 것이다. 그러나 북쪽 예비 엄마는 예정에 없는 제왕절개를 받고 정신분열병을 앓을 아기를 출산할 위험이 훨씬 더 높을 것이다.

북쪽 소녀가 중년 이후에 이를 때쯤이면 어느 시점에서 체내 암(예로 유방암, 결장암, 난소암, 췌장암 등)으로 치료를 받았고 고혈압, 골다공증, 관절염, 우울증, 비만, 제2형 당뇨병, 치매, 알츠하이머병과 아마도 불면증 같은 만성 질환과 싸우기 위해 여러 약물을 처방받았을 가능성이 높다. 심한 골량 소실 때문에 소녀는 낙상 및 골절 공포에 휩싸여 테니스, 스키, 승마와 골프처럼 자신이 가장 좋아하던 야외 활동의 일부를 제한하였고 신체 활동을 현저히 줄였을 것이다. 그리고 근력을 상당히 상실하였을 것이기 때문에, 소녀의 생물학적 연령은 실제보다 훨씬 더 많을 것이다. 적도 소녀는 북쪽 소녀보다 더 오래 살 수 있을 뿐만 아니라 북쪽 소녀가 걸리는 만성 질환에 덜 취약할 것이다. 이 때문에 적도 소녀는 전반적으로 더 높은 삶의 질을 누릴 수 있다(고령이 되어도).

이상과 같이 다른 삶은 어찌 돼서 오는가? 그 대답은 우리에게 비타민 D의 주요 공급원인 자연의 햇빛 노출에 있어 이들 두 소녀 사이에 차이가 있다는 것 때문이다. 물론 나는 다소 멋대로 몇몇 가정을 전제로 하지 않았다. 적도 소녀는 의료와 예방의학에 대한 접근이 제한되어 있어 나름의 위험이 많으나, 당분간은 햇빛 노출의 차이에 그리고 단 하나의 사실에서 도출할 수 있는 결론에만 초점을 맞추자. 또한 이들 소녀가 성장하여 체내에서 상당히 다른 수치의 비타민 D를 보인다고 가정하는데, 이는 세계적으로 비타민 D 결핍의 패턴에 관한 기록을 고려한다면 과장이 아니다. 내가 이들 소녀 각각의 비타민 D를 검사한다면, 나는 북쪽 소녀의 수치가 적도 소녀에 비해 극히 낮다는 점을 알고 놀라지 않을 것이다. 그리고 그러한 차이가 대단히 중요하다.

햇빛은 우리의 건강과 행복에 음식, 주거, 수분과 산소만큼 필수적이다. 나는 비타민 D를 철저히 살펴보면서 이를 입증해줄 것이다. 비타민 D는 노화 및 질환과 어떠한 관련이 있을까?

우리가 상상해본 것 이상이다.

우리에게 가장 흔한 건강 위해요인

내가 사람들에게 비타민 D 결핍이 세계적으로 우리에게 가장 흔한 건강 위해요인이라고 말하면, 돌아오는 반응은 부유한 선진국들에서 꽤나 동일하다: "글쎄요. 그건 나나 우리나라의 그 누구에게도 해당되지 않을 텐데요. 게다가 우리의 의료 수준은 아주 좋거든요." 그리고 내가 사람들에게 비타민 D를 건강한 수치로 유지하는 최선의 방법은 매주 2~3번 분별 있는 햇빛 노출을 통하는 것이라고 상기시킬 때, 들리는 공통된 반응을 간추리면 "설마 진심은 아니겠죠. 햇빛은 암과 노화의 악령입니다. 절대로 햇빛을 약물로 고려하지는 못하죠. 그건 도저히 가능하지 않아요"라는 것이다.

이와 같은 반응이 사실이 아니라는 점은 통계 자료가 단적으로 말해주며, 당신은 이 책을 읽는 내내 진실을 듣게 될 것이다. 점점 더 많은 연구에서 비타민 D와 최적의 건강 사이에 연관성이 확인되고 있으며, 사람들의 태도도 변화되고 있다. 연구자들은 오래 전부터 '햇빛 비타민'이 인체가 칼슘을 흡수하도록 촉진해 뼈를 강화한다는 사실을 알고 있었으나, 최근에서야 우리는 비타민 D가 인체의 복잡한 체계에서 모든 계통 및 세포의 건강을 유지하는 데 얼마나 광범위한 역할을 하는지 이해하기 시작했다. 예를 들어 비타민 D는 뼈 건강에 만큼이나 심장 및 뇌 건강에도 중요할 수 있다. 서문에서 지적하였듯이 체내 비타민 D의 수치를 증가시키면 고혈압에서 척추 통증까지, 당뇨병에서 관절염까지, 상기도 감염에서 감염병까지, 그리고 섬유근육통에서 암까지 놀라울 정도로 많은 질환을 예방하거나 그러한 질환의 치료에 도움이 될 수 있다. 또한 생식력, 체중 조절과 기억도 향상시키는 것으로 보인다.

증거는 분명하다: 우리가 생존을 위해 약간의 지방과 염분을 필요로 하듯이 적당한 햇빛도 필요하다. 여기에 다음과 같은 사실을 덧붙이려 하는데, 이는 제

8장에서 자세히 살펴볼 것이다: 적당한 햇빛 노출이 양성 피부암이나 더 중요하게는 가장 치명적인 유형의 피부암인 흑색종의 위험을 현저히 증가시킨다고 시사하는 입증된 과학적 증거는 본질적으로 없다. 사실 불행히도 흑색종을 일으킬 경우에도 어릴 적에 그리고 젊었을 때 햇빛 노출을 충분히 받았다면 생존할 가능성이 보다 높을 것이다. 그리고 어릴 적에 햇빛 노출을 충분히 받았다면 젊은 시절에 림프종을 일으킬 위험이 40% 낮을 것이다.

지난 5년 사이만 해도 햇빛 노출이 수많은 방식으로 건강에 유익한 이유를 이해하는 데 혁신이 있었는데, 그건 우리가 그간 완전히 이해하지 못했던 부분이다. 이와 같은 혁신으로 인해 어쩔 수 없이 사람들은 햇빛 노출의 가치를 보다 자세히 살펴보게 됐다. 나는 이러한 연구의 선두에 서왔다고 말할 수 있어 자랑스럽다.

> 획기적인 새 연구가 최대 2억 명의 미국인이 일으키는 광범위한 질환들을 단일의 공통 요인, 즉 비타민 D 결핍 또는 부족과 연관시켰는데, 이는 세계에서 가장 흔한 건강 위해요인으로 치명적이지는 않을지라도 때로 참담한 결과를 초래한다.

그리고 세계적으로 비타민 D를 연구하는 다양한 실험실에서 연구 결과가 계속해서 나오고 있다. 이 책을 쓰면서도 펜실베이니아대학 의사들이 비타민 D가 천식 환자들에서 시간이 흐르면서 일어나는 호흡 기능의 비가역적 저하를 예방하거나 미연에 방지할 수 있다고 밝혔는데, 그러한 저하로 인해 많은 환자가 천식 발작을 일으킬 때 한층 더 취약해진다. 동시에 샌디에이고 소재 캘리포니아대학 무어스암센터의 과학자들은 낮은 비타민 D의 혈중 수치가 암의 '근원'일 수 있다는 가능성을 제기했다. 우리가 놀라운 연구들의 등장을 계속해서 보게 되리라는 점은 의심할 여지가 없으며, 당신은 향후 장들에서 보다 흥미롭고 깊이 있는 연구들을 접하게 될 것이다. 이와 같은 비타민이 〈타임〉지가 선정한 2007

년 10대 의학적 혁신의 목록에 올랐다는 것은 당연하다. 그래서 당신이 한 푼도 들이지 않은 채 질병과 노화성 질환의 위험을 현저히 감소시키고 더 건강하고 보다 행복한 삶을 살 수 있다면, 그렇게 하고 싶지 않은가?

수세기에 걸친 문제 해결

비타민 D 이야기를 인간 역사의 관점에서 본다면, 그것은 산업혁명과 함께 시작된다. 산업혁명이 17세기 중반에 북유럽 전역을 휩쓸기 시작했을 때, 의사들은 어린 아이들에서 일단의 신체 징후 및 증상, 특히 활모양다리(오다리), 골반 기형, 머리 비대, 늑골을 따라 두드러진 우툴두툴한 돌출물, 굽은 척추, 치아 불량, 약하고 축 늘어진 다리 등 골격 변형을 일으키는 새 질환의 관찰을 보고했다. 이 질환은 참담한 결과를 초래해, 성장을 지체시키고 결핵과 독감을 포함해 상기도 감염의 심각한 위험을 야기할 뿐만 아니라 성인기까지 광범위한 영향을 미치고 이들 아이가 생애 내내 기능하는 능력에 장애를 일으켰다. 골반이 비틀린 여성은 흔히 출산이 어려웠고 사망하거나, 혹은 건강하지 못한 아기를 출산할 위험이 높았다.

심신을 쇠약하게 하는 이러한 질환, 즉 구루병(rickets)의 원인에 대한 여러 이론이 1900년대 초에 표면화되었으며, 여기에는 감염, 활동 부족, 영양 불량, 유전 질환 등이 있었다. 대구 간유(비타민 D가 풍부함)가 이 질환의 예방에 효과적인 것으로 보였지만, 그것은 스칸디나비아 국가들과 영국의 해안 지역에서 주로 사용되었고 다른 곳에서는 널리 사용되지 않았다. 세계의 산업 중심지들은 계속해서 이 질환에 시달렸다.

이와 같은 국가들에서 벌어지고 있던 현상을 보자. 사람들이 영국과 북부 유럽에 모이기 시작하면서, 그들은 도시를 세웠고 그 도시에는 건물들이 빽빽하게 들어차 아이들이 많은 시간을 보내며 살아가는 골목에서 햇빛을 차단했다. 문제를 악화시킨 것은 석탄 연소로 오염이 심화되어 공기가 짙어지고 태양 광선이 차단되었다는 점이다. 이들 아이가 골 변형의 징후를 보이기 시작하자 의사들은 주목하기 시작했다.

"물의 효과는 대단히 좋고 공기는 한층 더 좋을 수 있으나,
그 중 햇빛의 효과가 가장 좋다."

1820년대에 옌제이 시니아데츠키(Jedrzej Sniadecki)라는 폴란드 의사는 바르샤바 시에서 사는 아이들이 폴란드의 시골 지역에서 사는 아이들보다 구루병의 유병률이 훨씬 더 높았다고 밝혔다. 시니아데츠키 박사는 이러한 광범위한 질환의 원인이 아마도 바르샤바의 비좁은 공간에서 햇빛이 결핍되었기 때문일 것이라고 생각했다. 그는 이환된 도시 아이들을 시골로 데려가 햇빛에 노출시킴으로써 그들을 성공적으로 치료할 수 있었다. 그러나 그는 진지하게 받아들여지지 않았다. 당시의 과학계로서는 피부의 햇빛 노출이 골격에 어떠한 영향을 미칠 수 있다는 점은 상상도 할 수 없었다. 정말로 또 다른 70년이 걸려서야 비로소 1889년 영국의학협회(BMA)는 구루병이 영국 제도의 시골 지역에서는 드물게 관찰되지만 산업화된 대도시에서는 만연해 있어, 햇빛 노출의 결핍으로 인해 구루병의 발생률이 높다는 점을 시사한다고 보고했다.

1년 후 한 영국인 의사는 대영제국과 동양에 걸쳐 많은 동료로부터 임상적 관찰 사례를 수집해 구루병이 영국의 산업 중심지들에서 만연한 반면 중국, 일본과 인도의 빈곤한 도시들, 즉 사람들이 불결하게 살고 영양이 불량한 곳들에서는 이러한 뼈 변형 질환에 시달리지 않는다는 사실을 발견했다. 그러나 시니아데츠키 박사처럼 이와 같은 초기의 선견지명 있는 발견도 진지하게 받아들여지지 않았다. 햇빛과 뼈 발육 사이의 정확한 관계를 아직 이해하지 못했음에도, 아놀드 리클리(Arnold Rikli)는 1800년대 말에 다음과 같은 표어로 건강 운동을 개척했다: "물의 효과는 대단히 좋고 공기는 한층 더 좋을 수 있으나, 그 중 (햇)빛의 효과가 가장 좋다."

햇빛 노출이란 단순한 해결책이 이러한 뼈 변형 질환을 치유할 수 있다는 개념을 과학계가 수용하기는 어려웠으며, 위와 같은 통찰력 있는 관찰들을 구루병의 예방과 치유를 위해 활용하려는 시도는 거의 없었다. 과학자들이 햇빛과 건강 사이의 연관성을 연구하기 시작했을 때, 처음에는 태양이 생성하는 온기가 건강 효과를 부여한다고 믿었다. 1700년대 말과 1800년대 초에 에버라드 홈(Everard Home) 경에 이르러서야 그러한 효과는 태양 광선의 열이 아니라 오히려 피부를 붉게 그을리는 태양으로 인해 신체에 발생하는 화학적 효과 때문이라는 추론이 나왔다. 또한 홈은 피부가 검은 사람들은 선천적으로 붉게 그을리는데 저항을 보인다는 사실을 입증했다.

1900년쯤에는 북유럽 및 미국 북동부의 산업화 도시들에서 사는 아이들의 80%가 구루병에 걸린 것으로 추산됐다. 시니아데츠키의 첫 보고 이래 거의 100년 후 커트 헐드쉰스키(Kurt Huldschinsky)라는 독일 의사가 수은등의 자외선 조사에 대한 노출이 중증 구루병에 걸린 환자들의 치유에 효과적인 방법이라고 보고했다. 그는 한쪽 팔만 노출시켜도 양쪽 팔의 구루병 치유에 동등하고도 현저한 효과가 나타났다는 점을 고려해 광선 치료의 효과는 뼈에 대한 직접적인 효과가 아니라는 사실을 현명하게 입증했다. 사람들은 아픈 아이들을 수은등에 쬐이다니 그가 제정신이 아니라고 생각했으나(당신도 같은 생각이라면, 이는 피부암이 대화의 일부가 되기 오래 전의 일이었다), 일부는 그의 생각을 진지하게 받아들였다. 2년 후인 1921년 뉴욕의 두 의사(Hess와 Unger)가 구루병을 앓는 8명의 아이를 뉴욕시의 한 병원 옥상에서 햇빛에 노출시켰다. 그들은 엑스레이 검사를 통해 각각의 아이에서 현저한 향상이 있었음을 보여줬다. 마침내 과학계가 귀를 기울일 입장이 되어 있었다.

1930년대 초에 미국 정부는 한 기관을 설치해 자녀들을 바깥으로 내보내 적정한 양의 햇빛 노출을 받게 하라고 부모들에게 권장했다. 또한 몇몇 제조사가 자외선(UV) 램프를 생산하기 시작했고 이러한 램프는 당시 현지 약국들을 통해 1930년대, 40년대 및 50년대 내내 판매됐다. 자외선 조사에 대한 오늘날의 태도를 고려한다면 믿기 어려우리라는 점을 나는 안다.

일광요법이 자리잡다

20세기가 시작될 즈음에 과학자들은 인체에서 비타민 D의 생성을 촉진하는 것은 바로 햇빛의 UV 광선이라는 사실을 확인했다. 그들은 이는 다양한 건강 이유로 중요하다고 추론했다. 햇빛 노출로 생성된 비타민 D가 뼈 건강을 향상시켰다는 연구 결과에 기초해 유럽과 미국의 유제품 업체들은 우유를 비타민 D로 강화하기 시작했다. 열풍이 일었으며, 식품 및 음료 제조사들은 비타민 D 강화를 지겹도록 선전했다. 본드 빵(Bond bread), 리히터(Richter)의 핫도그, 트왱 소다(Twang soda)와 심지어 슐리츠 맥주(Schlitz beer) 같은 다양한 제품이 비타민 D를 제공한다는 희망 속에 팔렸다.

20세기에 들어와 첫 몇 십 년 동안은 광생물학(photobiology)과 일광요법(heliotherapy)의 전성기였다. 광생물학은 천연 및 인공 조사(照射)가 모든 생물 형태에 미치는 효과를 연구하는 과학의 분야이며, 일광요법은 질병을 치유하는 햇빛의 능력에 초점을 둔다. 광생물학자와 일광요법사들은 구루병, 결핵과 피부 질환인 건선에 효과적인 치료법을 개발한 공로를 인정받았다. 유럽 및 미국 전역의 병원들은 일광욕실과 발코니를 지어 환자들에게 치유력 있는 태양 광선을 즐기는 유쾌한 장소를 제공할 수 있었다. 보스턴에서는 당시 소아병원이 구루병 환아를 보트에 태워 직사광선에 노출시켰는데, 그러한 일광은 밀집되고 오염된 도심 공기 속에서는 받을 수 없었다. 이에 따라 보스턴수상병원이 생겼고 이는 오늘날에도 터프츠의료센터에 여전히 있다(소아수상병원으로). 1903년 광생물학자인 닐스 핀센(Niels Ryberg Finsen) 박사는 햇빛 노출이 피부 결핵인 심상성 낭창(lupus vulgaris)을 포함해 많은 질환을 치유한다는 사실을 성공적으로 입증한 공로로 노벨의학상을 수상했다.

증가하는 구루병

정부가 아이들을 햇빛에 의도적으로 노출시키도록 권장하는 것은 상상하기 힘들다. 그러나 정부는 1931년 아이들을 햇빛에 노출시켜 구루병을 예방하라고 부모들에게 장려하기 위해 기관을 설치해 운영했다. 그러나 지난 40년 사이 180도 방향전환이 있었다. 오늘날 부모들은 아이들이 자외선 차단제를 바르지 않은 채 놀이터 및 해변에서 돌아다니게 놔두면 아동을 위험에 빠뜨리거나 학대한 죄로 고소당할 가능성이 있다. 이 모든 것에는 심각한 결과가 따른다.

구루병은 옛날 일이 아니며, 최근 증가하고 있고 보스턴과 같은 도시들에서는 1년에 수 건이 보고된다. 이러한 현상이 일어나고 있는 주요 이유는 오늘날 모유에 비타민 D가 거의 포함되어 있지 않고 충분한 햇빛 노출 또는 비타민 D 보충도 없어 영아들이 구루병을 일으킬 위험이 높다는 것이다. 사실 내 연구들 중 하나는 출산 전에 언뜻 옳은 일이라면 무엇이든 했던 임신부의 신생아 40명을 살펴봤다. 임신 중 규칙적으로 임신부의 70%가 비타민을 복용하였고, 90%

가 강화 우유를 마셨으며, 모두가 생선(식사에서 비타민 D의 최고 공급원 중 하나)을 섭취했다. 그런데도 출산하자마자 산모의 76%와 신생아의 81%가 비타민 D 결핍이었다.

모두 합쳐, 대부분의 사람들에서 비타민 D 요구량의 90~95%는 평범한 햇빛 노출에서 온다.

구루병이 다시 불쑥 나타나 빈도가 증가하는 또 다른 이유는 오늘날 많은 아이가 실내에서 햇빛을 받지 못하면서 너무 많은 시간을 보내거나, 바깥에 나가 놀기 전에 자외선 차단제를 듬뿍 바르고 보호복을 입게 하기 때문이다. 한층 더 우려되는 것은 새로운 유행으로 아이들의 뼈 형성이 정상인 것으로 보이지만 실제로는 정상보다 훨씬 더 무르다는 점이다. 오늘날 소녀들은 40년 전에 또래들이 그랬던 것보다 56% 더 자주 팔의 골절을 일으킨다. 소년들은 32% 더 자주 팔의 골절을 일으킨다. 바로 지난해 미국소아과학회(AAP)는 비타민 D의 섭취를 늘리면 아주 다양한 질환의 예방에 도움이 될 수 있다는 사실을 입증하는 새로운 증거의 폭발적 증가에 주목하고 아울러 구루병 발생의 증가에 대한 우려를 지적하면서, 신생아, 소아 및 청소년에 대한 비타민 D 섭취 일일 권장량을 2배로 올려야 했다. 결국 구루병에 관한 최근 통계 자료와 비타민 D에 관한 관련 문헌을 수용하는 데 가장 고심하였던 미국피부과학회(AAD)도 맞장구를 치며 조치를 취했다.

2009년 7월 미국피부과학회는 '비타민 D 및 최적의 건강을 위한 이 비타민의 중요성과 관련하여 점증하는 과학 문헌에 대해 최신 검토를 마친 후 비타민 D에 관해 개정된 입장 표명서'를 발표했다. 사실 동 학회는 분별 있는 햇빛 노출의 승인에 대해 여전히 매우 소극적이어서, 상기 입장 표명서는 "비타민 D는 자외선 조사에 대한 무방비 노출로부터 얻어서는 안 된다"고 말함으로써 회원들에게 피부암의 발병에서 UV 조사의 위험에 대해 분명히 주지시켰다. 하지만 동 학회는 회원들에게 비타민 D의 중요성에 대해 경각심을 유지하고 결핍 위험이 높은 환자들에게 주의를 기울이라고 촉구했다. 입장 표명서는 결핍 위험이 있는 사람들에게 식사와 보충제를 통해(햇빛 노출을 통해서가 아니라) 비타민 D의 섭취를 늘리도록 권유해야 한다고 말했다.

동 학회가 여전히 분별 있는 햇빛 노출을 전반적으로 보다 효과적이고 유익할 수 있는 대안으로 헤아리지 못하는 점은 안타까운 일이지만, 나는 이와 같은 아기걸음마 행보를 보게 되어 반갑다. 나는 호주의 피부과 의사들이 자신의 비타민 D 수치를 체크 받았을 때 그 중 87%가 결핍이었다는 사실을 알고 내심 즐거웠다! 정말로 그건 실제로 검사해봐야 안다. 피부과의 원칙이 다시 쓰이려면 시간이 걸리겠으나, 그동안 우리 각자는 나름의 건강 기준을 세우고 따를 수 있다.

뼈 건강의 불량과 소아기의 구루병은 비타민 D라는 빙산의 일각에 불과하다. 점점 더 많은 수의 성인이 비타민 D 결핍 관련 골 질환으로서 때로 '성인 구루병'이라고 불리는 골연화증(osteomalacia)을 일으키고 있다. 뼈가 취약한 골다공증은 뼈 통증을 일으키지 않고 나이 든 성인에서 보다 흔한 반면, 골연화증은 모호하지만 흔히 심한 뼈 및 근육 통증이 특징이고 섬유근육통, 만성 피로 증후군, 혹은 관절염으로 오진되는 경우가 빈번하다. 일부 의사가 말하는 '섬유근육통 유행'은 실제로 비타민 D 결핍 관련 골연화증의 엄청난 증가일 수도 있다(이 중요한 주제에 관한 자세한 설명에 대해서는 제3장을 참조한다). 나는 섬유근육통이나 만성 피로를 진단받은 환자들의 40~60%가 비타민 D 결핍이고 골연화증을 앓는다고 추산하고 있다. 그러한 케이스로 결국 나를 찾아온 한 환자는 비타민 D의 혈중 수치를 올리는 치료를 단 6개월 받은 후 통증이 사라졌다. 그녀의 섬유근육통은 그저 소실되었고 골밀도는 첫 해 이후 25% 이상 향상됐다.

내가 이 장의 서두에서 가상의 두 10세 소녀를 비교하면서 그들의 생애를 추적하였듯이, 비타민 D 결핍은 사람의 생애 전반에 걸쳐 그리고 내내 수많은 건강 위험의 발판이 된다. 소아기에 비타민 D 결핍인 경우에 제1형 당뇨병을 일으킬 가능성은 2배 이상이다. 북위 35도(대략 애틀랜타 및 로스앤젤레스 위도) 위쪽에서 살 경우에 다발성 경화증을 일으킬 가능성은 2배이다. 또한 더 높은 위도에서 산다는 것은 크론병, 감염병 및 고혈압 위험이 보다 높다는 것을 의미한다.

비타민 D의 수치를 특정한 수준으로 올리면(그러한 수치가 정확히 어떤지는 제2장에서 설명할 것이다) 결직장암, 난소암, 췌장암, 전립선암 및 유방암 위험을 30~50%나 감소시킬 수 있다는 점을 시사하는 증거가 있다. 또한 고혈압, 뇌졸중 및 심장발작 위험도 50%나 감소시킬 수 있다. 임신을 고려하는 여성일 경우에 비타민 D의 수치를 건강한 수준으로 유지하면 생식력을 향상시키고, 예정에 없는 제왕절개를 방지하며, 더 건강한 삶을 즐길 보다 건강한 아기를 보장할 수 있다. 그러면 여성은 류마티스 관절염 위험을 42%, 다발성 경화증 위험을 40%이상 저하시킬 수도 있다. 그리고 비타민 D의 수치가 충분하면 더 오래 살 것이다.

비타민이 아니라 호르몬이다

당연히 우리는 비타민 D를 비타민, 즉 비타민 C 또는 니아신처럼 우리가 식사에서 섭취하고 또 생물학적 반응에 관여해 신체가 최적으로 작용하도록 돕는 물질로 생각하는 경향이 있다. 그러나 그 이름에도 불구하고 비타민 D는 정말로 비타민이 아니며, 앞서 말했듯이 사람은 그것을 얻기 위해 식사에 의존할 수 없고 그것을 피부에서 만든다. 비타민 D는 홀로 하나의 계열이며, 신체에 대한 그 광범위한 효과는 호르몬이 작용하여 대사 경로, 세포 기능과 수많은 유전자의 발현에 영향을 미치는 것과 마찬가지이다. 비타민 D의 체내 활성

대사산물은 사실 1,25-디히드록시비타민 D(1,25-dihydroxyvitamin D, 간단히 1,25-vitamin D라고 부르자)라는 분자로, 이는 2,000개 이상의 유전자, 즉 인간 게놈의 약 6%를 직간접적으로 표적으로 하는 세코스테로이드(secosteroid) 호르몬이다. (나는 향후 비타민 D의 두 가지 서로 다른 유형, 즉 비타민 D_2와 비타민 D_3에 대해 얘기할 것이다. 하지만 편의상 비타민 D_2 또는 비타민 D_3를 비타민 D로 대신하고 해당되는 곳에서만 비타민 D_2 또는 비타민 D_3라고 구체적으로 언급할 것이다.)

일반적으로 말해 비타민은 인체가 만들 수 없지만 인체의 적절한 기능에 필요한 유기화합물이다. 비타민이란 용어는 '필수 아민(vital amine)'에서 유래하는데, 이는 생명 유지에 필수적이지만 인체가 만들 수 없는 물질을 말한다. 식사나 보충을 통해 섭취하는 비타민은 성장, 발달과 대사 반응에 필수적이다. 반면 호르몬은 체내에서 간단한 전구체로부터 합성되고 멀리 있는 조직들로 가서 의도된 효과를 내고 여러 대사를 촉진한다.

그 성장 과정을 보면 비타민 D는 외부 공급원의 도움을 받아 순차적인 반응을 일으키며 합성되는데, 피부 세포에 존재하는 콜레스테롤 유사 분자의 전구체(7-dehydrocholesterol; provitamin D_3)가 그저 햇빛의 자외선 B 부분을 흡수하여 소위 프리비타민 D_3(previtamin D_3)를 생성함으로써 그 과정이 시작된다. 그러면 프리비타민 D_3는 체온의 도움을 받아 스스로 신속히 변환되어 비타민 D를 생성하며, 생성된 비타민 D는 즉시 피부 세포에서 나와 혈류로 향한다. 비타민 D가 살아 있는 피부 세포에서 만들어진다는 사실은 햇빛에 노출된 후 목욕을 해도 비타민 D가 씻겨나갈 수 없는 이유를 설명해준다.

그러나 비타민 D가 호르몬으로 작용할 수 있으려면 먼저 두 단계의 활성화를 거쳐야 하는데, 하나는 간에서 그리고 또 하나는 신장에서 이루어진다. 나는 비타민 D가 어떻게 체내에서 햇빛으로부터 그 순환형 및 활성형으로 전환되는지를 다음 장에서 자세히 설명할 것이다. 그 과정은 훌륭한 인체가 어떻게 작동하고 자기 조절하여 최적의 건강을 유지하는지 보여주는 또 하나의 예이다.

자외선 차단지수(SPF)가 8인 자외선 차단제를 피부에 바르면 차단제는 UVB 광선의 약 90%를 흡수해 피부에서 비타민 D를 만드는 능력이 약 90% 감소할 것이다. SPF가 30이면 그 능력이 99% 감소한다. 대부분의 사람이 자외선 차단제를 적절히 바르지 못하는 것은 사실이지만 사람들은 이제 SPF가 45 이상인 자외선 차단제를 사용하고 있으므로, 권장량의 절반 혹은 1/3을 바른다고 해도 여전히 SPF가 15는 되어 피부에서 비타민 D를 만드는 능력이 약 95% 감소하게 된다. 미국 중서부에서 비흑색종 피부암 병력이 있는 농부들은 항상 자외선 차단을 하라는 말을 들었으며, 그들은 그렇게 했다. 우리가 여름철 끝 무렵에 그들로부터 비타민 D의 혈중 수치를 측정하였더니 거의가 결핍이었다.

> 대부분의 사람은 대략 오전 10시에서 오후 3시 사이에 그리고 주로 늦은 봄, 여름과 초가을에 햇빛 노출로부터 비타민 D 요구량을 얻는다. 비타민 D는 지용성이기 때문에 체지방에 저장되고 겨울철 내내 분비되어 연중 내내 비타민 D가 충분할 수 있다.

호르몬은 비타민보다 더 정교하고 복잡한 분자이다. 호르몬은 두 가지 방식으로 작용할 수 있다. 첫째, 호르몬은 그저 세포에 들어가 세포질의 바다를 이동해 세포핵(세포의 뇌)에 도달하고 그것의 활동에 영향을 미친다. 둘째, 호르몬은 세포막의 수용체와 결합해 세포에 신호를 전달함으로써 그것이 하고 있는 일을 얼마든지 변화시키도록 할 수 있다. 활성형 비타민 D는 세포핵 내의 그 수용체와 상호작용함으로써 주로 작용한다.

뼈 건강에서 뇌 건강까지

이전에 생각했던 것(비타민 D 수용체가 뼈, 장과 신장에만 있다는 것)과는 달리 우리는 이제 비타민 D 수용체가 체내 '도처에' 있다는 사실을 안다. 비타민 D 수용체가 뇌에 존재하고 비타민 D의 활성형은 기분을 상승시키는 세로토닌의 생성을 촉진한다는 증거도 있다. 이는 비타민 D가 어떻게 우울증(혹은 그저 만성적으로 불쾌한 기분)의 감소에 도움이 될 수 있는지를 설명해준다.

지방 세포에도 비타민 D 수용체가 있으며, 비타민 D가 더 많으면 이들 세포는 대사적으로 보다 활성적일 수 있다(칼로리를 더 많이 연소할 수 있다). 사람들은 지방 세포들을 생명이 없는 돼지기름 덩어리처럼 생각하는 경향이 있지만 사실 이들 세포는 배가 불러 음식을 더 먹을 필요가 없다는 점을 뇌가 아는 과정에 능동적으로 관여한다. 배불리 먹었을 경우에 지방 세포는 렙틴(leptin)이란 호르몬을 분비하고 이 호르몬은 식탁에서 음식을 밀어젖히도록 할 수 있다. 비타민 D의 결핍은 체중을 조절하는 일을 하는 이 식욕 억제 호르몬을 방해할 것이다. 그리고 우리는 모두 억제되지 않은 식욕이 체중을 증가시키고 제2형 당뇨병의 발병 위험을 높일 수 있다는 사실을 안다. 아울러 비타민 D 결핍은 제2형 당뇨병을 악화시키고, 췌장에서 인슐린 생성에 장애를 일으키며, 인슐린 저항을 증가시키는 것으로 나타났다.

체내 모든 조직 및 세포에 비타민 D 수용체가 있다는 사실은 하나의 질문을 제기한다: 그러한 수용체가 영향을 미치기로 되어 있지 않다면 왜 거기에 있는 것일까? 과학계의 많은 사람은 비타민 D가 세포 성장을 조절할 수 있으므로 건강을 위한 보초 역할을 한다고 생각한다. 이는 그것이 암의 시발에 영향을 미칠 수 있다는 의미이다.

세포가 자신의 성장을 제어하지 못하기 시작하고 악성 암세포가 되는 길에 접어들면, 활성형 비타민 D가 세포 성장을 제어하는 유전자를 발현시키거나 '세포자멸사(apoptosis)'를 유도함으로써 구조에 나설 수 있다. 종양이 뿌리를 내리고 성장하기 시작하면, 활성형 비타민 D에게는 하나 더 비책이 있다: 암이 생존하기 위해 필요로 하는 영양분을 공급하는 혈관이 형성되지 못하도록 한다. 불행히도 일단 악성 과정이 시작되면, 암은 영리하게 활성형 비타민 D의 유익한 효과에 저항하게 되는 시스템을 개발한다. 이 때문에 평생에 걸쳐 비타민 D를 충분히 유지하는 것이 그렇게 중요하다. 자동차보험 담보 범위가 좁으면 비용이 많이 나오는 사고에 취약해지듯이, 체내 도처에 존재하는 그러한 수용체에 작용할 정도로 충분한 비타민 D가 결핍되어 있는 시기가 있으면 질환에 취약해진다. 사실 폐암이 겨울에 발견된 사람은 여름에 진단되었을 경우보다 더 빨리 사망할 가능성이 있는 것으로 알려져 있다. 그건 우연의 일치일 수 있을까, 아니면 폐암이 비타민 D와 어떤 관련이 있는 것일까?

일부 권위 있는 의학계에서는 햇빛이 '특효약(wonder drug)'으로 묘사되고 있다고만 말해두자. 샌프란시스코 소재 햇빛, 영양 및 건강 연구센터의 소장이자 그 분야에서 매우 존경받는 과학자인 윌리엄 그랜트(William Grant) 박사는 햇빛 노출을 증가시키면 미국에서만 매년 체내 암(특히 유방암, 난소암, 결장암, 전립선암, 방광암, 자궁암, 식도암, 직장암과 위암)이 18만5,000건 그리고 사망이 3만 건 줄 것이라고 시사했다. 기타 연구자들은 여기서 한 걸음 더 나아가 세계적인 영향을 살펴봤다. 캘리포니아대학 연구자들은 비타민 D의 섭취를 증가시킴으로써 세계적으로 결장암을 25만 건 그리고 유방암을 35만 건 예방할 수 있다고 추산한다.

마찬가지로 햇빛은 심장발작과 뇌졸중의 주요 원인 중 하나인 고혈압에도 현저한 영향을 미칠 수 있다. 햇빛에서 또는 선탠 베드에서 시간을 보내는 사람들은 불쾌한 부작용이 있는 표준 약물을 복용하는 경우와 비슷한 혈압 저하 효과를 경험한다. 다른 연구들의 지지를 받는 나의 연구들에서 햇빛은 심장 건강에 운동만큼 유익한 효과를 보이는 것으로 밝혀졌다. 그러한 두 가지(신체 운동과 UVB 노출)를 결합하면 당신은 건강에 유익한 효과를 만드는 마술적인 연금술을 보유한 셈이다.

그 다음엔 물론 뼈 건강이 있다. 햇빛 노출은 골밀도의 증가와 유지 그리고 노인들 사이에 사망과 장애의 주요 원인 중 하나인 골절의 감소에 도움이 된다. 또한 사람들은 기분을 조절하는 생체 시계를 제어하는 햇빛을 필요로 하며, 적절한 햇빛 노출은 계절성 정동장애(seasonal affective disorder, SAD) 및 월경전증후군(premenstrual syndrome, PMS)과 관련된 우울증의 발생률을 저하시킨다.

평범하고 오래된 방식인 햇빛 노출은 많은 사람이 사는, 스트레스가 많은 세계에서 일축해야 할 어떤 것이 아니라 사람의 건강을 개선한다는 점을 잊지 않도록 하자. '햇빛은 위험하기' 때문에 햇빛을 피하라는 경고에 주의를 기울이는 사람들은 생명을 지탱하는 햇빛 노출의 유익한 효과를 빼앗길 것이며, 햇빛이 위험하다는 생각은 기초적인 진화 과학을 거부하는 것이다.

비타민 D의 유익한 효과 요약
뼈 건강: 골감소증, 골다공증, 골연화증, 구루병 및 골절을 예방한다.
세포 건강: 전립선암, 췌장암, 유방암, 난소암 및 결장암처럼 일부 암을 예방한다; 감염병과 상기도 감염, 천식 및 천명(쌕쌕거림) 질환을 예방한다.
장기 건강: 심장질환과 뇌졸중을 예방한다; 제2형 당뇨병, 치주염과 치아 상실, 그리고 기타 염증성 질환을 예방한다.

근육 건강: 근력을 지지한다.
자가면역 건강: 다발성 경화증, 제1형 당뇨병, 크론병 및 류마티스 관절염을 예방한다.
뇌 건강: 우울증, 정신분열병, 알츠하이머병 및 치매를 예방한다.
기분 관련 건강: 계절성 정동장애, 월경전 증후군(PMS, 월경전 긴장증이라고도 함) 및 수면 장애를 예방하고 행복감을 상승시킨다.

오늘날 결핍 유행의 복잡성

우리가 햇빛을 두려워하고 자외선 차단제를 과도하게 사용함으로써 비타민 D를 충분한 수치로 유지하는 능력을 심각하게 위축시켰다고 말하는 것은 한 측면에 불과하다. 오늘날의 결핍 유행을 독특한 문제로 만드는 기타 변수들이 있다. 연령, 성별, 인종, 지리상 위치, 문화 요인, 식사, 약물, 그리고 비만, 간 질환, 장 질환 및 신장 질환과 같은 특정 질환이 모두 감안되는 요인이다. 체중을 제어하기 위해 비만대사 수술(bariatric surgery)을 받은 사람들은 추가로 문제가 있다.

우선 피부 색깔이 대단한 영향을 미치며, 이는 결핍의 패턴을 확인하기 위해 실시된 연구들에서 분명히 드러난다. 나의 팀은 보스턴에서 여름 끝 무렵(비타민 D의 혈중 수치가 가장 높으리라고 기대되는 시기)에 50세 이상 성인들을 대상으로 연구를 수행해 히스패닉의 40%, 백인의 34%, 그리고 무려 흑인의 84%가 비타민 D 결핍이라는 사실을 발견했다. 피부가 검을수록 비타민 D를 만들기가 어려워지는데, 색깔을 내는 피부 색소인 멜라닌이 천연 자외선 차단제의 역할을 하기 때문이다. 흑인이 아일랜드계 또는 스칸디나비아계 사람과 동일한 양의 비타민 D를 만들기 위해서는 햇빛에서 최소 2배(최대 10배) 더 오래 보내야 한다(이에 대해서는 나중에 자세히 설명한다). 흑인에서 비타민 D 결핍은 왜 백인과 흑인 사이에 건강 불균형이 존재하는지, 다시 말해 왜 백인에 비해 불균형적으로 많은 흑인이 고혈압, 심장질환, 제2형 당뇨병, 치명적인 암과 뇌졸중을 앓는지를 설명하는 데 도움이 될 수 있다.

나와 동료들이 발표한 또 다른 연구에 따르면 보스턴에 거주하는 18~29세의 건강한 백인 남녀(의대생과 의사들) 중 36%가 겨울 끝 무렵에 비타민 D 결핍인 것으로 나타났다. 그들이 흔히 복합비타민을 복용하고, 하루에 최소 한 잔의 강화 우유를 마시며, 매주 최소 한 번 생선을 섭취했다는 사실에도 불구하고 이러한 결과가 나왔다. 나이가 많을수록 문제는 악화된다. 이 연구에 참여한 50세 이상의 건강한 보스턴 지역 성인 가운데 42%가 비타민 D 결핍인 것으로 밝혀졌다. 나이가 많을수록 비타민 D를 충분히 합성하기가 어려워진다. 70세는 비타민 D를 만드는 능력이 20세에 비해 1/4에 불과하다. 다행히도 노인이라도 매주 며칠 햇빛 노출을 받으면 (다른 누구와도 마찬가지로) 충분한 수치를 유지할 수 있다. 그러나 많은 노인이 그야말로 비타민 D가 혈류를 순환하도록 하기 위해 요구되는 최소한의 가장 기본적인 시간을 햇빛에서(자외선 차단제와 챙이 큰 모자 없이) 보내지 않고 있다.

그렇다고 젊은이는 비타민 D의 수치가 충분하리라고 말하는 것은 아니다. 메인 주 뱅거에 거주하는 9~11세 소녀들을 대상으로 한 또 다른 연구는 48%가 겨울 끝 무렵에 비타민 D 결핍이었다고 밝혔다. 17%는 여름 끝 무렵까지 비타민 D 결핍이었다. 질병통제예방센터(CDCP)가 미국에서 겨울 끝 무렵에 실시한 연구에서는 가임기(15~49세) 흑인 여성의 48%가 비타민 D 결핍인 것으로 밝혀졌다. 보스턴 소아병원의 캐서린 고든(Catherine Gordon) 박사와 동료들은 검사받은 히스패닉 및 흑인 사춘기 소년소녀의 52%가 연중 내내 비타민 D 결핍이었다고 보고했다.

젊은 미국인에서 이 중요한 영양소의 상태를 전국적으로 처음 평가한 결과는 2009년 8월에 나와, 더욱 놀라운 통계 자료가 공개됐다. 1~21세 젊은이의 약 9%, 즉 대략 760만 명의 소아, 청소년 및 젊은 성인이 결핍이었으며, 추가로 61%(5,080만 명)가 부족으로 간주될 정도로 수치가 낮았다. 이러한 평가 결과는 또 다른 연구에 의해 확인되었는데, 그 연구는 1~5세 소아의 50%와 6~11세 소아의 70%가 비타민 D 부족 또는 결핍이었다고 보고했다. 이는 낮은 비타민 D 수치로 인해 미국의 다음 세대가 심장질환과 당뇨병의 위험 증가에 처할 수 있다는 새로운 증거인데, 두 질환은 소아기 비만에 의해 악화되는 가장 큰 건강 문제들에 속한다. 사실 최근의 보고에 따르면 비타민 D 결핍 또는 부족인 십대들은 비타민 D 충분인 십대들에 비해 고혈압 및 고혈당 위험이 200% 이상 높고 제2형 전당뇨병(대사 증후군이라고도 함)을 일으킬 위험은 400% 높다고 한다.

이와 같은 문제는 플로리다에 살든 알래스카에 살든 벌어진다. 사실 이 문제는 세계 도처에 만연해 있다. 예를 들어 플로리다 거주자들은 비타민 D의 수치를 유지하는 데 문제가 없을 것이라고 당연히 생각한다. 그러나 한 연구가 그들의 혈중 수치는 그들의 지리상 위치와 배치된다는 사실을 입증했는데, 플로리다 거주자들 사이에 비타민 D 결핍이 여전히 42%였다.

인도 의사들은 자신들을 대상으로 연구를 수행한 후 인도 의사들(봄베이에 살든 뉴델리에 살든)의 90%가 결핍이었다고 보고했다. 그들은 이제 인도 성인의 50~80%가 비타민 D 결핍이라고 보고하고 있다. 뉴델리의 소아 중 50% 이상이 비타민 D 결핍이다. 남아프리카공화국의 케이프타운과 사우디아라비아의 리야드 같은 곳에서도 비타민 D 결핍이 문제인 것으로 나타났다.

피부에서 여름의 비타민 D 합성 활동을 겨울의 경우와 비교해보면 겨울의 비타민 D 합성이 80~100% 감소되어 있다(플로리다와 같은 곳에서도). 조지아의 애틀랜타보다 북쪽으로 더 멀리 사는 사람은 약 11월부터 3월까지 근본적으로 피부에서 비타민 D를 전혀 만들 수 없다. 적도에서 태양이 빛난다고 해도 이른 아침이나 늦은 오후에는 여전히 비타민 D를 만들지 못하는데, 태양의 천정각(zenith angle)이 너무 사각이어서 비타민 D를 만드는 UVB 광자의 대부분이 오존층에 의해 흡수되기 때문이다.

나중의 장들에서 나는 이와 같은 요인들과 아울러 이러한 결핍 유행을 악화시키는 기타 요인들을 더 자세히 살펴볼 것이다. 그러나 이런 문제의 특징들과 관련해 보다 잘못 이해되고 있는 것 중 하나, 즉 비타민 D 결핍과 비만 사이의 연관성을 간략히 언급하고자 한다. 비타민 D는 지방 세포에 저장되기 때문에 여분의 지방을 가진 사람들은 부족을 보충하는 데 가용한 여분의 비타민 D가 많다고 생각할 것이다. 그러한 생각은 옳지 않으며, 비타민 D 결핍과 비만 사이에는 병행 관계가 존재한다. 살이 찔수록 결핍 위험도 높아진다. 왜일까? 비타민 D가 본질적으로 지방 세포 내에 갇혀 가용하지 않기 때문이다.

내 연구들 중 하나는 비만인과 비비만인들을 동일한 양의 UVB 조사에 노출시켰는데, 비만인 사람들은 정상 체중인 사람에 비해 비타민 D의 혈중 수치를 약 45%밖에 올릴 수 없는 것으로 밝혀졌다. 비만인 사람들(체질량지수[BMI]가 30 이상인 사람들)은 흔히 신체의 요구량을 충족시키기 위해 최소 2배 많은 비타민 D를 필요로 한다. 오늘날 대다수의 미국인이 과체중이거나 비만인 상태에서 왜 비슷한 수의 사람들이 비타민 D 결핍인지 이해가 된다고 하는 것은 과장이 아니다. 이 두 가지 유행은 함께 악화되고 있다.

게다가 비만과 골연화증은 흔히 함께 가고 악순환을 거치며, 이는 비만, 골연화증과 비타민 D 결핍을 악화시켜 더할 수 없이 나쁜 상황에 빠진다. 앞서 설명하였듯이 골연화증은 뼈와 근육의 극심한 통증 및 쇠약이 특징이다. 과체중인 사람은 골연화증에 걸리기 쉬운데, 여분의 지방이 햇빛과 식사에서 오는 비타민 D를 흡수하고 계속 보유하므로 비타민 D가 골격을 적절히 무기질화하거나 세포 건강을 유지하는 데 쓰일 수 없다. 아울러 비만인 사람들은 현실적인 이유와 자존심 문제로 바깥으로 훨씬 덜 나가기 때문에 흔히 비타민 D가 부족하다. 이는 문제를 영구화할 뿐이다. 비만인 사람이 골연화증을 일으키면 뼈와 근육의 통증 및 쇠약으로 인해 체중 조절에 도움이 될 수 있는 어떤 종류의 신체 활동에도 거의 참여할 수 없다. 그 결과 그러한 사람은 계속 비만이거나 아마도 체중이 더 늘며, 이는 다시 비타민 D의 상태와 골연화증을 악화시킨다.

비타민 D 결핍을 치료하면 골연화증을 치유하고 비만인 사람에게 운동의 세계를 열어줄 수 있다. 내가 참여한 한 연구에 따르면 비만인 사람들을 선탠 베드를 통해 UVB 조사에 노출시키거나 그들에게 보충 형태로 비타민 D를 더 많이 투여하면 비타민 D의 수치를 증가시킬 수 있는 것으로 나타났다. 이러한 치료는 환자들이 운동할 수 있도록 하는 것 이외의 유익한 효과를 낼 수도 있다. 앞서 나는 비타민 D 결핍이 어떻게 지방을 충분히 섭취하였을 때 뇌에 신호를 보내는 렙틴이란 식욕 억제 호르몬의 분비를 방해하는지 설명했다. 혈중 비타민 D를 정상 수치로 증가시키면 그러한 과정이 회복될 것이다. 이와 같은 3가지 요소들(뼈 통증의 저하, 근력의 향상을 통한 운동의 수월화, 그리고 식욕 억제 호르몬의 균형 회복)만 결합되어도 비만에 종지부를 찍고 보다 건강한 삶을 채택하려는 개인의 노력에 현저한 영향을 미칠 수 있다.

한층 더 많은 연구가 이루어져야 하겠으나, 나는 햇빛 또는 인공 공급원을 통한 UVB 조사가 비만인 사람들의 치료에 사용될 잠재력이 대단하다고 생각한다.

하지만 저는 강화된 우유, 시리얼 및 주스를 많이 섭취하고 '게다가' 복합비타민도 복용합니다!

사람들이 자신은 통상적인 고위험 범주들의 어디에도 들지 않기 때문에 자신이 비타민 D 결핍이라는 가능성에 대해 의구심을 표할 때, 나는 그들에게 식사와 일일 복합비타민으로는 요구량을 충족시키기가 거의 불가능하다는 사실을 주지시킨다. 제10장에서 자세히 설명하듯이 현재의 권장량은 충분하지 않다.

복합비타민의 포장을 살펴보라. 분명히 400IU의 비타민 D를 함유하고 이는 일일 권장량의 '100%'에 해당한다고 쓰어 있을 것이다. 400IU는 미국농무부(USDA)의 현 권장량으로, 이는 의학원(Institute of Medicine, IOM)이 모든 소아 및 50세까지 성인에게 권장하는 200IU의 2배이다. 이 권장량은 당신이 섭취해야 하는 수준의 절반도 되지 않는다. 그렇다고 그저 복합비타민을 2배 혹은 3배로 올릴 수도 없다. 이렇게 하면 당신이 섭취하게 될 비타민 A의 수치로 인해 위험할 수 있다.

사람들은 균형이 잘 잡힌 식사를 하면 자신이 필요로 하는 모든 영양소를 섭취한다고 생각한다. 하지만 식사 공급원에서 얻는 비타민 D는 매우 적다. 비타민 D는 주로 기름진 생선, 버섯이나 햇볕에 말린 버섯, 그리고 우유, 오렌지 주스, 요구르트, 일부 치즈와 일부 시리얼 같은 강화 식품에 들어 있다. 그러나 한 잔의 우유 또는 비타민 D 강화 주스나 음식 1인분에는 100IU밖에 없다. 버섯은 농산물 코너에서 천연 비타민 D의 유일한 공급원이다. 인간이 햇빛을 흡수해 비타민 D로 전환하는 방식과 비슷하게, 버섯에 함유되어 있는 식물성 스테롤(ergosterol)은 빛에 노출되면 비타민 D로 전환된다. 세계적으로 점점 더 많은 버섯 재배업체가 이제 한층 더 많은 천연 비타민 D를 생성하는 자외선 빛에 제품을 노출시키고 있다.

생선은 어떤가? 자연산 연어 1인분(약 99그램)은 600～1,000IU를 제공할 수 있으나, 주중 대부분의 날에 자연산 연어를 먹는 사람은 거의 없다. 대구 간유 1인분은 400IU를 제공할 수 있지만, 그것도 너무 낮은데다 매일 대구 간유 몇 인분을 들이키는 것을 즐길 사람은 거의 없다. 이는 도저히 비타민 D를 얻는 현실적인 방법이 아니며, 게다가 비타민 A를 너무 많이 섭취할 수 있다(대구 간유에는 복합비타민과 비슷하게 비타민 D뿐만 아니라 비타민 A도 함유되어 있다).

또한 상업적 어업의 슬픈 현실이 우리를 오도할 수 있다. 몇 년 전 우리는 양식 연어를 자연산 연어와 비교해봤다. 자연산 연어는 비타민 D를 자연의 먹이 사슬로부터 얻고 거기에는 식물 플랑크톤과 동물 플랑크톤이 비타민 D를 광합성하므로 비타민 D가 풍부하기 때문에, 자연산 연어에는 비타민 D의 수치가 높다. 반면 양식 연어는 기본적인 영양가가 아주 적은 사료로 키운다. 거기에는 본질적으로 비타민 D가 없다. 우리가 자연산 연어를 양식 연어와 비교했을 때 양식의 비타민 D 함량이 자연산의 10～25%로 밝혀져, 수치를 적절한 수준으로 끌어올리기에 충분하지 않았다. (비타민 D의 식사 공급원과 대략적인 함량에 대해서는 303페이지의 표를 참조한다.)

충분한 양의 비타민 D(1,000～2,000IU)를 섭취하기 위해서는 정어리를 3캔 소비하거나, 강화 우유를 10～20잔 마시거나, 시리얼을 10～20그릇 벌컥벌컥 먹거나, 계란노른자를 50～100개 간식으로 먹거나, 혹은 매일 저녁식사로 자연산 연어를 약 198그램 먹어야 할 것이다.

문제는 많지만 해결책은 하나

우리가 피할 수 없는 사실은 인간이 삶과 건강을 위해 햇빛에 의존하는 방식으로 진화하였다는 점이다. 햇빛은 신체가 비타민 D를 생산할 수 있도록 해주는 연료이다. 신체는 충분한 햇빛을 확보할 수 없으면 스스로 비타민 D를 충분히 만들 수 없다. 왜 이것이 중요한가? 간단한 대답은 인간 건강에 대한 비타민 D의 유익한 효과가 많고 다양하며 현저하다는 것이다. 서문에서 언급하였듯이 미국 인구의 30%에서 80% 사이가 비타민 D 결핍 또는 부족인 것으로 추산된다. 내 견해는 비타민 D 결핍이나 부족인 국민의 비율이 최소 50%이고 아마도 90%에 보다 가까우리라는 것이다.

우리가 항상 햇빛으로부터 자신을 보호해야 한다는 관념은 오도된 것이고 건강에 해로운 생각이다. 이러한 햇빛공포증은 왜 수많은 사람이 햇빛 부족과 관련된 질환을 앓고 있는지 설명해준다. 신체가 세포 기능을 최적화하고 생명을 지탱하기 위해 필요로 하는 것을 가지지 못하면, 뒤따르는 불가피한 신체의 쇠퇴는 흔히 심장질환, 암, 당뇨병, 관절염, 골다공증, 치매 등 우리가 매일 듣고 읽는(그리고 두려워하는) 바로 그런 종류의 질병과 질환으로 나타난다. 이들은 결국 자립의 상실과 삶의 질의 저하를 초래한다.

나는 이 장에서 넓은 맥락으로 많은 사안을 간단히 언급하였는데, 이는 이 책의 균형을 감안해 재빨리 들려준 전주곡이며 이제부터는 비타민 D 이야기를 보다 심층적으로 살펴보게 된다. 그러나 내가 언급하지 않은 것은 우리와 비타민 D의 관계가 인류가 아직 지구상에 출현하지 않은 까마득히 오래 전으로 거슬러 올라갈 수 있다는 점이다. 비타민 D의 발자취는 지구와 그 거주자들의 모습이 오늘날의 경우와는 판이했을 때 시작된다. 그 시기로 거슬러 올라가보면 왜 그리고 어떻게 우리가 그랬던 식으로 진화하였는지를 이해할 수 있고 인체뿐만 아니라 척추를 자랑하는 모든 몸의 기발한 창조에 감탄할 수 있다.

제2장

어류, 식물플랑크톤, 공룡과 인간

비타민 D의 진화와 햇빛의 과학

사람들은 내가 박사 학위를 받으려고 연구하면서 전공하고 싶은 분야를 고려할 때 매우 신중하고 사려 깊었을 것이라고 생각하겠으나, 전혀 사실과 다르다. 대부분의 학생들은 과학 연구에서 가장 인기 있는 분야를 전공하고 싶어 하는데, 그것이 성공으로 이끌어 주리라고 믿기 때문이다. 1960년대 말 내가 위스콘신대학에 재학 중일 때 실험실과 강의실에서 가장 흥분을 일으킨 주제는 신체가 어떻게 에너지(ATP)를 사용하는지, 보다 구체적으로 신체가 어떻게 그 발전소인 미토콘드리아에서 에너지를 생성하는지였다. 당시에는 모두가 에너지 대사와 ATP(모든 생리 과정을 추진하는 에너지원)의 생성을 연구하고 싶어 했다. 그 특정 분야에서 가장 훌륭한 전문가들과 함께 연구할 정도로 운 좋은 사람은 주로 박사후 연구원이었다. 내가 그 분야에 살살 발을 들여놓으려고 했을 때, 나는 비타민 D 분야를 연구하고 있었던 젊은 연구자에게나 가서 얘기해보라는 말을 들었다. 그래서 나는 그랬으며, 결국 인간 배터리에 관한 전문가가 될 가망성을 다른 사람들에게 넘겼다.

나는 비타민 D보다 더 따분한 주제는 생각해낼 수 없었다. 나는 그것이 아이들에서 구루병을 예방한다는 사실을 알았으며, 당시에 구루병은 더 이상 찾아볼 수 없었으니 뭐 그리 대수인가? 왜 내가 관심을 가져야 하지? 내가 합류한 실험실의 과학자들은 이미 돼지에서 비타민 D가 25-히드록시비타민 D(25-hydroxyvitamin D, 약어로 '25-vitamin D')라는 분자로 전환된다는 사실을 확인한 상태였다. 그들과 합류하게 되자 나는 석사 학위를 받아야 했다. 나의 연구 프로젝트는 그들이 돼지 혈액에서 발견한 것이 인간 혈액에 존재하는지를 증명하는 것이었다. 나는 내 연구를 시작하였지만 곧 인간 혈액에 돼지 혈액에서는 발견되지 않는 오염물질이 있다는 사실을 깨달았다. 그래서 나는 도저히 돼지 혈액에 대한 연구 과정을 따를 수 없었다. 대신 어쩔 수 없이 인간에서 25-비타민 D를 확인하는 또 다른 방법을 찾아야 했다.

그와 같은 퍼즐로 인해서 나는 완전히 새로운 크로마토그래피 분리 장치(chromatographic separation system)를 개발해야 했으며, 그에 따라 나는 25-비타민 D를 세계 최초로 인체에서 확인할 수 있었다. 불과 3개월 후 나는 석사 학위를 받는 데 필요한 연구를 완료했다. 그런 다음 25-비타민 D가 신체에 작용하는 데 너무 오래 걸린다는 사실을 깨달았다. 퍼즐에는 여전히 빠진 커다란 조각이 있었다. 아마도 25-비타민 D가 변형을 거쳐 '활성형'으로 전환되어야 할 것이라고 생각했다. 그래서 3개의 서로 다른 실험실 사이에 경쟁이 시작되었고 이러한 비타민 D의 '활성' 유형을 먼저 확인하기 위해 각축이 벌어졌다. 내가 몸담았던 드루카(DeLuca) 실험실이 그러한 실험실의 하나였다.

간단히 말하자면, 약 1년 후 완료한 박사 논문을 위해 나는 비타민 D의 활성형을 확인하는 책임을 맡아 세계 최초로 이를 발견했다. 이러한 유형의 비타민 D는 전문적으로 1,25-디히드록시비타민 D_3(1,25-dihydroxyvitamin D_3)라고 하는데, 약해서 '활성형 비타민 D(activated vitamin D)' 또는 1,25-비타민 D라고 부를 것이다. 이 장에서는 신체가 생존을 위해 필요로 하는 가장 필수적인 호르몬의 하나인 활성형 비타민 D를 어떻게 햇빛의 자외선 광선으로부터 만들고 사용하는지를 자세히 살펴보게 된다. 또한 비타민 D와 칼슘 사이의 대단한 연관성을 살펴보고 도대체 왜 모든 칼슘은 비타민 D의 도움이 없으면 뼈를 강하게 유지하지 못하는지를 알아볼 것이다. 그러나 인간 인자를 살펴보기 전에 수십억 년 전으로 거슬러 올라가는 진화 인자를 검토해야 한다.

빅뱅에서 빅딜까지

우리가 모두 왜 햇빛을 조금 필요로 하는지를 이해하려면 우리가 인간으로서 어떻게 진화해왔는지, 또는 보다 구체적으로 우리가 유지할 골격을 지닌 육상생활 생물로서 어떻게 진화해왔는지를 이해하는 것으로 시작해야 한다. 인간은 우리의 조상이 원시 바다에서 기어 나온 이래로 생명과 건강을 지탱하기 위해 햇빛에 의존해왔다.

비타민 D는 생물들이 등뼈나 부속물의 발달 또는 두 다리에 의한 직립 보행을 고려해볼 수 있기 오래 전부터, 5억 년 이상 동안 이 지구상에 존재해왔다. 마서스비니어드(Martha's Vineyard) 섬 근처에 있는 세계적으로 유명한 우즈 홀(Woods Hole) 해양생물연구소에서 나의 연구팀과 나는 대서양에서 지난 5억 년 동안 변화 없이 생존해온 한 식물 플랑크톤을 길렀다. 우리는 이 고대 생명체를 모의 햇빛에 노출시켜 식물 플랑크톤이 최소한 그렇게 오래 태양 에너지를 이용하여 비타민 D를 만들어왔다는 사실을 입증했다. 당의 광합성은 약 35억 년 전 원핵생물에서 기원할 수도 있으나, 생명체들이 태양 에너지를 사용하여 진화하고 다양한 생물로 다변화하는 보다 정교한 방법을 개발하기까지는 지구의 45억5,000만 년 역사에서 몇 10억 년이 더 소요되었을 것이다. 원핵생물(原核生物, prokaryote)은 유전물질인 DNA가 세포질 내에 떠다니는 원시 생명체인 반면,

진핵생물(眞核生物, eukaryote)은 DNA가 막으로 둘러싸여 세포핵 내에 존재한다.

지구의 광대한 역사 중 어떤 시점에서 생명체들은 바다 생활이 지루해졌고 육상으로 올라오는 모험을 시작했다. 그러나 생명체들이 약 3억5,000만 년 전에 이러한 칼슘이 풍부한 바다를 떠나면서 한 가지 문제에 직면했다: 육상에서는 본질적으로 가용한 칼슘이 없었으며, 그것은 토양 속에 갇혀 있었고 결국 식물의 뿌리와 잎에 존재했다. 거품이 이는 해양 염수 속에서 살던 초기 생명체는 칼슘을 바로 원시적인 척추 골격으로 흡수할 수 있었다. 아니면 그들은 비타민 D가 풍부한 식물 플랑크톤 및 동물 플랑크톤(미생물)을 먹었다. 육상은 많은 새로운 도전을 제기하였으며, 특히 생명체들이 더 커져 식물에 의존하지 않고 비타민 D 요구량을 충족시키는 방법을 찾아야 했을 경우에 그랬다.

그런데 이때는 인류가 등장하기 오래 전이었다. 육상생활 생물들은 3억 5,000만 년 전에 서성거리기 시작했을 것이나, 우리로 이어지는 진화 계보는 약 700만 년 전 아프리카에서 우리의 유인원 조상이 마침내 침팬지와 고릴라의 조상에서 갈라지면서 비로소 시작됐다. 그때조차도 아프리카에서 나오는 모험을 해서 약 50만 년 전 호모사피엔스로 진화하기까지는 우리가 지구상에 출현한 이래 500~700만 년이 걸렸다. 오늘날 우리가 알고 있는 바와 같은 인류는 사실 약 20만 년 전까지는 등장하지 않았다. 그때까지 비타민 D는 까마득히 오랫동안 존재해왔다. 우리가 비교적 젊은 셈이다. 비타민 D는 고대 물질이다.

우리가 완전히 이해하지 못하는 이유로, 육상에서 진화한 이들 동물이 척추 골격의 유지에 충분한 식이 칼슘을 흡수할 수 있도록 한 것은 바로 피부의 햇빛 노출(비타민 D의 생성)이었다. 칼슘의 주요 역할은 뼈를 만드는 것은 물론 신경 근육 기능을 유지하는 것이며, 우리의 고대 조상은 식사를 통해 칼슘을 뼈로 흡수하는 시스템을 개발했다. 이러한 생화학적 전달 과정은 비타민 D의 존재를 요했고 비타민 D는 햇빛에 노출될 때 피부에서 만들어졌다.

비타민 D 결핍으로 공룡이 멸종했을까?

공룡이 멸종된 것은 약 6,500만 년 전 거대한 소행성이 지구에 떨어져 먹이 공급원을 사멸시킬 정도로 오래 태양과 생명체 사이의 자연적 균형을 와해시켰기 때문이라고 오래 전부터 알려져 왔다. 그러나 내가 생각하기에 마찬가지로 타당하고, 태양 광선이 차단되어 지구의 생명체가 연료를 공급받지 못할 때 발생하는 현상을 설명하는 위의 이론과도 관련이 있는 또 다른 생각이 있다. 소행성이 떨어진 후 격변을 일으킨 연기 및 잔해 구름이 육상에서 퍼지고 영구적인 겨울을 초래함으로써 햇빛뿐만 아니라 특히 이들 동물이 비타민 D를 만들고 거대한 척추 골격을 유지할 수 있도록 해준 UVB 광선의 투과를 차단했다.

비타민 D 결핍 상태로 자란 공룡은 더 약했다. 암컷은 껍질에 칼슘이 충분히 함유되어 있어 산란과 환경을 모두 견뎌낼 수 있는 알을 낳는 데 곤란을 겪기 시작하였으며, 파국적인 주기가 시작되어 결국 이들 동물은 지구상에서 공식적으로 사라졌다. 덧붙여 말하자면, 비슷한 추론으로 살충제 DDT가 거의 콘도르의 멸종을 초래한 이유를 설명할 수 있다. 이 화학물질에 대한 노출로 인해 콘도르의 알은 적절히 석회화되지 못했다. 알은 산란 후 곧 깨져 발육 중인 새끼 콘도르는 죽고 말았다. 나는 때로 궁금해 한다. 공룡은 구루병과 골연화증으로 죽었을까? 6,500만 년 전에 강화 식품이 있었다면 어땠을까? 그들의 멸종을 저지하거나 지연시킬 수 있었을까?

당시 야행성 설치류는 햇빛에 최소한 노출되었으므로 비타민 D를 거의 생성하지 못했기 때문에, 먹이로 비타민 D를 그리 많이 필요로 하지 않은 채 칼슘과 골 대사를 유지함으로써 적응했다. 오늘날에도 남아프리카공화국에서 서식하는 두더지쥐(mole rat)는 생존에 비타민 D를 필요로 하지 않는다. 우리의 긴 진화 계보에서 우리의 기원이 이들 야행성 설치류 덕분일지도 모르나, 골격이 큰 기타 수많은 동물처럼 우리도 결국 강한 뼈를 만들기 위해 그리고 대사와 세포 기능에 관여하는 생체 산물의 생성에 도움을 받기 위해 태양 에너지를 필요로 하도록 진화했다.

피부에서 만들어지는 비타민 D는 식사로 섭취하는 비타민 D보다 혈액에서 2배나 더 오래 지속된다.

사람이 햇빛에 노출되면 비타민 D뿐만 아니라 식사로부터 얻을 수 없는 기타 많은 광합성물(photoproduct)도 생성된다. 이들 광합성물이 건강에 추가로 유익한 특유의 생물학적 작용을 하는지는 알려져 있지 않으나, 궁금한 것은 사실이다. 나의 연구팀과 나는 계속 이 분야에서 더 많은 단서를 탐색하고 있다.

잠시 공룡으로 되돌아가보자. 영화 '쥬라기 공원'이 대박을 터뜨렸을 때, 당연히 우리는 그 옛날로부터 부활한 이들 환상적인 동물에 매료되어 파충류 판매가 곧 절정에 달했다. 갑자기 아이들은 부모에게 이구아나(고대 공룡의 현대적인 축소판)를 사달라고 했다. 영화가 개봉되었을 때 9살이던 내 딸 역시 강한 호기심이 생겨 내게 이 이국적인 애완용 동물을 사달라고 졸랐다. 나는 하나의 조건을 달고 예스라고 답했다: 이구아나가 갇혀 사는 기타 수많은 척추동물처럼 비타민 D 결핍의 희생양이 되어서는 안 될 것이다. 매년 75만 마리의 새끼 이구아나가 미국과 유럽으로 수입되는데, 그 중 많은 수가 생후 1년이 될 즈음에 근육 쇠약과 뼈 변형의 징후를 보인다.

우리 가족의 이구아나는 랩터(Raptor)로 불리는데, 이 동물과 기타 파충류는 뼈 건강에 대한 UVB 광선의 중요성에 현저한 통찰력을 제공한다. 특성상 파충류는 계속 일광욕을 하여 냉혈인 몸을 덥히고 비타민 D를 광합성하는 공장이 된다. 사실 텍사스 크리스천 대학의 게리 퍼거슨(Gary Ferguson) 박사와 함께 연구하면서 나의 연구팀과 나는 비타민 D 결핍인 파충류들이 먹이로 비타민 D를 공급받는 동료 파충류들보다 햇빛에서 더 많은 시간을 보낸다는 사실을 입증했다(파충류조차 먹이만으로 비타민 D를 충분히 얻을 수 없을 경우에 무엇이 자신에게 좋은지를 안다는 증거이다).

간혀 살 때 파충류는 뼈 건강을 유지하기 위해 햇빛을 받기가 어려운데, 흔히 침실이나 거실에 안락하게 자리한 대형 어항의 유리에 갇혀 폐쇄된 환경에서 살기 때문이다. 이러한 유리 우리를 햇빛이 드는 창문 근처로 옮긴다고 해도 UVB는 유리를 투과할 수 없기 때문에 파충류는 여전히 비타민 D를 만들 수 없다. 파충류는 먹이로 칼슘을 많이 섭취할 것이나, 그에 동반하는 비타민 D가 없으면 잘 자라지 못한다. 나는 랩터가 칼슘의 좋은 공급원(상추로 싼 저지방 크림치즈)을 제공받도록 했고 UVB를 발산하는 램프를 설치해 랩터가 비타민 D를 많이 만들 수 있도록 했다.

어린 애완용 파충류는 흔히 구루병이 있으며, 나이든 파충류는 골다공증이 너무 악화되어 상부 척추의 골절로 등뼈가 주저앉으므로 척추가 구부러진 늙은 말의 모습을 띠기 시작한다(이는 골다공증으로 낙타의 모습을 한 노인 여성과 같다). 그 결과 가장 사소한 사고(횃대에서 떨어지는 것 등)라도 특히 다리와 팔에 골절을 초래할 수 있다. 엑스레이를 찍어보면 갇혀 사는 많은 파충류에서 다발성 골절이 있는 것으로 나타나며, 이는 흔히 죽음으로 이어진다. 책임감과 교양이 있는 파충류 주인들은 이제 애완용 동물의 우리에 UVB 램프를 설치하는 것이 필수라는 사실을 이해한다. 이렇게 하면 뼈가 한층 더 강해지고 치밀해지기 때문에 갇힌 파충류에서 이전에 보인 것과 같은 골절이 방지된다.

이와 같은 현상은 인체가 태양 UVB 노출을 충분히 받지 못할 때 인체에 생기는 것(쓸데없는 골절을 일으키는 뼈의 약화)과 동일하다.

'호모사피엔스'는 건강을 위해 햇빛을 이용한다

그래서 우리는 인류가 '호모사피엔스'라고 불렸던 것보다 더 오랫동안 뼈 건강에 요구되는 칼슘의 조절에 필요한 비타민 D를 만들기 위해 햇빛을 이용해왔다는 사실을 안다. 우리의 수렵/채집인 선조는 항상 햇빛에 노출되었다. 그들의 피부 색소는 특히 그들이 살았던 환경에 맞게 진화하고 퇴화되었는데, 이는 비타민 D를 충분히 생성하면서도 과도한 햇빛 노출의 손상 효과로부터 자신을 보호하기 위함이었다. 초기 인류는 햇빛이 풍부한 적도 근처에서 살았으며, 햇볕에 붉게 그을리지 않도록 하면서도 비타민 D를 만들 정도의 햇빛은 '들어오게 하는' 검고 멜라닌이 풍부한 피부를 발달시켰다.

인류가 적도에서 벗어나 햇빛이 덜 강렬한 지역, 그리고 연중 몇 개월 동안 인체가 비타민 D를 만들 정도로 햇빛이 강하지 않은 지역으로 이동하기 시작하면서, 피부는 색소가 줄어 가용할 때 태양 광선을 보다 효과적으로 흡수하도록 했다. 인류가 더 멀리 북쪽으로 이동할수록 가용한 햇빛을 사용하기 위해 피부는 더 희어졌다.

네안데르탈인은 3만 년에서 4만 년 전 사이에 멸종되었고 약 30만 년 전 공통의 조상을 통한 것 이외로는 우리와 관련이 없는 뚜렷이 구별되는 인류로, 유럽과 서아시아에 걸쳐 두드러졌었다. 네안데르탈인은 세계의 온대 지역 바깥에서 살았고 비타민 D를 풍부하게 얻기가 어려웠던 지역에 거주했던 첫 인간 종이다. 스페인 북부 엘 시드론과 이탈리아 몬티 레시니에서 회수된 네안데르탈인 화석은 그들의 DNA를 분석할 기회를 제공했다. 그리고 2007년 그러한 분석의 결과가 알려져, 고생물학 및 인류학계에서 네안데르탈인에 관한 이야기를 바꿔 놓았다.

드러난 사실 중 가장 놀라운 것의 하나는(비록 비타민 D 이야기의 원대한 구도 면에서는 놀랍지 않지만) 우리가 생각하는 네안데르탈인의 모습에 있어 변화였다. 그들은 검은 피부, 작은 머리, 불룩 나온 원시적인 얼굴과 다부진 몸을 가져 흔히 원시인의 신비를 구체화한 모습으로 비춰지고 있지만, 우리는 이제 적어도 이러한 초기 인류의 일부에 대해 다른 관점을 포함시킨다.

과학자들이 그들의 DNA를 면밀히 검사해 발견한 것은 피부 색소 멜라닌의 생성에 관여하는 단백질을 발현시키는 소위 MC1R 유전자의 돌연변이였다. 멜라닌은 UV 광선으로부터 피부를 보호한다. 이에 따라 과학자들은 북부 기후에서 생존하려 애쓴 이런 초기 인간 종의 일부가 아마도 켈트 혈통의 현대인과 흡사하게 빨간 머리카락과 흰 피부색을 하고 있었을 것이라고 생각하게 됐다. 오늘날의 유럽계 사람들에서 MC1R 유전자의 돌연변이는 멜라닌을 생성하는 단백질의 작용을 정지시키기 때문에 빨간 머리카락과 흰 피부색을 하게 된 원인으로 생각된다. 네안데르탈인 유전자에서 관찰된 돌연변이가 현대인에서 확인된 것과 정확히 동일하지는 않으나, 그 효과는 비슷한 것으로 보인다.

정말 흥미롭게도 또한 네안데르탈인은 비타민 D 결핍을 겪었다고 추측되며, 이는 네안데르탈인 하면 떠오르는 등이 굽은 원인(猿人) 모습을 설명할지도 모른다. 피부색 면에서 그들은 검은 피부의 아프리카 조상과 반대로 변화함으로써 UVB를 더 많이 흡수해 비타민 D를 더 많이 만들 수 있도록 하였을 수도 있다. 비타민 D 결핍이 그들이 멸종한 부분적인 혹은 현저한 원인이었는지는 짐작만 할 수 있을 뿐이다. 이 초기 인간 종이 어떻게 멸종되었는지에 대해서는 아직도 논쟁이 뜨겁다. 많은 학자가 네안데르탈인은 빙하기에 살았고 이는 빈약한 식사와 햇빛 노출의 결여를 초래했다고 믿는다. 다른 일부는 생존에 더 나은 도구를 구비한 새로운 인류의 침입이 원인이라고 하는데, 한 가지는 분명하다: 크로마뇽인이 출현하였을 때 지구상에서 네안데르탈인이 맞이할 최후의 날들이 어렴풋이 보이고 있었다.

결국 인류는 생존에 필요한 비타민 D를 만들기에 햇빛이 충분하지 않았기 때문에 북쪽으로 더 멀리 이동할 수 없었다. 그러자 뭔가 대단히 흥미로운 일이 일어났는데, 인류가 바다에서 비타민 D가 풍부한 어류와 포유동물을 수확하는 방법을 개발한 것이다. 이것들은 에스키모인과 스칸디나비아 사람들이 아직도 전통적으로 먹는 음식으로, 사람들이 비타민 D를 생성하는 햇빛이 매우 적은 기후에서 살 수 있도록 한다.

오늘날에도 피부가 흰 사람들은 몸이 건강할 정도의 비타민 D를 만들기 위해 많은 햇빛 노출을 요하지 않으며, 피부가 검은 사람들은 피부가 햇볕에 붉게 그을리지 않도록 선천적으로 잘 보호를 받는다. 정반대로 피부가 흰 사람들은 꽤 쉽게 피부가 붉게 그을리고 비흑색종 피부암에 취약할 수도 있는 반면, 피부가 검은 사람들은 북쪽 기후에서 살 경우에 보다 쉽게 비타민 D 결핍이 된다.

유사시대의 시작 이래로 인류는 그 치료 및 구명 특성 때문에 태양을 숭배해왔다. 이는 고대인이 생명과 좋은 건강을 위해 햇빛 노출이 필요하다고 믿었다는 사실을 보여주는 동굴 벽화에서 알 수 있다. 의술 시행자들은 아케나톤(Akhenaton)을 포함해 고대 이집트 파라오의 시대인 6,000년 전 햇빛 노출이 심장 건강에 유익하다고 보고했다. 이 시대에 그려진 유명한 상형문자 그림에서는 아케나톤, 그의 아내 네페르티티(Nefertiti)와 자식들이 태양의 많은 '햇살'에 의해 축복받고 있는 것으로 묘사된다. 또한 일광요법은 저 유명한 히포크라테스(히포크라테스 선서의 창시자)와 고대 로마 및 아라비아의 의사들도 칭찬했다. 이집트인, 메소포타미아인과 그리스인은 모두 태양신들을 가지고 있었으며, 신앙에서 태양의 영향은 조로아스터교, 미트라교(Mithraism), 로마 종교, 힌두교와 불교, 그리고 영국의 드루이드교도(Druid), 멕시코의 아즈텍족, 페루의 잉카족과 많은 아메리카 원주민 부족 사이에서 볼 수 있다. 고대인이 햇빛이 자신들에게 좋다는 사실을 본능적으로 이해했다는 점은 놀라운 일이 아니다.

일광요법을 과학적인 견지에서 이해하려는 경주는 20세기의 첫 몇 십 년 사이에 시작되어 한동안 활발히 진행됐다. 이러한 광생물학과 일광요법의 전성기에 유럽 및 북미 전역의 병원들은 일광욕실과 발코니를 지어 환자들에게 편안한 장소를 제공함으로써 구루병, 결핵 및 건선의 치료를 위해 치유력 있는 햇빛 조사(照射)를 즐길 수 있도록 했다. 이전 장에서 언급하였듯이 1903년 노벨의학상은 햇빛의 건강 효과를 입증한 공로로 한 광생물학자에게 수여됐다.

그러나 지난 40년 사이 뭔가 일이 일어났다. 20만 년 이상 우리 종은 햇빛과의 특별한 관계를 즐겨왔으며, 햇빛을 받으면 왜 그렇게 기분이 좋은지 혹은 우리가 왜 최적의 건강을 위해 다소의 햇빛을 필요로 하는지를 정확히 모를 때에도 그랬다. 햇빛이 또한 피부암과 피부의 조기 노화도 촉진한다는 사실이 폭로되면서 태도가 바뀌었다. 햇빛은 온통 건강에 해로우므로 항상 자외선 차단제를 바르고 정기적으로 피부과 의사를 찾아야 할 것이라고 우리를 설득하는 캠페인의 배후에는 큰돈이 걸린 이해관계가 있었다. 우리에게 쏟아진(그리고 계속 쏟아지는) 정보의 공세 때문에 우리는 이를 '사실'로 받아들이는 설득을 당했다.

지난 40년 동안 피부과학계와 보다 최근에는 세계보건기구(WHO)도 사람들에게 결코 직사광선에 노출되지 않도록 권장했다. 이것이 현재 비타민 D 결핍의 세계적인 유행에 있어 주요 원인이었다. 제약사들은 두려움은 팔 수 있지만 햇빛은 팔 수 없으므로, 햇빛의 건강 효과를 홍보하지는 않는다. 비타민 D가 어떻게 UVB 조사로부터 체내에서 활성형 호르몬으로 되는지를 처음으로 확인한 이래, 나는 햇빛 후퇴를 위한 로비를 보아왔다. 나는 자외선 차단은 더 많이 그리고 노출은 더 적게라는 슬로건이 점점 더 강해지는 것을 보아왔다('노출'이란 말이 마치 병원균과 관련이 있는 것처럼 어떻게 부정적으로까지 들리는지 주목하라). 그러나 정보만큼 강력한 것은 없다. 그러한 목적에서 비타민 D를 만드는 인체의 경이로운 체계를 살펴보도록 하자. 그것은 어떤 식으로 살펴보든 빅딜(대단한 일)이다.

햇빛의 과학: UV 광선에서 활성형 비타민 D까지

앞서 언급하였듯이 나는 30여 년 전 대학원 시절에 순환형 비타민 D(25-vitamin D)와 그 후속 활성형 비타민 D(1,25-vitamin D, 인간에게 직접적인 건강 효과를 제공하는 유일한 유형의 비타민 D)를 확인했다. 일단 비타민 D의 활성화가 신장에서 일어난다는 사실이 인식되자, 즉시 신장 질환이 있는 환자들이 중증 골 질환을 앓고 비타민 D에 저항을 보이는 이유가 분명해졌다. 활성형 비타민 D가 확인된 후, 우리는 활성형을 사용하여 신장 질환과 골 질환 그리고 아마도 폐경후 골다공증이 있는 환자들을 치료할 수 있다는 희망을 가졌다. 그러나 우리는 곧 이것이 비타민 D 이야기의 시작에 불과하다는 사실을 깨달았다. 1979년 드루카 그룹은 본질적으로 체내 거의 모든 조직이 비타민 D의 활성형을 인식하는 것으로 보인다고 보고했다. 우리와 기타 실험실들은 계속해서 체내 모든 조직 및 세포에 비타민 D 수용체가 있다는 사실을 입증했다. 그리고 우리는 아마도 비타민 D가 그저 칼슘과 골 대사를 조절하는 것 이외의 생물학적 작용을 할 것이라는 점을 이해하기 시작했다.

　　비타민 D의 파워에 대한 첫 통찰력의 하나는 드루카 그룹에서 나와 함께 연구했던 전 박사후 연구원 타츠오 수다(Tatsuo Suda) 박사에 의해 이루어졌다. 그는 비타민 D 수용체를 가진 백혈병 세포를 채취해 실험실에서 비타민 D의 활성형과 함께 배양하면 이들 세포의 성장을 억제하고 분화를 유도해 암성 활동을 억제한다는 점을 보여줬다. 그것은 비타민 D가 강력한 생물학적 작용과 암 예방에서 잠재적인 역할을 할 수 있다는 첫 단서였다. 그러한 관찰이 있은 후 1980년대 초에 우리는 비타민 D의 활성형이 피부 성장을 조절할 수 있고 피부 질환인 건선의 치료에 쓰일 수 있다는 점을 보여줬다. 건선은 비악성 피부 질환으로 피부 세포가 정상보다 최대 10배 더 빠르게 증식해, 보기 흉하게 솟아오른 붉은 병변이 두텁고 흰 죽은 피부로 덮여 있다. 나는 활성형 비타민 D의 항증식 작용이 건선 피부 세포를 정상적인 성장으로 회복시킨다는 사실을 입증한 첫 과학자들 가운데 하나였으며, 이는 곧 건선에 대한 1차 치료법이 되었다.

　　갑자기 비타민 D 수용체를 가진 세포들에 활성형 비타민 D에 의해 발현되거나 발현이 억제되는 아주 다양한 유전자가 있다는 점이 분명해졌다. 이들 유전자는 세포 성장을 조절하고 악성 세포가 정상이 되거나 사멸하도록 유도했다. 따라서 비타민 D는 세포가 암성이 될지 여부를 효과적으로 제어할 수 있었다.

현장 치료

　　1990년대 중반까지는 신장이 인체에 대한 활성형 비타민 D의 전체 공급량을 만드는 것으로 생각됐다. 신장은 혈중 25-비타민 D로부터 이러한 공급량을 만들고, 25-비타민 D는 비타민 D로부터 간이 생성하며, 비타민 D는 햇빛 노출 후 피부에서 만들어지고 보다 적게는 비타민 D를 함유하는 식품에서 얻는다(그림 1 참조). 신장이 실제로 만드는 활성형 비타민 D의 공급량은 매우 적으며(하루에 약 2~4마이크로그램으로, 이는 소금 알갱이 한 개의 1/100 정도에 해당한다), 이러한 공급량은 혈류에 25-비타민 D가 아무리 많더라도 변화하지 않는다. 다시 말해 여름 내내 해변에 누워 있고, 우유를 여러 통 마시며, 매 끼니에 고등어를 먹음으로써 혈중 25-비타민 D의 함량을 현저히 증가시킬 수는 있으나, 신장은 여전히 동일하게 미량의 활성형 비타민 D를 생성한다는 것이다.

이 귀중한 미량의 활성형 비타민 D가 하는 주요 역할은 뼈 건강에 기여하는 것으로 생각됐다. 실제로 비타민 D의 활성형을 발견한 사람으로서 나는 비타민 D 연구 분야에서 벌어지고 있던 일에 아주 긴밀히 관여하였으며, 결국 소위 말하듯 벽에 부딪히는 대부분의 연구자들처럼 뭔가가 나를 괴롭히기 시작했다.

내가 파악할 수 없었던 것은 이렇다. 햇빛 노출의 증가에 반응해 세포 및 장기 건강 효과가 일어나고 이는 활성형 비타민 D의 성과인 것으로 보였다. 이러한 효과로는 혈압 저하, 암과 함께 다발성 경화증, 제1형 당뇨병 등 자가면역질환의 위험 감소 등이 있었다. 그러나 신장의 활성형 비타민 D 생성에 대해 우리가 알고 있다고 생각하는 것이 사실이라면 위와 같은 효과는 활성형 비타민 D의 성과일 수 없었다. 햇빛 노출과 세포 및 장기 건강 사이에 연관성이 있는 것은 분명했다. 그러나 활성형 비타민 D가 어떻게 생성되는지와 관련해 단순한 말만으로 하나가 나머지 효과를 일으킨다고 주장할 수는 없었다.

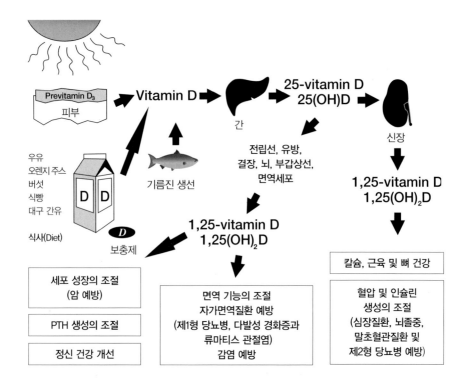

그림 1. 일단 비타민 D가 태양의 UVB 광선으로부터 피부에서 만들어지거나, 혹은 이를 식사 또
는 보충 공급원으로부터 얻으면, 간이 비타민 D 대사산물인 25-비타민 D(25-hydroxyvitamin
D)를 생성하고, 그러면 이는 신장으로 이동하여 활성형 비타민 D(1,25-dihydroxyvitamin D,
1,25-vitamin D)로 전환된다. 최근의 혁신적인 발견들에 따르면 비타민 D는 또한 면역계 세포
를 포함해 다양한 세포 내에서 활성화될 수 있어, 면역세포의 활동을 조절해 자가면역질환의
발생을 감소시키고 감염병의 퇴치를 증진시키며, 전립선, 유방과 결장을 향상시켜 암에 특징적
인 건강에 해로운 세포 증식을 방지하는 것으로 나타났다.

그러던 중 우리는 햇빛과 세포 건강 간의 관계를 이해하는 데 금방이라도 돌
파구를 찾을 듯한 상태가 되었다. 마침내 그것은 실현됐다. 보스턴대학 의료센
터의 비타민 D, 피부 및 뼈 연구 실험실에서 실시된 연구들에서 나와 동료들이

웨이크포리스트대학의 게리 슈위츠(Gary Schwartz) 박사 및 그의 연구팀과 함께 발견한 사실은 샌프란시스코 소재 캘리포니아대학의 다니엘 바이클(Daniel Bikle) 박사 및 그의 연구팀이 몇 년 전에 인간 피부에서 관찰한 것과 비슷한 방식으로 인간 전립선 세포가 비타민 D를 활성화할 수 있다는 점이었다. 다시 말해 우리는 인간이 '전신에 걸쳐' 활성형 비타민 D를 만드는 능력을 보유한다는 사실을 이해하기 시작한 것이었다.

그 과정은 놀랍다. 그간 우리는 신장만이 비타민 D를 활성화할 수 있다고 생각한 반면, 이제 우리는 유방, 전립선, 결장, 폐, 뇌와 피부의 세포, 그리고 아마도 기타 대부분의 조직 및 세포를 포함해, 다양한 세포가 이러한 능력을 보유한다고 이해한다. 25-비타민 D가 이들 세포에 도달해 들어가면 활성형 비타민 D로 전환된다. 그러나 25-비타민 D로부터 활성형 비타민를 만들어 혈류를 통해 이를 장과 뼈로 보내는 신장과 달리, 뇌세포와 같이 기타 세포에서는 25-비타민 D가 활성형 비타민 D로 전환되어 세포 내 '현장에서' 바로 사용된다. 세포 내에서 자신의 중요한 기능을 수행한 후 활성형 비타민 D는 자신의 파괴를 유도해 스스로 소멸한다(그럼으로써 세포에서 나가 혈류로 들어가 유독할 수 있는 활성형 비타민 D의 과잉을 초래하지 않는다).

이러한 비타민 D 활성화 과정은 세포 내에서 시작되고 종료되기 때문에, 혈류에 활성형 비타민 D가 증가된다는 증거가 없고 이들 세포에 의해 더 많은 활성형 비타민 D가 만들어질 때에도 그렇다. 이 때문에 과학자들이 햇빛 노출, 비타민 D와 많은 만성 및 흔히 치명 질환의 위험 감소 사이에 연관을 짓기가 어려웠던 것이다.

이와 같은 발견은 중요한데, 우리는 이제 햇빛 노출을 통해 그리고 보다 적게는 식사나 보충제를 통해 25-비타민 D의 혈중 수치를 증가시키면 많은 질환

(특히 암처럼 비정상적인 세포 성장에 의해 유발되는 질환)의 위험을 저하시키는 데 도움이 될 것이라는 점을 확실히 알기 때문이다. 또한 그 이래로 우리는 면역계가 활성형 비타민 D를 만드는 능력을 보유한다는 사실을 발견하였는데, 이는 햇빛 노출이 다발성 경화증, 류마티스 관절염, 크론병과 제1형 당뇨병 같은 자가면역질환의 예방과 치료에 역할을 할 수 있다는 의미이다.

나의 실험실 연구들은 활성형 비타민 D가 매우 강력한 물질로 비정상적인 세포 성장을 가장 효과적으로 억제하는 물질의 하나라는 사실을 계속해서 확인했다. 나의 실험실과 기타 실험실들이 전신의 세포가 비타민 D를 활성화할 수 있다는 사실을 발견한 것은 비타민 D 연구에서 주요 혁신이었다. 이러한 혁신을 바탕으로 (우리가 너무 자주 듣는 것과는 반대로) 햇빛 노출의 이점이 잠재적인 부정적 결과를 훨씬 능가한다는 인식이 부상하고 있다(이 주제에 대해서는 제8장에서 자세히 살펴본다).

게다가 점점 더 많은 연구가 햇빛 노출이 일일주기 리듬(circadian rhythm)의 조절에 도움을 주어 계절성 정동장애, 폐경전 증후군과 멜라토닌 수치의 감소로 인한 우울증처럼 기분 관련 질환을 예방한다는 점을 보여준다. 이러한 방대한 양의 연구는 일부 흥미로운 파생 성과도 가져와, 우리가 결코 기대하지 못했을 우리의 생리 분야들에 대한 신선한 통찰력을 제공하고 있다. 예를 들어 최근에 우리는 과학자들이 1980년대에 발견하였지만 후속 연구가 이루어지지 않은 사실을 확인했다: '기분 좋은(feel-good)' 물질인 베타 엔도르핀을 만드는 것은 뇌뿐만이 아니다. UVB 조사에 노출시키면 피부도 바로 거기 현장에서 베타 엔도르핀을 만든다. 이는 사람들이 해변에서 혹은 선탠 베드에서 시간을 보낸 후 흔히 기분이 아주 좋은 이유를 설명할 수 있다.

태양 광선의 비타민 D 생성:
UVA나 UVC가 아니라 UVB

비타민 D를 만드는 경이는 물론 태양으로 시작된다. 태양 광선은 다양한 파장의 전자기 복사 에너지를 가진 꾸러미(packet, 전문용어로 광자[photon])들로 이루어져 있어, 파장이 가장 길고 에너지가 가장 적은 적외선에서 빨, 주, 노, 초, 파, 남, 보의 가시광선을 거쳐 파장이 가장 짧고 에너지가 가장 많은 자외선까지 있다.

자외선(ultraviolet, UV)은 UVA, UVB와 UVC로 구성되어 있다. UVC(200~280nm)와 일부의 UVB(281~289nm)는 대기의 오존층에 의해 완전히 흡수되므로 지표면이나 인간 피부에 도달하지 못한다. 반면 UVA(320~400nm)와 대부분의 UVB(290~319nm)는 다양한 정도로 지표면에 도달하고 인체에 서로 다른 영향을 미친다. UVA는 UVB보다 100배나 더 많이 지표면에 도달하며, UVA는 UVB보다 에너지를 훨씬 덜 함유하고 있지만 피부 층에 더 깊숙이 침투할 수 있다. 거기서 UVA는 탄력 구조물에 영향을 미치고, 프리 라디칼을 증가시키며, 주름을 유발하고, 아울러 면역계와 멜라닌세포, 즉 피부 색소 세포에 영향을 준다. 이 때문에 UVA는 흑색종의 주요 원인인 것으로 생각된다. 반면 UVB는 고에너지 유형의 광선으로 DNA와 단백질에 의해 흡수되고 침투력이 덜하다. UVB는 피부를 붉게 하고 장기적으로 비흑색종 피부암의 주요 기여요인이다. UVB에 피부가 붉게 그을리면 UVB는 흑색종을 촉진할 수도 있다.

또한 UVB는 피부에서 비타민 D의 생성을 자극하는 반응을 촉발하는 유일한 유형의 UV 광선이다. 최근까지 대부분의 자외선 차단제는 UVB 광선만 차단하였으며, 이는 미국과 기타 유럽 국가들에서 흑색종의 증가를 촉진하였을 수도 있다. 그 이유는 피부를 붉게 그을리는 UVB 광선만 차단하는 자외선 차단제를 믿는 사람들이 밖에서 햇빛에 무제한 머무르고 그 사이 깊숙이 침투하는 UVA 광선에 대해서는 보호를 받지 못하기 때문이다. 자외선 차단제를 전혀 바르지 않았다면 사람들은 흑색종 위험을 증가시킬 수 있는 선량의 UVA를 받을 정도로 오래 밖에서 햇빛에 머무를 수 없었을 것이다. 다행히도 연구자들은 이제 '광범위' 자외선 차단제를 개발하였으며, 이는 대부분의 UVA와 거의 모든 UVB 광선을 차단한다(SPF에 따라).

지표면에 도달하는 UV 광선의 양은 몇 가지 요인에 따라 다르다. 그러한 요인의 하나는 손상을 일으키는 태양 UV 광선의 대부분을 흡수하는 성층권 오존층이다. 그러나 오존층이 얼마나 흡수하는지는 연중 어느 시기인지와 기타 자연 현상에 달려 있다. 전체적으로 오존층은 산업 오염 그리고 이제는 금지되었지만 이전에 냉장고와 일부 헤어스프레이 등 소비자용품에 의해 방출된 물질들로 인해 얇아져 있다. 다음과 같은 7가지 주요 요인이 UV 광선이 실제로 얼마나 지구상의 사람에게 도달하는지에 영향을 미친다.

하루 중 시기. UV는 태양이 하늘에서 가장 높은 지점에 있을 때인 정오에 가장 강하다. 이때 UV 광선은 최단 거리로 대기를 통해 지표면에 이르기 때문이다. 반면 이른 아침과 늦은 오후에는 태양 광선이 보다 사각으로 대기를 통과해야 하므로, 그러한 시간에는 UV 강도가 크게 감소하고 이 때문에 이른 아침 또는 늦은 오후 햇빛에서는 비타민 D를 만들기가 매우 어렵다.

연중 시기. 태양의 각도는 계절에 따라 변화한다. 이 때문에 UV 광선의 강도도 변한다. UV 강도는 여름철에 가장 크다.

위도. 태양 광선은 태양이 바로 머리 위에 있고 그 광선이 최단 거리로 지구의 오존층을 통과하는 적도에서 가장 강하다. 그러므로 적도에서는 더 많은

UV 광선이 태양으로부터 지표면에 도달한다. 위도가 높을수록 하늘에서 태양은 낮아지고 UV 광선은 더 많은 오존층을 통해 더 긴 거리로 지표면에 도달한다. 이에 따라 중위도와 고위도에서는 UV 광선이 덜 강하다. 예를 들어 캐나다의 에드먼턴에 사는 사람들은 연중 7개월 동안(9월에서 4월까지) 피부에서 전혀 비타민 D를 만들 수 없다. 뉴욕 사람들은 4개월 동안(11월에서 2월까지) 비타민 D를 만들 수 없다.

고도. UV 광선은 고도가 높을수록 강해지는데, 그 광선을 흡수하는 대기가 더 적기 때문이다. 그러므로 고도가 높을수록 과다노출의 위험이 커진다. 우리가 에드워드 소터(Edward Sauter) 박사와 함께 히말라야산맥의 에베레스트 베이스캠프(고도 5395미터)에서 신체의 비타민 D 생성 능력을 비교한 연구에 따르면 그러한 높은 고도에서는 연중 내내 비타민 D를 생성할 수 있지만 인근의 더 낮은 고도에서는 그렇지 않은 것으로 입증됐다.

기상 상태. 구름이 많을수록 지표면으로 침투할 수 있는 UV 광선은 적어진다. 그러나 UV 광선은 구름층을 침투할 수 있으며, 이 때문에 안개가 끼거나 구름으로 덮인 여름날에도 여전히 피부가 붉게 그을릴 수 있다.

반사. 일부 표면은 UV 광선을 반사하고 그늘진 곳에서도 그 강도를 증가시킨다. 그러한 표면으로는 눈, 모래, 물 등이 있다. 강도가 증가하면 선량은 배가된다.

오염. 로스앤젤레스와 휴스턴 같은 대도시의 사람들에서 인구가 덜 밀집되어 있고 기타로는 깨끗하지만 풍향 패턴이 오염된 공기를 몰고 와 가두는 지역에 사는 사람들까지, 점점 더 많은 수의 사람들이 현지 대기가 오염된 상태에서 살고 있다. 오염은 UV 광선을 걸러낼 수 있기 때문에 광선이 덜 지표면에 도달한다. 이는 비타민 D를 만들기가 연중 대부분 비교적 쉬운 위도의 바로 경계에 있는 두 도시, 즉 로스앤젤레스와 애틀랜타에서 비타민 D 결핍이 지속되고 있는 이유를 설명할 수도 있다.

A는 노화 그리고 B는 붉게 그을리는 것

사람들은 UVA와 UVB를 서로 혼동한다. 노출이 과도할 경우에 UVA는 주름과 같은 조기 노화('A'ging)를, UVB는 피부가 붉게 그을리는 것('B'urning)을 촉진한다고 생각하면 구별에 도움이 된다. 특히 이들 광선에 노출이 심할 경우에 바람, 오염 및 흡연도 피부를 손상시킬 수 있다. 흑색종처럼, 아이러니하게도 많은 베이비붐 세대에서 보게 되는 주름진 피부는 1960년대에 자외선 차단제의 등장으로 인한 결과일 수도 있다. 왜일까? 이러한 초기 자외선 차단제는 UVB 광선(피부를 붉게 그을림)으로부터 사람들을 보호해 햇빛에서 장시간을 보낼 수 있도록 하였으나, 깊숙이 침투하는 UVA를 차단하지는 못했기 때문이다.

당시에는 UVA 광선이 아무 효과도 일으키지 않는 것으로 생각됐다. 그러나 이제 우리는 주름의 원인이 되는 손상을 유발하는 것이 대부분 햇빛의 UVA 광선이란 사실을 안다. 따라서 초기 자외선 차단제는 사용자들에서 나이보다 이른 주름을 촉진하였는데, 그들이 피부가 붉게 그을리지 않은 채 햇빛에서 오랜 시간을 보낼 수 있었기 때문이다. 그러면서 그들은 과도하게 다량의 UVA 광선에 노출되었으며, 그러한 광선은 깊숙이 침투해 그들의 면역계에 추가로 영향을 미쳤다.

UVB에서 활성형 비타민 D까지

UVB 광선이 피부의 표면에 닿을 때 연쇄반응이 시작되는데, 앞서 설명하였 듯이 거기서 7-디히드로콜레스테롤(7-dehydrocholesterol, 또한 provitamin D₃ 또는 7-DHC라고도 함)이 바로 피부의 상층에서 프리비타민 D₃(previtamin D₃) 로 전환된다. 그러면 이 화합물은 급속히 비타민 D₃로 변환되고 비타민 D₃는 피부 세포에서 방출되어 혈류에 들어갈 수 있다. 이러한 비타민 D₃는 콜레칼시 페롤(cholecalciferol)이라고도 하며, 비타민 D₃ 보충제를 위해 면양의 라놀린 (lanolin)에서 합성되는 것과 동일한 유형이다. (나는 곧 비타민 D₃를 D₂와 구분할 것이다.) 비타민 D₃는 여전히 생물학적으로 불활성이고 간이 받아들여 순환형인 25-비타민 D(25-vitamin D, 또한 calcidiol이라고도 함)를 생성해야 비로소 활성 형이 된다.

그러나 잠시. 비타민 D가 간으로 가서 25-비타민 D로 전환되기 전에 그 일 부는 피하 지방(피부 바로 밑의 지방층)에 저장된다. 비타민 D는 지용성이므로 바 로 거기에 겨울철 동안 저장될 수 있고 필요에 따라 방출된다. 곰이 겨울에 동면 하고 봄에서 가을까지 보다 따뜻한 계절에 지방 세포를 보충하듯이, 인간도 햇 빛이 많은 계절에 비타민 D를 비축하고 추운 겨울날들에 지방 세포로부터 인출 하기로 되어 있다.

혈중 25-비타민 D의 반감기는 2~3주이다. 따라서 당신이 한 번 분별 있는 햇빛 노출을 받으 면 아마도 최소 1~2주는 지속시켜 줄 것이다.

앞서 설명하였듯이 비타민 D의 순환형은 그 기능을 수행할 수 있기 전에 또 다른 관문(신장)을 통과해야 한다. 여기서 25-비타민 D는 활성형인 1,25-비타 민 D가 된다. 칼슘 대사 및 뼈 건강의 조절을 담당하는 것이 바로 이 활성형이다. 비타민 D가 충분하지 않으면 칼슘을 사용할 수 없다. 사실 결핍이면 식사 또는 보충제에 함유된 칼슘의 10~15%밖에 흡수하지 못한다. 비타민 D '부족' 이면 식이 칼슘을 30% 이하로 흡수한다. 나는 이들 평가항목을 자세히 정의할 것이나, 요컨대 부족이라는 것은 엄밀히 말해 결핍은 아니지만 여전히 인체의 완전한 요구량을 충족시키지 못하고 있다는 의미이다.

신체가 칼슘을 흡수하는 능력은 모든 사람에게 중요하며, 특히 포사맥스(Fosamax, alendronate), 악토넬(Actonel, risedronate), 보니바(Boniva, ibandronate), 리클라스트(Reclast, zoledronic acid), 또는 포르테오(Forteo, teriparatide)와 같이 뼈를 건강하게 하는 약물을 복용하는 사람들에게 그렇다. 환자들은 흔히 약물 치료와 더불어 칼슘을 복용하라는 지시를 받으나, 충분한 비타민 D 섭취에 대해 주지시키지 않는 의사들이 있다. 비타민 D를 이용할 수 없으면 섭취하는 칼슘의 유용성은 떨어진다. 그러면 칼슘은 신체와 그것이 부족한 뼈에 이용될 수가 없다. 제9장에서 나는 칼슘 연관성과 뼈 건강에 대해 자세히 살펴보고 비타민 D와 칼슘이 어떻게 협력해 시너지 효과를 발휘하는지 설명할 것이다.

비타민 D 상태에 대한 유일한 검사

이 모든 서로 다른 유형의 비타민 D를 고려한다면, 사람에서 검사해야 할 최선의 유형은 활성형일 거라고 생각하지 않는가? 그렇지 않다.

비타민 D 상태를 정확히 측정하려면 활성형 비타민 D, 혹은 피부 세포에서 간으로 이동하는, 생물학적으로 불활성인 유형의 혈중 수치를 사용해서는 안 된다. 순환형(25-비타민 D)이 가장 중요한 비타민 D 측정 수치이다. 이것이 내 분야에서 나와 모든 전문가가 의사들에게 환자들의 비타민 D 상태를 확인하기 위해 측정하라고 권장하는 유형이다. 실험실 보고서에는 '혈청 25(OH)D'라고 적혀 있을 수 있는데, 이것이 맞는 유형이다. 의사들은 그 차이를 점점 더 알아가고 있으나, 의사들의 20% 이상이 여전히 잘못된 검사를 지시한다.

비타민 D_2 대 비타민 D_3: 차이는 무엇인가?

나는 이러한 질문을 많이 받는다. 그리고 많은 사람이 비타민 D_2는 아무것도 하지 않고 가장 중요한 것은 비타민 D_3라고 생각한다는 점을 알고도 놀라지 않는다. 나의 실험실과 기타 실험실들이 최근에 이와 같은 미신을 잠재웠다.

피부에서 만들어지는 비타민 D는 비타민 D_3이다. 효모로부터 만들어지고 60년 이상 식품 강화와 보충제에 쓰여 온 비타민 D_2는 25-비타민 D 수치의 유지에 비타민 D_3보다 덜 효과적인 것으로 비난받아 왔다. 전문적이지 못한 언론이 사람들은 비타민 D 보충제에 대해 주의해야 하고 비타민 D_2가 아니라 비타민 D_3를 복용하도록 해야 한다는 생각을 심어왔다. 2008년 나는 건강한 젊은 성인 및 중년 성인이 1,000IU의 비타민 D_2를 섭취하면 1,000IU의 비타민 D_3를 섭취하는 건강한 성인과 동일한 정도로 25-비타민 D의 혈중 수치가 증가한다고 보고했다.

비타민 D_2가 비타민 D_3의 파괴를 증진시키지 않는다는 점을 확인하기 위해 나는 500IU의 비타민 D_2와 500IU의 비타민 D_3를 동일한 캡슐로 투여 받는 그룹을 포함시키도록 연구를 설계했다. 나의 연구팀과 나는 25-비타민 D의 혈중 수치가 10ng/mL 증가하고 1,000IU의 비타민 D_2 또는 1,000IU의 비타민 D_3를 섭취할 경우에 성취되는 수치와 대등하다는 사실을 관찰했다. 다시 말해 나는 비타민 D_2가 비타민 D_3만큼 효과적이라는 사실을 입증하였고 이 뿌리 깊은 미신을 잠재웠다. 그 이래 기타 실험실들도 소아에서 이러한 연구 결과를 확인했다.

보충제의 비타민 D_3는 동물 공급원(lanolin)에서 유래하기 때문에 채식주의자들은 흔히 보충제를 피하거나 비타민 D_2는 만족스럽지 않다고 생각한다. 일부 검사는 두 종류의 비타민 D를 '25(OH)D_2' 및 '25(OH)D_3'와 같이 보고한다. 괜찮다. 그저 총 25(OH)D만 알면 된다.

오늘날 판매되는 대부분의 보충제는 비타민 D_3이나, 비타민 D_2로부터 공급받아도 아무런 해가 없고 비타민 D_2는 보충제에 동물 공급원이 함유되기를 원하지 않는 채식주의자들에게 이상적인 대안이다. 고용량의 처방 비타민 D(무려 투여 당 5만IU)로 중증 비타민 D 결핍을 치료받는 환자들은 비타민 D_2를 투여받으며, 이는 의사들이 그러한 용량으로 비타민 D 결핍을 예방하고 치료하기 위해 사용할 수 있는 유일의 FDA 승인 비타민 D이고 효과도 우수하다. 나는 환자들에게 이러한 양의 비타민 D를 최대 6년 동안 투여했는데도 독성이 없었다(이에 대한 자세한 내용은 제10장을 참조한다).

결핍이란 어느 수준인가?

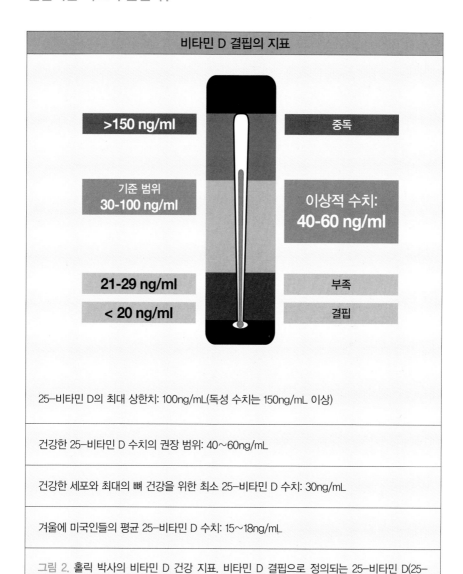

비타민 D 결핍의 지표

>150 ng/ml

중독

기준 범위
30-100 ng/ml

이상적 수치:
40-60 ng/ml

21-29 ng/ml

부족

< 20 ng/ml

결핍

25–비타민 D의 최대 상한치: 100ng/mL(독성 수치는 150ng/mL 이상)

건강한 25–비타민 D 수치의 권장 범위: 40~60ng/mL

건강한 세포와 최대의 뼈 건강을 위한 최소 25–비타민 D 수치: 30ng/mL

겨울에 미국인들의 평균 25–비타민 D 수치: 15~18ng/mL

그림 2. 홀릭 박사의 비타민 D 건강 지표. 비타민 D 결핍으로 정의되는 25–비타민 D(25-hydroxyvitamin D)의 수치(<20ng/mL); 비타민 D 부족(21~29ng/mL); 비타민 D 충분(30~100ng/mL); 그리고 수치가 >150ng/mL일 때까지 관찰되지 않는 비타민 D 독성. 25–비타민 D의 이상적인 범위는 40~60ng/mL이다.

광범위한 나의 연구들은 비타민 D 결핍의 의미를 다시 정의하는 데 도움이 됐다. 1998년 내 논문의 하나가 〈랜싯(Lancet)〉에 발표되기 전에 비타민 D 결핍은 25-비타민 D의 수치가 10ng/mL 이하인 것으로 정의됐다. 그러나 나는 부갑상선 호르몬의 수치가 건강에 해로운 수준으로 상승하는 것을 방지하기 위해서는 혈중 수치가 그 2배(20ng/mL)는 되어야 한다는 사실을 입증했다. 나와 크레이턴대학의 로버트 히니(Robert Heaney) 박사 등 동료들은 섭취하는 비타민 D 100IU 당 25-비타민 D의 혈중 수치는 1ng/mL씩 올라간다는 사실을 증명했다. 그것이 정말로 무엇을 의미하는지에 대해서는 걱정하지 말라. 중요한 점은 이러한 관찰에 기초해 이제 국제 사회가 비타민 D 결핍을 25-비타민 D의 수치가 20ng/mL 이하인 것으로 정의한다는 사실이다. 비타민 D '부족'은 21에서 29ng/mL 사이이다. 이상적으로는 25-비타민 D의 수치가 최소 30ng/mL은 되어야 하며, 100ng/mL은 안전하다.

분명히 밝히지만 당신은 "이 알약을 하루에 한 번 복용하면 25-비타민 D의 수치가 40ng/mL으로 올라갈 것이다"고 말하는 비타민 D 보충제는 보지 못할 것이다. 그리고 당신이 햇빛을 충분히 받아 당신의 비타민 D 공급량을 올렸어도 태양은 계속해서 빛난다. 그렇다면 당신이 얼마나 많이 받고 있는지 그리고 그 모든 것이 어떻게 체내에서 충분한 수치로 전환되는지를 어찌 아는가?

이때 바로 나의 3단계 전략이 요구되며, 나는 제2부에서 단계별로 당신을 인도할 것이다. 그러나 먼저 아마도 여전히 당신의 머리를 긁적이게 할 비타민 D에 대한 몇몇 흔한 오해를 푸는 것이 필수적이다.

25-비타민 D의 수치는 비타민 D 상태의 지표이고 식사, 보충제 및 햇빛 비타민 D 공급원의 총합이다. 검사에 대한 자세한 내용은 제7장을 참조한다.

얼마나 많이가 너무 많은 것인가?

1987년에서 1991년 사이 보스턴 지역에서 무려 4만4,000가구가 비타민 D '중독,' 즉 과다 투여 위험에 처했다. 주범은 유제품 업체의 한 부주의한 직원이 지나치게 강화한 가정배달 우유였다(쿼트[약 0.95리터] 당 400IU의 비타민 D 대신 쿼트 당 최대 25만IU가 함유됐다). 최초 부작용 환자들로는 혈중 칼슘 및 인산염을 증가시키고 혈관과 신장을 석회화할 수 있는 비타민 D 중독으로 인해 사망한 76세 여성, 신부전을 일으킨 어린 아이 등이 있었으며, 우리는 이들 사례를 〈뉴잉글랜드의학저널(NEJM)〉에 보고했다. 나는 사태 발생의 근원을 밝히고 오염된 우유의 배급을 중단시키도록 도왔다. 그러한 경험으로 나는 우유와 영아용 조제분유를 살펴보는 연구를 실시해 동시에 〈뉴잉글랜드의학저널(NEJM)〉에 발표했다. 우유는 라벨에 설명된 양의 비타민 D를 함유하는 경우가 드무나, 대부분의 경우에 과다 강화되어 있지도 않다(과소 강화되어 있다). 그 때문에 나는 결론적으로 강화 과정의 모니터링을 개선해야 한다고 지적했다. (반면 우리는 영아용 조제분유가 최소한 라벨에 설명된 양의 비타민 D를 함유한다는 사실을 발견했다.)

비타민 D 과다 투여의 이례적인 사례를 하나 더 예로 들어 보겠다. 1990년대 중반 어느 날 아침 7시에 나는 전화를 받았는데, 격분한 한 플로리다 변호사가 자신에게 비타민 D 보충제를 복용하라고 제안해 자신의 건강을 망쳤다고 나를 비난하는 소리를 들었다.

"홀릭 박사 맞아요?"라고 그가 말했다.

"아니요." (나는 그 시간에 변호사와 얘기하는 데 관심이 없었다. 누구든?)

"글쎄, 이렇게 이른 아침에 거기에 있을 사람이라면 오직 홀릭 박사 당신일 텐데요. 난 당신을 고소하겠소."

"왜지요?" (이제 난 관심이 생겼다.)

"왜냐하면 난 당신의 조언에 따라 인터넷을 검색해 비타민 D를 구입했는데, 이제 비타민 D 중독으로 응급실에 실려 왔으니까요."

나는 그가 전화해 소송으로 위협할 사람들의 목록에서 꼭대기에 있음이 분명했다. 이 불쌍한 친구와의 전화를 끊고 내 변호사에게 전화하는 대신, 나는 검사해볼 수 있도록 그가 복용한 비타민 D를 내게 보내달라고 친절하게 요청했다. 나는 그가 복용하고 있다고 생각하는 양으로 비타민 D 중독이 될 수 있다는 점을 믿기 어려웠다.

아니나 다를까 회사가 제품을 희석하는 것을 잊었다. 그가 분말 형으로 복용하고 있던 1일 2티스푼은 건강에 유익한 1일 2,000IU를 공급하지 않았다. 그는 1일 100만IU를 복용하고 있었는데, 비타민 D 중독을 유발할 정도로 많은 양이다. 그는 결국 나를 고소하지 않았고, 대신 비타민 D 중독에서 회복하는 방법에 관해 나의 조언을 요청했다. 그런 다음 그는 보충제 회사를 고소하였으며, 그 회사는 곧 문을 닫았다.

햇빛은 신체가 만드는 여분의 비타민 D를 파괴하므로 결코 햇빛 노출로 비타민 D 중독이 될 수는 없다. 보충제로부터 잠재적인 독성에 대해 우려하기 시작하려면 하루에 1만IU 이상의 비타민 D를 최소 반년 동안 섭취해야 할 것이다. 독성의 증상으로는 구역, 구토, 식욕상실, 변비, 배뇨 빈도 증가, 갈증 증가, 방향감 장애, 체중 감소 등이 있다.

이와 같은 두 사례에도 불구하고 비타민 D 중독은 매우 드물다. 그리고 내가 계속 사람들에게 말하는 것은 햇빛 노출을 통한 비타민 D의 과다 투여는 절대로 불가능하다는 점이다. 놀랍지 않은 일이지만 인체에는 필요로 하는 양을 조절하는 방법이 있어 결코 여분의 비타민 D가 혈류에서 순환하지 않는다. 수영복을 입은 채 24시간 후 옅은 분홍색이 될 정도로 오래 햇빛에 노출시킨다면, 그 정도가 비타민 D를 1만5,000에서 2만IU 사이로 복용하는 것과 맞먹는다. 백인 성인인 경우에 그 정도는 6월 정오에 약 10~15분 동안 케이프코드 해변에서 햇빛에 노출시키는 것에 상당할 것이다. 신체는 어느 연령에서든 비타민 D를 만드는 능력이 대단하다. 나이가 들면 피부에서 비타민 D를 만드는 역할을 하는 프로비타민 D 분자의 수치가 감소하지만, 신체는 여전히 충분한 양의 햇빛으로 충분한 비타민 D를 만드는 성분들을 충분히 보유하고 있고 90살이라도 그렇다.

찬성이 '반대'를 능가한다

2002년 UV 광선 및 건강과 관련한 발표는 대단한 주목을 끌었다. 연방정부의 국립독성학프로그램(NTP)은 자외선을 소위 '확정된 인체발암물질(known human carcinogens)'의 목록에 추가하였다고 발표했다. 이 조치만큼이나 불행한 것은 미국 보건부의 한 기관이 취한 것으로, 이는 햇빛 및 건강과 관련해 만연해 있는 오해를 완벽히 압축하고 있다.

UV 광선이 발암물질이라고 하는 포괄적인 성명은 혼란스럽다. 내 친구가 말했듯이 UV 광선이 암을 유발해 피해야 한다고 말하는 것은 물이 익사를 유발하므로 물을 마셔서는 안 된다고 말하는 것과 마찬가지이다. 그저 노출이 아니라 '과다노출'이 문제라고 말하지 않은 채 광선을 발암물질의 목록에 싣는 조치는 오도하는 것이다. 너무 많은 식이 지방, 너무 많은 소금 등 무엇이든 너무 많은 것이 문제일 수 있다. 적당함과 과다 사이에는 엄청난 차이가 있다. 우리가 식사에서 약간의 지방 및 소금을 필요로 하듯이 약간의 햇빛도 필요하다.

발암물질에 관한 정부 보고서에서 일부 보다 작은 활자를 읽어보면 흥미로운 점은 안전성 수준에 대한 평가항목을 정의하는 수치를 제시하지 않는다는 것이다. 보고서는 "본 보고서에 물질의 등재는…그러한 물질이 일상생활에서 개인에게 발암 위험을 제기한다는 사실을 입증하지 않는다"고 기술한다.

내 견해로는 이와 같은 중요한 정보를 배제하면 발암물질의 목록은 무의미하다. 상황은 1980년대에 인공 감미료인 사카린이 국립독성학프로그램의 발암물질 보고서에 실렸을 때와 비슷하다. 소다 캔 라벨에 본 제품은 실험실 동물에서 암을 유발하는 것으로 나타났다고 설명되어 있던 경고문을 기억하는가? 사카린은 2002년 그러한 목록에서 제거되었는데, 실험실 동물에서조차 암의 유발에 필요한 양이 비현실적으로 많았기 때문이다(쥐 당 다이어트 소다 800캔!).

또한 발암물질은 자연의 도처에 존재한다는 사실을 기억하는 것도 중요하다. 두렵게 들릴지 모르겠지만, 수돗물(chloroform), 곡물 식품(ethylene dibromide), 베이컨과 기타 가공육(nitrosamines), 피넛 버터(aflatoxin), 흑겨자(brown mustard, allyl isothiocyanate), 바질(basil, estragole), 버섯(hydrazines), 맥주와 포도주(ethyl alcohol), 방금 지적하였듯이 일부 다이어트 소다(saccharin) 등 대부분의 식품과 음료에 알려진 발암물질이 있다. 미국건강과학위원회(ACSH)가 당신이 모든 발암물질로부터 자유로울 가능성에 대해 기술하는 바는 다음과 같다: "아무 인간 식사도 자연적으로 발생하는 모든 발암물질 또는 독성물질로부터 자유로울 수 없다. 실제로 자연적으로 발생하거나 요리 중 또는 미생물 분해에 의해 생성되는 어느 정도의 해로운 화학물질이 함유되지 않은 식품을 찾아보기란 어렵다."

내가 지적하는 점은 발암물질이 우리가 생존하기 위해 필요로 하는 천연 물질을 포함해 도처에 있다는 것이다. 어떤 것이 천연이라고 해서 그것을 무한정 섭취해도 건강에 부정적인 결과를 겪지 않는다는 의미는 아니다. 설탕, 소금, 그리고 심지어 물과 산소도 모두 과다하게 섭취하면 위험하다. UV 광선이 목록에 실렸을 때 발암물질에 관한 제10차 보고서가 받은 주목에도 불구하고, 그러한 등재는 햇빛 과다노출이 피부암 위험을 증가시킬 수 있다는 의미에 불과하다. 이러한 사실을 부인할 사람은 주위에 거의 없다. 그러나 UVB와 건강을 같은 맥락에서 보기 어려운 사람도 못지않게 많다.

진실

우리가 어떻게 인류 역사에서 태양을 숭배가 아니라 공포의 대상으로 여기는 시점에 이르게 되었는가? 간단한 대답은 햇빛 노출에서 건강에 해로운 유일의 주요 단점(비흑색종 피부암)을 강조하면 수십억 달러를 벌지만 건강에 유익한 햇빛의 많은 효과를 홍보해서는 그리 많은 돈을 벌지 못한다는 사실에 있다.

다양한 질환의 치료에 인기가 있었고 성공적으로 쓰였던 햇빛의 쇠퇴는 먼저 주요 의학적 혁신에 의해 촉진됐다. 그러한 쇠퇴는 1928년 페니실린의 발견과 함께 시작됐다. 이 약물과 기타 특효약들의 성공은 약리학 시대의 시작을 예고하였고 수많은 생명을 구했다. 그러나 또한 그러한 성공은 일광요법과 광생물학 같은 학문의 퇴색을 촉진하였는데, 이들 학문은 비교 상 예스럽고 진부한 것처럼 보였다. 머지않아 사람들의 생각은 일제히 합성 약물이 대자연이 제공하는 그 무엇보다도 인간이 일으키는 대부분의 질환을 예방하고 치유하는 데 훨씬 더 효과적이라는 쪽으로 바뀌었다(오늘날에도 대부분 만연해 있는 믿음이다).

의학계에서는 오래 전부터 햇빛의 모든 유익한 효과에도 불구하고 햇빛 노출이 건강에 해로운 단점은 비흑색종 피부암이란 사실을 알고 있었다. 1920년대에 유럽의 농부들이 햇빛에 가장 많이 노출되는 부위(귀, 얼굴, 코와 손등)에서 피부암을 일으킨다는 사실이 알려졌다.

1937년 뉴욕대학의 지그문트 펠러(Sigismund Peller) 박사는 〈미국의과학저널(AJMS)〉에 발표한 보고서에서 UV 광선이 양성의 치료 가능한 피부암을 유발하긴 하지만, 어떻게 보다 악성인 암의 발생을 예방할 수 있는지를 이론화했다. 펠러 박사의 일반인구 대상 연구는 직업 때문에 햇빛에서 보내는 시간으로 유명한 사람들의 집단, 즉 미국 해군을 대상으로 했다. 연령을 매칭시킨 대조군에 비해 미국 해군에서 피부암의 발생률은 8배 높았지만, 기타 암으로 인한 사망의 총 숫자는 민간인 집단에서보다 60% '적었다.' 그리고 1941년 〈암저널(JC)〉의 창간호는 이 문제를 아주 균형 있는 시각에서 바라보았는데, 비흑색종 피부암 위험의 증가는 전립선암, 유방암 및 결장암 위험의 '감소'에 대해 치러야 하는 대가의 하나라고 지적했다. 이와 같은 연구들은 나중에 반복되어, 동일한 결론을 확인했다. 1970년대와 1980년대에 10년에 걸쳐 다시 해군 요원을 살펴본 연구에서도 동일한 패턴이 밝혀졌다. 야외에서 일하는 보직을 가진 사람들은 흑색종의 발병률이 가장 낮았다. 반면 거의 실내에서 일하는 보직을 가진 사람들은 흑색종의 발병률이 가장 높았다.

불행히도 지난 사반세기에 햇빛과 피부암 사이의 관계에 균형이 깨졌다. 주범은 제약업계의 화장품 사업과 내 생각에 일부 무지한 피부과 의사들이다. 1960년대와 1970년대에 레저 문화가 확대되고 사람들이 야외에서 더 많은 시간을 보내면서, '코스메슈티컬(cosmeceutical, 약리 화장품)' 업계는 피부가 햇볕에 붉게 그을리는 것을 방지하는 크림을 개발해 사용자에게 그릇된 안도감을 심어주고 과도한 햇빛 노출을 조장했다.

피부가 햇볕에 붉어지지 않도록 하는 제품은 제조사들에게 엄청난 돈을 벌어주기 시작했다. 이들 제품은 초기에 위와 같은 목적으로 출시되었지만, 곧 약삭빠르게 피부암을 방지하기 위해 시판되고 있었다. 현대의 자외선 차단제는 피부암의 예방에 중요한 역할을 하며, 사람들은 소금, 설탕과 지방을 얼마나 먹고 알코올을 얼마나 마시는지에 유의하는 것과 동일한 방식으로 햇빛 노출을 조절해야 한다. 그러나 코스메슈티컬 업계가 후원한 교묘하고도 공격적인 '교육' 캠페인은 우리의 건강에 해로운 햇빛 반대 히스테리를 초래했는데, 무방비 햇빛 노출은 전혀 받지 않는 것이 분별 있거나 건강에 중요하다고 설득함으로써 사람들을 햇빛공포증에 빠뜨렸기 때문이다.

당신에게 햇빛의 위험을 설득하는 햇빛 반대 홍보는 너무나 필사적이라(그래서 당신은 연중 내내 그 제품을 구매할 것이다) 그 판매 대리인은 당신에게 보스턴에서 2월이고 당신이 점심시간에 코너 가게로 걸어가 우유 한 통을 사거나 바깥에서 앉아 있을 계획이라면 자외선 차단제를 발라야 한다고 시치미를 떼고 말할 것이다. 이와 같은 메시지는 최근에 극단으로 치달아 뉴욕시의 한 피부과 의사는 인기 있는 한 아침 TV 방송에 출연해 형광등도 피부를 손상시키고 암을 유발할 수 있기 때문에 실내에서조차 자외선 차단제를 발라야 한다고 제안했다. 이는 생각이 잘못된 것이고 불필요한 우려를 자아내는 말이다. 2월의 가장 화창한 날이라도 뉴잉글랜드, 뉴욕 혹은 샌프란시스코에서는 피부암 위험을 현저히 증가시킬 정도로 햇빛이 강하지 않다. 그렇기는 해도 그러한 햇빛에는 여전히 UVA 광선이 많아 피부의 탄력성과 면역계를 손상시킬 수 있다.

위와 같은 경우는 햇빛 반대 홍보가 사람들을 경고하기 위해 전달하는 부정확한 정보의 한 예에 불과하다. 그렇게 함으로써 그러한 홍보는 사람들에게 연중 내내 실내와 실외에서 자사의 제품과 서비스가 필요하다고 설득한다.

코스메슈티컬 업계가 두려움을 조장하는 전술은 대부분의 피부과 의사들에 의해 이용되었다. 이들은 협력해 사람들에게 잔뜩 겁을 주고 있다(즉 사람들에게 겁을 주어 일광을 피하도록 하고 있다). 피부암의 위험을 전후 맥락을 고려해 이해하자면, 일부 통계 자료를 살펴볼 가치가 있다. 장기적인 햇빛 노출로 유발될 수 있는 비흑색종 피부암의 경우에 사망률은 매우 낮다. 비흑색종 피부암을 일으키는 사람들의 0.5% 이하가 사망하며, 미국에서는 한해에 1,200명이 이 암으로 목숨을 잃는다. 이를 규칙적인 햇빛 노출로 예방할 수 있는 질환들과 비교해 보라.

가장 흔한 유형의 암 가운데 규칙적인 햇빛 노출로 예방할 수 있는 결장암과 유방암은 사망률이 20~65%이고 연간 거의 10만 명의 미국인이 이 암으로 사망한다. 규칙적인 햇빛 노출로 완화시킬 수 있는 골 질환인 골다공증은 유행병으로 2,500만 명의 미국인이 앓고 있다. 매년 골다공증이 있는 미국인 150만 명이 골절을 일으키는데, 이러한 골절은 노인일 경우에 치명적일 수 있다. 그 중 30만 명이 고관절 골절 환자이며, 이들 환자의 20%(6만 명)는 그러한 골절 후 첫해 이내에 사망하게 된다. 정서적 및 심리적 대가는 말할 것도 없고 비타민 D 결핍과 관련된 질환 및 손상의 치료에 드는 금전 비용을 생각하면, 나는 이 모든 데이터에 대해 계속 말해줘야 한다는 의욕이 지펴진다.

UV 노출 부족 때문에 매년 약 5만~7만 명의 미국인이 이른 나이에 사망한다. 이에 비해 미국에서 9,000~1만 명이 피부암으로 인해 사망하는데, 피부암은 예방 가능하고 조기에 발견하면 치료할 수 있다.

드물기는 하지만 흑색종은 지금까지 가장 위험한 유형의 피부암이며, 치료하지 않고 놔두면 흔히 치명적이다. 전체 피부암 사망 건수의 80%는 이 유형의 암에 기인한다. 그러나 (이 점이 중요하다) 적당한 햇빛 노출이 흑색종을 유발한다는 믿을 만한 과학적 증거는 없다. 제8장에서 나는 햇빛 노출과 피부암 간의 관계를 둘러싼 혼란을 해소할 것인데, 그러한 혼란은 미디어가 해결할 수 없을 듯하고 햇빛 반대 홍보는 그런 상태를 유지하는 데 기득권을 가지고 있다.

또한 햇빛 반대 홍보는 주름이 생기는 것에 대한 사람들의 두려움(젊어지는 것에 집착하는 우리 문화에서 점증하는 우려)을 이용한다. 햇빛 노출이 피부의 조기 노화를 일으키는 것은 사실이나, 주름을 최소화하면서 햇빛 노출의 유익한 효과를 활용하는 것이 가능하다.

그러면 왜 아무도 햇빛 반대 홍보에 맞서서 "이봐요, 잠깐만요. 계속 당신은 햇빛 노출의 위험만 과장하고 인간이 살기 위해 햇빛을 필요로 한다는 사실은 무시하고 있어요"라고 말하지 않는가? 하지만 난 그러고 있다. 문제는 누군가 햇빛 노출이 피부암과 주름을 유발할 뿐이라는 햇빛 반대 연합의 강령에 이의를 제기할 때마다(대개 햇빛과 질환 예방 사이의 긍정적인 연관성을 입증하는 새 연구를 발표함으로써), 이러한 뉴스는 햇빛 노출의 위험과 관련해 자금을 넉넉히 지원받아 나온 또 다른 일련의 허위 정보에 묻혀버린다. 이 책의 끝에 실린 참고 문헌에는 햇빛에서 얻는 비타민 D와 많은 건강 분야 사이의 유익한 연관성을 보여주는 많은 연구가 열거되어 있다.

햇빛 홍보는 없기 때문에 진상을 가려내기는 어렵다. 요컨대 햇빛은 무료이므로 그 장점을 극찬한다고 해도 그리 돈이 되지 않는다. 전반적인 건강에 UV 광선이 중요하다는 점을 홍보하기 위해서는 많은 노력을 기울여야 하는 것은 분명하다. 이 책은 우리의 삶에서 햇빛의 역할에 대한 대중의 인식을 변화시키는 데 도움이 될 것이다. 분명히 나는 당신이 햇빛과 인간 복지 간의 관계에 대해 보다 사실에 입각한 결정을 내리는 데 이 책이 도움이 되기를 바란다. UVB 광선과 건강 간의 유익한 관계를 다룬 학술 논문이 점점 더 많이 발표되고 있다. 급기야 과거에 나의 조언을 비난했지만 내가 애정을 가진 바로 그 단체인 미국 피부과학회(AAD)조차도 세계에서 가장 권위 있는 대학들에서 반론의 여지가 없는 논문이 수많이 나오자 입장을 누그러뜨릴 징조를 보이고 있다.

내가 이 페이지를 쓰던 날에도 흑인 십대들의 절반을 포함해 미국 십대들이 7명 중 1명꼴로 비타민 D 결핍이라고 밝힌 또 다른 연구가 나왔다. 과체중인 십대들은 건강한 체중의 십대들에 비해 결핍일 가능성이 2배이고 소녀들의 위험은 소년들에 비해 2배이다. 이는 심각한 통계 자료이며, 특히 증가하는 비만 유행을 놓고 볼 때 그렇다. 비만과 비타민 D 결핍 사이의 연관성은 문제를 심화시키는데, 비만인 사람들은 비타민 D의 수치를 끌어올리기가 보다 어렵기 때문이다.

어떤 종류의 피부를 지니고 있는지, 어디에 사는지, 그리고 연중 어느 시기인지에 따라, 충분한 수치의 비타민 D를 유지하기 위해 필요한 햇빛 노출의 양은 다양하다. 과도한 햇빛 노출에는 일부 단점이 있다는 것은 사실이며, 이에 대해서는 나중의 장들에서 깊이 있게 살펴본다. 그러나 알게 되겠지만 햇빛 노출의 단점은 그 건강 효과에 비하면 무색해진다.

비유를 통해 햇빛에 대한 찬반양론을 균형 있는 시각으로 바라보도록 하자. 운동은 장단점이 모두 있는 어떤 것의 또 다른 예이지만 전반적으로 사람에게 좋다. 모두가 운동이 좋다는 점은 안다. 운동은 다양한 만성 질환을 예방하고 외양과 건강을 향상시킨다. 그러나 운동을 너무 많이 하거나 특정 위험요인을 소인으로 지니고 있으면(편평족 혹은 백핸드 결함), 아킬레스 건염(Achilles tendonitis) 또는 외측 상과염(lateral epicondylitis, '테니스 엘보')과 같은 과다사용 질환을 일으킬 수 있다. 매년 사람들은 러닝이나 웨이트 리프팅을 하다가 심장발작으로 사망한다. 그렇다고 자존심 있는 의사들 가운데 운동이 건강에 해롭다는 입장을 취할 의사는 아무도 없을 것이다. 대부분의 의사는 운동할 때 일부 주의사항을 지키라고 말해줄 것이나, 아무도 운동하지 말라고 조언하지는 않을 것이다.

햇빛 노출도 마찬가지이다. 햇빛은 건강에 해롭지 않다. 주의사항을 지켜야 하기는 하지만 규칙적이고 적당한 양의 비보호 햇빛 노출은 좋은 건강에 절대적으로 필요하며, 이 책을 읽어가면서 이를 깨닫게 될 것이다.

제3장

다부진 몸

비타민 D가 근육 및 뼈 건강에 미치는 마술

　노인을 생각할 때에는 '노쇠'와 '쇠약'이란 말을 떠올릴지도 모른다. 처지고 쪼글쪼글한 피부, 성긴 머리칼, 그리고 카랑카랑한 목소리를 한 비틀거리는 여성 혹은 지팡이를 잡고 등이 굽은 남성을 상상할지도 모른다. 안 떠오르는 모습은 탄탄한 근육을 자랑하고 체력이 있어 보이는 자세가 잘 잡힌 사람이다. 이러한 사람이 한때 운동선수의 체격 혹은 모델의 자세를 한 적이 있다면, 그것은 오래된 사진에서나 뚜렷하다. 근육량이 노화 과정에서 하는 역할에 대해, 그리고 근육이 어떻게 뼈와 협력하여 기민성, 튼튼한 신체와 무엇보다도 젊음을 유지하는지에 대해 생각하는 사람은 거의 없다.

　보통의 미국인은 25세 이후 매년 체중이 1파운드(약 0.45킬로그램)씩 느는 반면, 근육은 1/3 또는 1/2파운드씩 준다. 근육량 1파운드에서 몇 분의 일은 매우 적어보일지도 모르지만, 실제로 합쳐지면 상당한 양이 된다(매년 약 1~2%의 근력 소실에 해당한다). 근력은 보통 20세와 30세 사이에 정점에 이른 다음 점차 감소해, 대다수의 사람이 70세가 되면 전반적인 근력 중 30% 소실을 경험한다. 물론 사람이 운동과 특히 근력 훈련을 통해 근육량을 유지하고 계속해서 만들려고 부지런히 노력한다면 이러한 소실을 부분적으로 벌충할 수 있다. 그러나 많은 사람의 경우에 나이가 들면 근육량을 유지하려는 의욕을 꺾을 수 있는 독특한 상황 및 신체 상태가 결합되어 나타난다. 그래서 쇠퇴가 계속되며, 이러한 근력 소실에 따라 일상 활동이 더 어려워지고 몸을 지치게 하기 때문에 우리의 활동은 한층 더 떨어진다. 이 모두가 근육 소실을 가중시키고 전반적인 쇠약을 확대한다.

> 근력 훈련이 피트니스 분야에서 그렇게 많은 관심을 받는 이유는 제지방 근육량을 지지하고 근육량, 근력과 뼈 건강을 향상시키는 데 도움이 될 수 있기 때문이다. 웨이트 리프팅을 할 때 동원되는 근육은 뼈에 압력을 가해 뼈를 더 강하게 만든다. 사실 최근의 연구들에 따르면 골밀도의 감소가 콜레스테롤 수치보다 죽상경화증(동맥경화)으로 인한 사망에 대해 더 나은 예측인자일 수 있다고 한다. 기타 효과도 있다. 근력 훈련은 효과적인 항우울제이고 수면의 질도 향상시킬 수 있다.

우리는 대개 근육 소실로 인해 사람들이 생활을 잃거나 사망한다는 얘기를 듣지는 않는다. 그러나 우리는 특히 폐경 후의 여성들과 관련해 골 소실과 골다공증에 대한 얘기를 많이 듣는다. 제약사들은 골다공증약을 직접 소비자들에게 시판하기 시작해, 여성이 골밀도를 유지하고 심지어 골 소실을 되돌리도록 도우리란 희망을 불러일으켰다. 두 가지 사실을 지적하자: (1) 공격적으로 시판되는 이들 약물의 하나는 고관절 골절 위험에 아무런 영향을 주지 못하고 척추 골절만 감소시키는데, 척추 골절은 생명을 위협하는 면이 고관절 골절보다 훨씬 덜하다; (2) 이들 약물을 복용하는 여성의 절반 이상(58%)이 비타민 D 결핍 또는 부족인 것으로 나타났다. 우리는 충분한 수치의 칼슘과 비타민 D를 통해 고관절 골절 가능성을 현저히 감소시킬 수 있다.

앞서 나는 구루병, 골연화증과 골다공증 같은 골 질환 그리고 이들과 비타민 D의 연관성을 언급했다. 이들 질환을 좀 더 자세히 살펴본 다음 근육 건강으로 되돌아가도록 하자. 그러면 당신은 비타민 D가 신체의 근골격 구조에 얼마나 중요한지 그리고 당신 나름의 '노인' 모습이 어떻게 전부 비타민 D 수치의 유지와 관련이 있는지 알게 될 것이다.

성장하면서 뼈 만들기

뼈를 생각하면 흔히 고고학적 발굴 혹은 공동묘지 장면이 떠오른다. 하지만 뼈는 계속 분해되고 다시 만들어지는 물질들로 구성된 생명체이다. 이러한 과정은 골 재형성(bone remodeling)으로 알려져 있다.

매년 골격의 20~40%가 새로워진다. 소아의 신체는 기존 뼈를 분해하는 것보다 더 빨리 새 뼈를 만들며, 이에 따라 골량이 증가한다. 사람들은 20대에 골량이 정점에 이른다. 그러나 30대 후반에 신체는 뼈를 만드는 것보다 더 많이 분해하기 시작한다. 이러한 감소는 경미해, 정상적인 골 소실은 매년 약 0.3~0.5%에 불과하다. 이와 같은 느린 소실의 결과로 골격은 덜 치밀해지고 보다 취약해진다. 이러한 과정은 나이가 들면서 가속화된다. 폐경 후에 여성은 매년 2~4%의 속도로 골밀도를 잃는다. 남성은 60세 이후 1~2%를 잃는다.

뼈의 건강을 유지하려 하면 목표는 젊을 때 골량을 만들고 골 재형성이 정점에 이르는 나이를 지날 때 골량을 유지하는 것이어야 한다는 점은 말할 필요도 없다. 이렇게 하면 아마 생애 늦게 뼈에 문제를 일으키지 않을 것이다. 그러나 젊을 때 골량을 만들지 않고 골 재형성이 정점에 이르는 나이 이후 과도한 속도로 골량을 잃으면 뼈가 보다 구멍이 많아지고 취약해질 수 있으며(골다공증, 무통 질환), 이는 뼈가 보다 쉽게 부러질 수 있다는 의미이다. 골 재형성 과정 자체가 저하되면 지속적인 통증 같은 증상과 골 변형을 일으킬 수 있다(골연화증 또는 구루병).

어떻게 하면 젊을 때 골량을 만들고 나이를 먹어도 유지할 수 있을까? 이 두 질문에 대한 대답은 동일하다: 활동을 많이 하고 식사로 칼슘을 충분히 섭취하라. 우리가 뼈 건강을 위해 칼슘 섭취를 강조할 때 비타민 D의 중요성은 흔히 무시된다. 그러나 비타민 D는 빵을 만들 때 효모와 비슷하다. 비타민 D가 이용되지 않으면 뼈를 만들 수 없다. 그러한 과정은 모두 부갑상선과 장에서 시작된다.

골 흡수(기존 골조직을 분해하는 과정)와 골 형성(그에 따른 작은 공동을 새 골 조직으로 채우는 과정)이란 서로 반대되는 과정은 잘 조절되어 성인에서 골 조직의 총질량은 보통 거의 일정하게 유지되나, 끊임없이 분해되고 교체되어 매년 성인 골격의 20~40%가 재형성된다. 영아는 첫돌까지 골격의 거의 100%가 교체된다.

호르몬, 운동과 비타민 D 합성을 포함해 여러 요인이 뼈의 발달, 성장과 치유에 영향을 미친다. 비타민 D는 소장에서 칼슘의 적절한 흡수에 필요하며, 거기서 칼슘은 혈류를 통해 골격으로 이동하고 뼈에 침착되어 뼈를 강하게 한다(시멘트처럼). 비타민 D가 이용되지 않으면 칼슘의 흡수가 형편없어 골 재형성 과정이 저하된다. 즉 분해된 뼈를 교체하기 위한 뼈가 충분히 만들어지지 못한다. 평생에 걸쳐 일어나는 뼈의 지속적인 분해와 교체는 주로 부갑상선호르몬에 의해 촉진되며, 이 호르몬은 갑상선의 상극과 하극에 자리하는 부갑상선에서 분비된다. 비타민 D가 이용되지 않아 충분한 칼슘이 뼈로 이동하지 못하면 골 분해와 골 생성 사이의 그 섬세한 균형은 깨질 수 있다. 다시 말해 원하는 만큼 많이 칼슘이 풍부한 식품을 먹고, 우유를 마시며, 칼슘 보충제를 섭취한다고 해도 체내에 비타민 D가 충분하지 않으면, 뼈를 위해 그러한 칼슘을 효과적으로 흡수할 수 없을 것이다. 그리고 뼈의 분해를 앞지를 수 없어 심각한 뼈 관련 질환이 초래될 것이다.

그러면 왜 칼슘은 그렇게 중요한가? 골 조직의 세포간 콜라겐 기질은 정상적인 골 무기질화를 위해 상당한 양의 수산화인회석칼슘(calcium hydroxyapatite)을 필요로 한다. 비타민 D 결핍인 사람은 비타민 D의 상태가 건강한 경우에 비해 칼슘을 1/3~1/2 정도밖에 흡수하지 못하리라고 추산된다. 뼈의 칼슘 흡수를 돕는 비타민 D가 충분하지 않으면(혹은 칼슘 자체가 충분하지 않으면) 뼈가 적절히 재형성되지 못한다. 이는 어느 연령에서도 일어날 수 있다. 그리고 그건 뼈 건강에만 영향을 미치지 않는다. 칼슘은 대부분의 대사 기능과 신경근육 활동에 중요하므로 칼슘 흡수가 낮으면 연쇄적인 생리적 문제를 유발한다.

고령임에도 골다공증을 피할 수 있을까?

가장 흔히 알려진 골 질환은 골다공증이며, 이 질환은 구멍이 많고 부러지기 쉬우며 약한 뼈가 특징이다. 비타민 D 결핍은 골다공증을 유발할 수 있으며, 이 질환을 악화시킬 수 있다. 수많은 연구에서 밝혀졌듯이 사람들이 칼슘을 충분히 섭취하고 있을 때에도 비타민 D가 결핍되어 있으면 여전히 골량을 만들고 유지하지 못할 것이다. 그리고 한층 더 많은 연구에서 드러났듯이 골다공증을 앓는 사람들은 흔히 비타민 D 결핍이 있다.

계속 강조하지만 비타민 D가 충분하지 않으면 노인이 되어 뼈에만 영향을 미치는 것은 아니다. 골량을 만드는 것이 중요한 시기인 초년에(30대까지) 비타민 D를 충분히 얻지 못하면 뼈 구조물을 만들 수 있는 것보다 자연스럽게 더 많이 분해하게 되는 시기에 뼈를 강하게 유지하기 위해 필요한 골량을 확립하지 못할 것이다. 남성도 골다공증에 걸리나, 여성은 훨씬 더 위험이 높다. 여성은 테스토스테론이 더 적기 때문에 근육량도 더 적다(이는 또한 여성이 근육량을 만들고 유지하기가 더 어려운 이유를 설명하는데, 테스토스테론이 사람의 근육량에 상당한 영향을 미치기 때문이다). 사실 여성은 골량이 더 적은 상태에서 시작하고 더 오래 사는 경향이 있으며, 또한 폐경기에 에스트로겐의 수치가 갑자기 떨어지고 이는 골 소실을 가속화한다. 폐경이 시작되면 여성은 매년 3~4%에 달하는 골량을 소실할 수 있다. 호리호리하고 골격이 작은 여성이 특히 위험하다. 남성 호르몬인 테스토스테론의 수치가 낮은 남성도 보다 위험하다. 의사들은 골다공증의 조기 징후를 간단하고 통증이 없는 골밀도 검사(densitometry)로 발견할 수 있다.

비타민 D 결핍의 소인이 있을 경우에는 비타민 D 결핍 관련 골다공증의 위험이 특히 높다. 비타민 D 결핍 및 골다공증의 위험을 비교할 때 하나의 예외가 있다. 아프리카계로 더 높은 위도에 사는 사람들은 피부가 보다 흰 인종들만큼 쉽게 신체가 햇빛을 비타민 D로 전환하지 못하기 때문에 비타민 D 결핍의 위험이 더 높지만, 피부가 보다 흰 사람들보다 골다공증 위험이 더 높은 것으로 보이지는 않는다. 그 이유는 아프리카 유전 계통의 사람들이 백인들보다 골밀도가 9~15% 더 높은 상태로 시작하는 경향이 있기 때문이다. 그러나 이러한 태생적인 방어에도 불구하고 만성 비타민 D 결핍이 있으면 흑인들도 골밀도 소실과 골절 위험이 높아진다.

나와 동료들이 내가 메인 주에 사는 노인들을 대상으로 실시한 연구는 비타민 D가 노인들의 골밀도에 중요하다는 점을 시사하는데, 연구 결과에 따르면 노인들은 가을과 겨울에 골량의 3~4%를 소실하지만 봄과 여름에 회복하는 것으로 나타났다. 물론 골다공증에 동반하는 가장 심각한 문제는 골절이다. 앞서 지적하였듯이 골다공증은 매년 150만 건의 골절을 일으키며, 골절은 척추(노인 여성에서 흔한 등이 굽은 모습과 등 하부에서 신경 압박으로 인한 좌골신경통을 유발함), 늑골, 손목과 고관절의 골절이 가장 현저하다. 고관절 골절은 장애를 일으키고 때로 치명적인 경향이 있다. 골다공증 관련 골절은 근육이 더 약화되고 낙상의 위험이 보다 높은 겨울철에 더 흔하다. 겨울철에 활동 수준을 유지하지 못해 근육량과 골 강도가 떨어지면 낙상 및 골절 가능성이 더 높다. 비타민 D 결핍은 이러한 상황을 악화시킬 수 있다. 겨울철에는 UVB가 결여되어 있어 미리 나중에 사용하기 위한 비타민 D의 충분한 저장과 비타민 D 보충을 요한다.

골절이 발생할 때까지는 통증이 없기 때문에, 골다공증은 침묵의 위협으로 알려져 있다. 수많은 연구에서 비타민 D(대개 칼슘과 함께)가 골밀도를 증가시키거나 유지하고 골다공증에 동반하는 골절을 예방하는 데 효과적인 치료법인 것으로 나타났다.

핀란드 연구팀은 비타민 D 주사를 받은 341명의 노인(거의 75세 이상 노인 여성)이 그러한 보충을 받지 않은 458명의 사람들보다 골절이 더 적었다고 밝혔다. 3,270명의 노인 여성을 대상으로 실시된 프랑스 연구에서는 매일 800IU의 비타민 D 보충제와 800밀리그램의 칼슘을 투여 받은 참여자들이 위약을 투여 받은 참여자들보다 고관절 골절이 43% 더 적은 것으로 밝혀졌다. 베스 도슨-휴즈(Bess Dawson-Hughes) 박사와 동료들은 보스턴 지역에서 고위험이란 면에서 그 위험이 덜한 그룹을 대상으로 연구를 실시하였는데, 이 연구에서 65세 이상 남녀 391명은 700IU의 비타민 D 보충제 또는 위약을 투여 받았다. 연구 결과에 따르면 보충제를 투여 받은 참여자들은 위약군에 비해 골절이 절반이었고 현저한 골밀도 증가를 경험했다.

골밀도 검사란?

골밀도 검사(bone densitometry)란 특수한 종류의 엑스레이 검사이다. 이 검사는 엑스레이 빔이 뼈를 투과할 때 얼마나 흡수되는지를 계산한다. 흡수된 엑스레이 빔의 양으로 의사들은 검사 부위의 골밀도를 알아낸다. 밀도는 뼈에 함유된 칼슘의 양을 말한다. 여기서 사소하지만 아는 사람이 거의 없는 사실이 있다. 즉 뼈가 엑스레이 상에서 희게 보이거나 골밀도 검사에서 더 치밀하게 나타나는 이유는 칼슘의 원자량이 연조직과 주위의 콜라겐을 구성하는 수소, 산소 및 탄소의 경우보다 최소 2~40배 크기 때문이다. 따라서 '무거운' 칼슘은 엑스레이를 더 많이 흡수하고 보다 밝게 나타난다.

골밀도 검사는 척추, 엉덩이 또는 손목의 뼈에 시행할 수 있다. 비타민 D 결핍은 척추보다 손목과 엉덩이에서 골 소실을 더 많이 일으킨다. 골밀도 검사의 결과는 T값(T-score)으로 나오는데, T값은 피검자의 뼈가 동일 인종 및 성별의 젊은 정상 성인의 골밀도와 어느 정도의 차이를 보이는지를 수치화한 값이다. 이 값이 −2.5 이하이면 골다공증인 것으로 판정한다. 그러나 때로 이 검사는 유용하지 않다. 예를 들어 척추 압박 골절을 일으킨 사람에게 시행한 골밀도 검사는 압박과 그러한 압박에서 칼슘의 더미 때문에 치밀하게 나타나는 뼈를 보여주게 된다. 이러한 경우에는 뼈의 진정한 상태를 평가할 수 없으며, 하물며 양호한 뼈를 부러지기 쉬운 뼈와 구별하기는 불가능하다.

골다공증을 치료하는 약물의 작용은?

1995년 포사맥스(Fosamax)가 비스포스포네이트계(bisphosphonates) 약물로는 처음으로 골다공증의 치료에 승인되어 출시됐다. 그 이래로 같은 계열의 기타 약물들이 뒤따라 나왔다. 비스포스포네이트계 약물은 골 재형성 주기에 영향을 미치는데, 다시 말하지만 골 재형성은 신체가 뼈를 분해하는 과정과 새 뼈를 형성하는 과정 사이의 균형 작용이다. 건강한 사람인 경우에 골 분해 및 형성 과정은 동등하므로 헌 뼈를 분해하는 만큼 빨리 새 뼈를 형성한다. 그러나 질환 또는 이러한 주기의 완료에 도움을 주는 비타민 D와 같은 성분의 결여로 인해 발생할 수 있듯이, 주기의 이 두 부분이 조화를 이루지 못할 경우에는 결국 골다공증을 일으킨다.

비스포스포네이트계 약물은 본질적으로 골 재형성 주기의 골 분해 부분을 늦추거나 정지시키므로 새 뼈의 형성이 골 흡수를 따라잡도록 할 수 있다. 이들 약물은 3년에 걸쳐 척추 골절을 60%나 그리고 고관절 골절을 50%나 감소시키는 것으로 나타났다. 가장 현저한 결과는 약물을 복용한 지 첫 3~5년 사이에 관찰되며, 그보다 적은 향상이 최대 총 10년 동안 이루어진다. 하지만 환자가 약물의 복용을 중단하면 앞서 회복되었던 뼈를 소실하기 시작한다.

그러나 이와 같은 약물들은 결코 완벽하지 않다. 이들 약물은 비용이 많이 들 수 있으며, 모든 사람에게 부작용이 없는 것은 아니다. 일부 환자는 너무 심해서 참을 수 없는 위장 장애를 경험한다. 이 때문에 환자들은 똑바로 세운 자세로 앉으라는 요청을 받는데, 그러면 약물이 도로 식도에서 위로 내려와 자극을 일으키지 않는다. 약물은 음식물이 존재하면 흡수되지 않으므로, 환자들은 약물 투여 후 30분 동안, 혹은 보니바(Boniva) 복용 후 60분 동안 마시거나 먹는 것을 피해야 한다.

포사맥스(Fosamax, alendronate), 악토넬(Actonel, risedronate)과 보니바(Boniva, ibandronate)는 폐경후 골다공증의 예방과 치료에 모두 승인됐다. 그러나 포사맥스와 악토넬은 고관절 및 척추 골절을 감소시키는 것으로 나타난 반면, 보니바는 척추 골절 위험을 감소시키는 것으로만 FDA의 승인을 받았다. 미아칼신(Miacalcin, calcitonin-salmon)과 에비스타(Evista, raloxifene)는 척추 골절을 방지하지만 고관절 골절은 아니다. 포르테오(Forteo, teriparatide)는 사실상 골 형성을 촉진하고 척추 및 비척추 골절 위험을 현저히 감소시킨다. 이 약물은 비스포스포네이트계가 아니다. 포르테오는 유전자재조합 부갑상선 호르몬 제제로 폐경후 여성과 골절 위험이 높고 비스포스포네이트계 약물 치료에 반응하지 않은 남성에 사용되고 있으며, 현재 장기적인 사용(2년 이상)은 권장되지 않는다.

그 이래로 차세대 비스포스포네이크계 약물인 리클라스트(Reclast, zoledronic acid)가 시장에 합류했다. 연 1회 치료제인 이 약물은 위장관을 피해 정맥주사로 15분에 걸쳐 투여된다. 리클라스트는 골 강도를 증가시키고 고관절, 척추, 손목, 팔, 다리와 늑골의 골절을 감소시킨다고 한다.

오늘날 우리가 이와 같은 강력한 약물들을 이용할 수 있음에도 불구하고, 이들 약물이 결코 칼슘의 섭취를 충분히 하고 비타민 D의 수치를 강하게 유지할 필요성을 대체하지는 못한다. 이러한 약물들은 골 형성 과정에 관여하는 원료 성분들이 신체에 함께 공급되어야만 효과적일 수 있다. 비스포스포네이크계 약물로 실시된 연구들로 우수한 결과를 보고한 것들은 대부분 칼슘 및 비타민 D 보충이 필요했다.

이들 약물을 차치하고라도, 비타민 D 보충은 낙상 가능성을 20% 이상 감소시키는 데 도움을 주는 것으로 나타났다는 사실을 기억하면 도움이 된다. 이러한 효과는 뼈 건강이 이미 저하된 환자들에게 중요하다. 노인 요양원에 장기 거주하는 노인 여성들을 대상으로 한 무작위, 이중맹검 임상시험에서 매일 3개월 동안 칼슘과 병용한 비타민 D 치료는 칼슘 단독에 비해 낙상 위험을 49% 감소시켰다. 더글러스 킬(Douglas Kiel) 박사 및 그의 연구팀과 함께 실시한 나의 연구들에서는 800IU의 비타민 D를 5개월 동안 복용하면 낙상 위험이 72% 감소하는 것으로 밝혀졌다.

그리고 비타민 D는 칼슘 대사와 뼈 건강에서의 역할 외에 광범위한 작용을 한다는 사실을 명심해야 한다. 비타민 D는 수많은 질환(암, 류마티스 관절염, 다발성 경화증, 제1형 당뇨병, 제2형 당뇨병, 심장질환, 치매, 정신분열병과 고혈압)에서 역할을 하는데, 그 중 많은 질환이 우리의 삶의 질과 수명을 좌우하게 된다.

왜 골연화증은 그렇게 고통스러운가

뼈 문제가 오랫동안 인식되지 않은 채 진행되는 기간을 갖은 후 생애 늦게 불쑥 나타나는 것만은 아니다. 노인이 보다 젊은 사람보다 뼈가 더 약할 것이라는 기대는 어느 정도 있다. 사실 연령은 뼈의 탄력성을 감소시킨다. 50세와 70세는 골밀도가 동일하더라도 골절 위험은 매우 다를 것이다. 70세는 골절 위험이 2~4배 더 높을 것이다.

보다 젊은 사람들에서 심각한 뼈 관련 질환에 대해 생각하는 사람은 거의 없다. 이에 따라 의사들이 일반적인 통증을 호소하는 환자에 대해 꼭 집어 진단할 수 없는 경우가 있다. 뼈에 통증이 있고 근육이 아프면서 쇠약한 느낌이 들 경우에 비타민 D 결핍 관련 질환인 골연화증(osteomalacia)을 생각할 필요가 있다. 골연화증은 자주 '뼈의 연화'로 설명된다. 이는 약간 오도할 수 있다. 골연화증은 골 형성 단계에서 뼈가 적절히 굳지 않는 질환이다. 비타민 D의 결핍이 골연화증의 가장 흔한 원인이다.

골절이 발생할 때까지 증상이 없기 때문에 종종 침묵의 질환이라고 하는 골다공증과 달리, 골연화증의 주요 특징은 심하고 지속적이며 깊은 뼈 통증이다. 이러한 통증은 팔, 다리, 가슴, 척추 및/혹은 골반의 뼈에서 느껴진다. 대개 의사가 부위를 살짝만 눌러도 뼈에 압통이 있으며, 이는 섬유근육통의 통증유발점으로 잘못 해석될 수 있다. 골연화증에서 오는 통증은 굳지 않은, 디저트용 젤리 같은 뼈 물질이 외부의 골막으로 밀리기 때문인데, 골막은 뼈를 덮고 있는 섬유 초로 신경이 채워져 있다. 골연화증이 있는 사람들은 흔히 욱신거리며 뼈 통증 과 근육 통증 및 쇠약을 호소한다.

골연화증은 비타민 D 생성의 결핍이 가장 뚜렷한 겨울철에 가장 심하게 나 타난다. 흔히 골연화증에 동반하는 통증은 지속적이고 지끈거리며 심하다. 그 결과 일상 활동과 수면을 방해할 수 있다. 또한 근육 통증 및 쇠약이 불시에 생 겼다 사라진다. 이러한 통증은 낙상으로 인한 손상 위험을 높일 수 있다. 골연 화증이 수그러들지 않고 계속되면 뼈가 약화되고 특히 하부 척추, 고관절과 손 목에서 골절을 일으키는 경향이 있다.

골연화증은 어떻게 검사할까? 엑스레이 및 골밀도 검사는 골연화증과 골다 공증을 구분할 수 없기 때문에 효과적인 진단 도구가 아니다. 내 환자가 이 질 환 특유의 증상을 호소하고 신체검사를 통해 흉골, 하퇴부의 정강이 외측과 아 래팔을 살짝 누를 때 뼈에 통증이 나타나면, 나는 그 사람을 비타민 D 결핍 관 련 골연화증으로 진단하고 봄, 여름과 가을에 적당한 햇빛 노출을 포함해 집중 적인 비타민 D 치료를 시작한다. 진단을 확진하기 위해 혈액검사를 지시하여 비 타민 D 상태의 가장 정확한 지표인 25-비타민 D의 혈청 수치를 측정한다. 그리 고 5만IU의 비타민 D_2를 주 당 1번 8주 동안 복용하도록 처방한다. 2개월 후에 는 환자의 혈액을 다시 검사하여 비타민 D 결핍이 개선의 징후를 보이는지 확인 한다. 그렇지 않다면 또 한 차례 주 당 1번 8주 코스로 5만IU의 비타민 D_2를 복 용하도록 처방하는데, 비만인 환자는 비타민 D의 수치를 올리기 위해 그보다 2 배가 필요할 수 있다.

내가 처방하는 치료는 하룻밤 사이에 성공하지는 않지만 질환을 해소한다. 환자의 건강이 회복되고 비타민 D의 수치가 지속적으로 충분하려면 최대 꼬박

1년이 걸릴 수 있다. 비타민 D 결핍을 치료하고 예방하는 방법에 관한 정보를 더 얻고자 하는 의사는 나의 웹사이트인 www.drholicksdsolution.com을 방문하면 된다.

수많은 연구가 골연화증 환자들을 비타민 D의 수치를 올리는 치료계획으로 치료하였더니 아주 좋은 결과가 나왔다고 보고했다. 이 질환이 있는 환자들을 대상으로 25-비타민 D의 수치를 정상 수준으로 회복시키면 통증이 완전히 해소되었지만, 그 치유 과정은 시간과 인내를 요한다. 골연화증을 일으키는 데에는 수개월 혹은 수년이 걸릴 수 있으며, 그것을 극복하는 데에도 그만큼 오래 걸릴 수 있는 것이다.

섬유근육통으로 오진되는 골연화증

그저 멈추질 않는 근육통, 뼈 통증, 쇠약감과 피로. 이들 증상이 섬유근육통(fibromyalgia)의 전형적인 특징이다. 그리고 골연화증. 두 질환은 동일한 것인가? 모호한 증상을 보이는 다양한 질환이 현저히 증가하였고 그러한 질환들을 진단하는 입증된 방법은 없다. 이와 같은 질환들에 섬유근육통이 있는데, 이 질환은 때로 섬유염(fibrositis), 만성 근육통 증후군, 심인성 류마티즘(psychogenic rheumatism), 혹은 긴장성 근육통이라고도 한다. 섬유근육통은 20년 전까지는 알려져 있지 않았다. 환자가 섬유근육통이라고 확진하는 특이적인 검사는 없다. 이 질환은 배제 진단에 의한다. 즉 기타 모든 것을 배제한 후 이것이 잘못되었을 것이라고 추정한다.

섬유근육통이라는 말을 듣는 많은 사람에서 실제로는 골연화증이 있다. 누군가 진료실에 들어와 뼈 통증과 근육 쇠약이란 애매한 증상을 호소하면, 의사는 대개 이것들이 비타민 D 결핍의 증상이란 사실을 알지 못한다. 그러므로 환자의 비타민 D 상태를 검사하지 않는다. 만약 검사한다면, 의사들은 이러한 증상이 있는 많은 사람이 비타민 D 결핍이란 점을 발견할 것이다. 섬유근육통 혹은 만성 피로를 진단받았거나 우울증이 있는 것으로 치부되어 나의 클리닉에 내원하는 사람들 가운데 40~60%가 실제로는 비타민 D 결핍 관련 골연화증이다. 이들 환자는 비타민 D 보충과 햇빛 노출을 통해 성공적으로 치료할 수 있다.

> 섬유근육통이나 만성 피로를 진단받아 나의 클리닉에 내방하는 사람들의 40~60%가 실제로는 비타민 D 결핍 관련 골연화증을 진단받는다. 아울러 많은 환자가 우울증이 온 것으로 치부된다.

덴마크에 사는 이슬람교도 여성들로 근육통 및 섬유근육통 증상과 일치하는 증상이 있는 자들을 대상으로 한 연구에서 이들의 88%가 비타민 D 결핍인 것으로 밝혀졌다. 이러한 문화에서 여성은 집에서 많은 시간을 보내고 외출할 때에는 몸을 전부 가려야 하기 때문에 햇빛을 거의 받지 못하는 경향이 있다. 비슷한 관찰이 사우디아라비아, 카타르와 아랍에미리트에서도 이루어졌다.

기타 연구들도 비타민 D 결핍을 놓치는 것과 같은 단순한 오진이 어떻게 철저한 배제 과정을 초래해 환자들이 계속 고통을 당하고 올바른 치료를 연기시킬 수 있는지를 보여줬다. 미네소타대학 의대의 그레고리 플로트니코프(Gregory A. Plotnikoff) 박사는 2003년 비특이적인 근골격 통증을 호소하며 응급의학과에 내원한 10~65세 소아 및 성인 150명 가운데 93%가 비타민 D 결핍이었다고 보고했다. 이들 환자는 애초에 퇴행성 관절 질환, 만성 우울증(전문용어로 기분저하증[dysthymia]), 만성 피로 증후군, 관절염과 물론 섬유근육통을 포함해 아주 다양한 진단을 받았다. 또한 이들은 다양한 치료를 받았는데, 젊은 여성들은 일반약으로 비스테로이드성 소염진통제(NSAID)를 처방받아 귀가한 반면 한 흑인 노인(58세)은 기타 많은 강력한 약물 외에도 마약성 진통제를 처방받아 귀가했다. 플로트니코프 박사는 통증이 "생각일 뿐"이란 말을 들었던 환자 5명에서는 25-비타민 D가 전혀 발견되지 않자 깜짝 놀랐다.

코네티컷대학 의사들이 해결한 주목할 만한 사례에서는 근육 쇠약과 근육 연축이 심한 한 78세 남성이 근위축측삭경화증(amyotrophic lateral sclerosis, ALS; 흔히 루게릭병이라고 함)인 것으로 의심됐다. 이는 오진이었다. 원인인 비타민 D 결핍을 확인하고 교정하자 노인의 모든 증상은 사라졌다.

척추 통증

척추 통증은 북미에서 두통 다음으로 가장 흔한 신경학적 호소증상이다. 미국에서 매년 500억 달러 이상이 이의 치료에 쓰이고 있는데, 구체적인 원인이 발견되지 않은 경우에 그 비용은 대부분 헛된 것이다. 만성 척추 통증은 흔히 진행성이며, 많은 환자가 척추 통증을 완치하기 위해 표적으로 삼아야 하는 구체적인 원인을 결코 진단받지 못한다. 이들 사례의 일부와 비타민 D 결핍 사이에 연관성이 있을까?

2008년 〈미국가정의학회저널(JABFM)〉에 발표된 한 논문은 환자들이 만성 척추 통증 또는 척추수술후 통증(failed back surgery)을 경험한 여섯 가지 사례를 살펴봤다. 25-비타민 D의 수치를 부족 또는 결핍 상태에서 충분 수준으로 올린 후, 그들은 현저한 개선을 보였다. 일부는 사실상 척추 질환이 완치되자, 논문의 저자인 게리 슈윌펜베르그(Gerry Schwalfenberg) 박사는 척추 통증을 호소하는 환자들에서 비타민 D 결핍의 가능성에 보다 주의를 기울이도록 촉구했다.

구루병에 대한 재논의

소아 골연화증이라고도 알려진 구루병에 대해 앞서 빠뜨렸던 사실을 몇 가지 더 덧붙이고자 한다. 소아의 뼈 발육 문제에 있어 슬픈 사실은 조기에 발견되지 않는다는 점이다. 성인에서는 통증이 아무리 심할지라도 눈에 보이는 골연화증의 증상은 없다. 그러나 뼈가 여전히 자라고 있는 소아인 경우에 적절히 굳지 않는 뼈는 아이가 서서 걷기 시작하면서 중력으로 인해 아이 신체의 체중을 받아 휘어질 수 있다. 구루병의 가장 두드러진 징후는 안쪽이나 바깥쪽으로 휘어진 다리, 오목한 가슴, 그리고 늑골의 연골접합부가 염주 모양으로 튀어나오는 것이다. 팔다리의 뼈 말단부가 정상보다 더 넓을 수도 있다.

이와 같은 가시적인 변형 외에, 구루병이 있는 소아는 뼈 통증과 근육 쇠약을 경험하지만 자신의 통증을 제대로 전달하지 못할 수도 있다. 구루병은 1600년대 중반 유럽에서 처음으로 확인되었으며, 이제 당신도 알다시피 산업혁명 중 주요 문제가 됐다. 그 시기의 의사들은 유럽의 농촌 아이들이나 심지어 아시아와 아프리카의 가장 가난한 아이들에서조차 알려져 있지 않은 뼈 변형이 도시 아이들에서 광범위하다는 점을 알고 당황했다. 폴란드 의사 엔제이 시니아데츠키(Jedrzej Sniadecki)는 구루병이 햇빛 결여에 의해 유발된다는 사실을 확인했다. 유럽의 도시들은 어두운 골목길들로 이루어진 미로였고 거기에는 햇빛이 침투하지 못하였으며, 머리 위 하늘은 심한 오염으로 뒤덮여 있었다. 더욱이 이 시기의 많은 아이는 하루 종일 공장에서 일하도록 강요받았다.

1920년대가 되어서야 알프레드 헤스(Alfred Hess) 및 레스터 웅거(Lester Unger) 박사가 시니아데츠키 박사와 헐드쉰스키(Huldschinsky) 박사의 연구를 이어받아 뉴욕에서 햇빛이 구루병을 치료하는 특효약이란 사실을 입증함으로써 마침내 사람들의 주목을 받았다. 소수의 과학자와 의사들이 이미 수십 년 전에 태양의 UV 광선이 건강에 중요하고 구루병을 치유할 수 있다는 점을 깨달았지만, 그 증거가 일반 사회에 널리 알려져 수용되기까지는 오랜 시간이 걸렸다.

햇빛이 구루병의 표준 치료법이 된 후(수은등의 인공 햇빛도 사용됐다) 곧 과학자들은 우유를 비타민 D로 강화하는 것이 가능하다는 사실을 발견하였으며, 유럽과 북미의 정부들은 우유와 기타 식품의 강화를 허가했다. (여담인데, 매디슨 소재 위스콘신대학의 해리 스틴보흐[Harry Steenboch] 박사는 식품을 조사하여 항구루병 작용을 하게 할 수 있다는 사실을 입증했다. 이는 스틴보흐 박사가 은퇴한 후 드루카[DeLuca] 박사가 인수한 것과 동일한 실험실에서 이루어졌다.) 구루병은 당분간은 효과적으로 퇴치되었다. 그러나 1950년대에 영국의 영아들에서 칼슘이 상승해 영구적인 뇌 손상을 일으키는 사태가 발생했다. 정부 관리들은 부당하게 그 원인을 우유의 과다강화로 돌렸는데, 비타민 D 강화가 규제되지 않았기 때문이다. 과다 강화된 우유가 그 이유인 것으로 결코 입증되지 않았음에도, 유럽 정부들은 우유나 기타 어느 식품이라도 이러한 비타민으로 강화하는 것을 금지하는 법을 통과시키기 위해 신속히 나섰다. 그러더니 구루병은 런던, 글래스고와 파리 같은 비좁은 유럽 도시 지역에서 사는 소아에서 다시 중요한 건강 문제가 되었다. 그러나 스웨덴과 핀란드는 이제 우유, 마가린과 시리얼을 강화하는 반면, 기타 유럽 국가들은 마가린과 시리얼만 강화한다.

미국에서는 지난 몇 년 사이 구루병이 다시 나타나고 있다. 이에 따라 미국 소아과학회(AAP)는 우려를 표명하고 소아와 청소년에게 권장하는 일일 비타민 D 섭취량을 재고했다. 이 질환은 매우 희귀해졌기 때문에 의사들은 법적으로 이를 보고하도록 요구되지 않으므로, 가용한 전국적인 통계 자료는 없다. 또한 구루병이 나타난 적이 없는 시기에 교육을 받은 의사들도 군이 이 질환을 발견해 치료하려고까지 하지는 않는다. 그러한 상황은 가까운 장래에 바뀔지도 모른다.

미국 소아 사이에 구루병의 발생률은 여전히 매우 낮지만, 구루병은 점증하는 문제이다. 부모들은 아이의 식사와 생활습관에 대해 경각심을 가져야 한다. 구루병 치료의 기본은 아이의 비타민 D 상태를 회복시키는 것이다. 이미 발생한 골격 변형을 교정하기 위해 보조기 착용과 때로 수술이 필요할 수도 있다. 일단 아이가 구루병을 일으키면, 그 많은 파괴로부터 되돌릴 길이 없다. 그러한 아이는 결코 유전자에 의해 예정된 것만큼 키가 크거나 힘이 강하게 성장하지 못할 것이다. 그리고 아이가 일부 암, 제1형 당뇨병과 다발성 경화증 같이 기타 질환을 일으킬 위험도 현저히 증가한다. 이는 길고 건강한 인생을 시작하는 훌륭한 방법이 아니며, 특히 이 질환은 충분한 비타민 D 및 칼슘으로 완전히 예방 가능하다는 사실을 고려한다면 그렇다. 덜 심한 비타민 D 결핍을 겪는 아이도 완전한 발육과 정점의 골량에 이르는 데 제한을 받을 것이다.

아이가 비타민 D의 수치가 충분한 수준 이하인 상태로 계속해서 성인기까지 가면 이차성 부갑상선기능항진증(secondary hyperparathyroidism)이란 호르몬 불균형을 경험할 가능성이 있으며, 그러면 이는 골 교체(bone turnover)와 진행적인 골 소실을 가속화하고 이 모두는 골연화증 및 골다공증 위험의 증가를 초래한다. 그런데 골다공증은 '노령'이 되기 수십 년 전에 시작될 수 있으며, 젊게는 20대 사람들도 이러한 심신을 쇠약하게 하는 질환을 진단받고 있다. 2002년 아칸소대학의 연구에 따르면 대학 연령 여성들의 2%에서 이미 골다공증이 있고 추가로 15%가 지속적인 골밀도의 현저한 소실을 보이는 것으로 밝혀졌다.

이와 같이 구루병이 다시 출현하자 미국 소아를 대상으로 한 장기적인 뼈 건강 연구가 현재 실시되고 있으며, 연구자들은 이러한 어린 세대가 성인기에 이르면 광범위한 골다공증이 기다리고 있지나 않을까 우려한다. 그러나 일부 연구자는 비타민 D의 수치가 낮은 상태가 이들 소아의 나중 생애에 미칠 수 있는 그리 알려지지 않은 영향에 대해 못지않게 우려한다. 비타민 D를 20년 이상 연구해온 세드릭 갈랜드(Cedric Garland) 박사는 우리가 모든 사람의 비타민 D 혈중 수치를 최적 범위로 만들면 암의 75%를 예방할 수 있다고 추산한다. (이러한 암 연관성에 관해서는 다음 장에서 자세히 설명한다.)

비타민 D는 노인을 일으킨다

당신이 삶에서 한 가지를 선택해야 한다면 근육 혹은 뼈 중 어느 것이 될까? 어려운 선택이지 않은가? 이들 두 조직은 전신에서 협력해 작용하고 우리의 형태와 기능을 유지할 수 있도록 해주는 것이다. 특히 근육은 신체 부위들을 움직이는 힘을 제공하며, 근육계는 신체의 기타 모든 계통과 연결되어 있고 여기에는 골격계가 포함된다(따라서 '근골격계'라는 용어가 쓰인다). 근육은 뼈의 발달과 그 통합성의 유지에 중요한 역할을 하며, 비타민 D의 도움으로 장에서 흡수되는 칼슘도 신경 자극과 근육 기능에 필수적이다. 뼈는 독자적으로 돌아가는 부분이 아니다. 뼈가 가용한 비타민 D 및 칼슘을 풍부하게 공급받는 데 공통의 이해관계를 가진 채 골격 근육에 부착되어 있지 않으면, 사람은 걷거나, 춤추거나, 말하거나, 혹은 먹을 수 없을 것이다. 근골격계는 숨 쉬는 공기만큼이나 생존에 중요한 부분이다.

이들 두 조직은 결합되어 있으므로 하나를 손상시킬 수 있는 것은 나머지 역시 손상시킬 수 있다는 점은 당연하다. 오래 전에 헤이케 비쇼프-페라리(Heike Bischoff-Ferrari) 박사와 기타 연구자들이 실시한 여러 단면 연구(cross-sectional study)들에서는 25-비타민 D의 수치가 낮으면 노인 남녀에서 근력이 더 약하고 신체 동요, 낙상과 장애가 증가하는 것으로 나타났다. 2000년 4월 버펄로 소재 뉴욕주립대학(SUNY)의 아누 프라발라(Anu Prabhala) 박사와 동료들은 중증 쇠약 및 피로로 휠체어에 의지하는 환자 5명의 치료에 관해 보고했다. 혈액검사 결과 모두 중증 비타민 D 결핍이었다. 환자들은 매주 5만IU의 비타민 D를 투여 받았는데, 모두 6주 이내에 거동할 수 있게 되었다. 연구 결과는 〈내과학회지(AIM)〉에 발표됐다.

보다 새로운 증거가 비타민 D의 수치가 낮으면 근육량과 근력의 소실에 한 요인이 될 수 있다는 점을 추가로 확인해주는데, 그러한 소실은 이 장의 서두에서 보았듯이 나이가 들고 쇠약해지면서 나타나는 보다 뚜렷한 결과의 하나이다. 네덜란드에서 실시된 한 일반인구 대상 연구는 60세 이상의 활동적이거나 주로 앉아서 생활하는 노인들 모두에서 순환형 25-비타민 D의 수치가 높은 그룹이 그 수치가 낮은 대조군에 비해 다리의 근골격 기능이 더 좋고 신체 수행능력의 쇠퇴 가능성이 더 낮았다고 보고했다.

생애 늦게 다리(기타 신체 부위는 말할 것도 없고)의 완전한 기능을 보유할 수 있다는 것은 활동적인 삶과 일부 삶의 질을 유지하는 능력에 현저한 차이를 가져올 수 있으며, 이러한 능력은 다시 이들 빈약한 조직을 계속해서 유지하고 만드는 능력에 영향을 미친다. 근육과 뼈는 모두 운동과 근력 훈련(체중부하 운동)에서 오는 좋은 유형의 신체 부하를 요하고 그러한 운동은 이들 특별한 조직의 건강을 지지한다. 이 점에 대해서는 284페이지에서 자세히 살펴볼 것이다.

제1장에서 2명의 10세 소녀 각각이 가설적으로 말해서 환경과 비타민 D의 수치에 따라 서로 다른 운명에 직면할 수 있다는 이야기를 했다. 나는 적도 소녀가 북쪽 소녀보다 더 높이 보다 강하게 점프할 수 있으리라고 언급했다. 왜일까? 연구들이 또한 25-비타민 D의 수치가 근육 파워 및 힘과 상관관계가 있다는 점을 보여주었기 때문이다. 특히 2009년에 보고된 한 연구는 사춘기 소녀들을 살펴보았고 비타민 D가 근육 파워, 힘, 속도 및 점프 높이와 양의 상관관계가 있다고 밝혔다. 이 연구 결과를 계기로 연구자들은 이 분야를 계속해서 연구

하고 있는데, 최적에 못 미치는 근력을 가지고 성숙하는 청소년은 완전한 뼈 발달에 있어 장기적인 결과에 영향을 받을 수 있기 때문이다.

이 책에서 나중에 비타민 D의 수치를 최적으로 유지하는 방법을 살펴볼 때, 나는 신체 운동이 왜 뼈와 근육의 건강 및 유지에 그렇게 필수적인지에 관해 자세히 설명할 것이다. 충분한 비타민 D 및 칼슘 섭취와 함께 근골격계에 부하를 가하는 운동은 역동적인 3인조를 이룬다. 이는 나이 든 성인과 신체 활동이 뼈 발육에 긍정적인 영향을 미칠 수 있는 사춘기 전 소아에게 모두 사실이다. 비타민 D, 칼슘 및 운동이 충분하지 않은 상태가 겹치는 최악의 상황을 다룬 연구들이 계속해서 나오고 있다. 컴퓨터와 TV에 매달려 실내에서 지내는 생활로 인해 아이들은 비타민 D를 만드는 태양 광선을 받지 못할 뿐만 아니라 러닝과 점핑 같이 어린 뼈를 더 치밀하고 보다 강하게 자라도록 촉진하는 필수적인 체중 부하 운동도 하지 못한다. 게다가 일부 연구는 오늘날 소아와 십대가 최소한으로 권장되는 수준보다 20% 더 적은 칼슘을 섭취한다고 시사한다. 주범은? 너무 많은 가공식품과 소다이다.

불행히도 소아와 50세까지의 성인에게 권장되는 비타민 D의 일일 섭취량이 50년 이상 변화가 없고 소아기 비만의 문제가 심화되고 있어, 우리의 어린 세대는 충분한 비타민 D를 박탈당한 결과로 인류 역사상 가장 많은 건강 문제를 겪는 첫 세대가 될지도 모른다. 햇빛에서 무료로 얻을 수 있음에도 비타민 D를 충분히 얻지 못하는 데 대해서는 변명거리가 없으나, 햇빛을 피하고 우리에게 결여되어 있는 것을 잊을 때에는 늘어놓을 변명거리가 많다는 점을 우리는 모두 안다. 너무 늦을 때까지 말이다.

제4장

세계 어디서 사는지가 삶을 좌우한다

암과 심장질환처럼 흔하고 치명적인 질환들에는 지리상 공통점이 있는가?

내 분야에서 일어난 가장 흥미로운 혁신의 하나는 비타민 D 결핍과 체내 암, 심혈관 질환 및 일부 대사 질환처럼 고위험의 다양한 세포 건강 문제 사이에 명백한 연관성이 확립되었다는 것이다. 의사들은 오래 전부터 햇빛 노출 부족이 골 질환을 유발한다는 사실을 이해하고 있었으나, 햇빛과 건강 사이에 위와 같은 기타 연관성이 확립된 것은 비교적 최근의 일이다. 역학자들(인구집단 내에서 질환의 원인과 전이를 연구하는 의사들)이 햇빛이 더 많은 기후에서 사는 사람들의 세포 및 장기 건강이 더 좋다는 점을 설명할 수 있는 기타 요인들(식사, 운동, 알코올 및 담배 등)을 배제하자, 햇빛과 일부 흔한 질환의 위험 감소 사이에 연관성을 밝히려는 연구가 계속되었다.

비타민 D 공동체에 속한 우리들은 이 중요한 비타민과 좋은 건강 사이에 연관성이 있다는 점을 확신했다. 나중에 밝혀진 것처럼 우리가 옳았다. 점점 더 역학자들은 햇빛이 더 많은 기후에서 사는 사람들이 햇빛이 제한된 기후에서 사는 사람들보다 위와 같은 치명적인 질환을 일으킬 위험이 더 낮다는 사실을 발견하고 있다. 정말이지 이는 사는 곳이 관건인 경우이다.

어디서 살 것인가!

지도상에서 암 발생률과 혈압 측정치를 보여주는 다음 그림을 살펴보고 패턴을 읽어보라. 다음 장에서 지도상으로 다발성 경화증의 발생률을 살펴볼 때에도 비슷한 패턴을 보게 될 것이다.

위도가 더 높은 지역에 살면 암으로 사망할 위험이 더 높다는 사실은 일찍이 제1차 세계대전 시절에 알려졌는데, 물론 아래로 남쪽에서 살고 햇빛에 더 많이 노출되면 흑색종 이외의 피부암을 일으킬 위험이 높아질 수 있다는 사실도 알려졌기는 하지만 말이다. 펠러(Peller) 박사가 해군 요원을 대상으로 분석한 결과 비흑색종 피부암의 발생률이 더 높았지만 기타 보다 치명적인 유형의 암 발생률은 일반대중보다 훨씬 더 낮은 것으로 나타났다고 보고한 후, 과학자들은 이와 같이 연중 햇빛 노출량과 질환 위험 사이에 존재하는 불가사의한 관계에 대해 추가로 실마리를 찾아 나섰다. 1941년 프랭크 애펄리(Frank Apperly) 박사는 북미와 캐나다 전역에서 암 통계 자료를 분석했다. 그 결과 북위 10도와 30도 사이에 위치한 도시들에 비해, 전반적인 암 사망률의 평균치가 30도와 40도 사이에 위치한 도시들은 85%, 40도와 50도 사이에 위치한 도시들 118%, 그리고 50도와 60도 사이에 위치한 도시들은 150% 더 높았다.

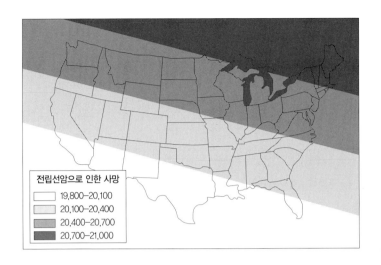

전립선암으로 인한 사망

☐ 19,800–20,100
☐ 20,100–20,400
☐ 20,400–20,700
☐ 20,700–21,000

그림 3. 이 지도는 미국의 서로 다른 지역들에서 전립선암 발생률을 보여준다. 보다시피 햇빛
이 더 많은 지역일수록 전립선암으로 인한 사망도 더 적다. 유방암 및 결장암 발생률에 대한
분석에서도 이와 동일한 경향이 확인됐다.

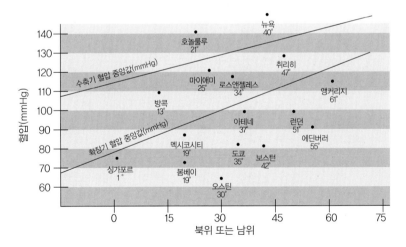

그림 4. 적도에서 더 멀리 살수록 혈압도 더 높을 가능성이 있다. 적도에서 더 멀리 살수록 비
타민 D를 충분히 만드는 데 가용한 햇빛의 양도 더 적다. 예를 들어 뉴욕 시민은 텍사스 오스
틴에 사는 사람보다 혈압이 더 높을 가능성이 있다.

그 이후로 수많은 연구에서 이와 같은 연구 결과가 확인됐다. 1980년대 및 1990년대에 그 누구보다도 샌디에이고 소재 캘리포니아대학의 세드릭 및 프랭크 갈랜드(Cedric and Frank Garland) 형제와 에드 고햄(Ed Gorham)은 애펄리 박사가 중단한 주제로 되돌아가 지리를 살펴보고 그것을 암 발생률과 관련시키기 시작했다. 그들은 먼저 결직장암 발생률을 살펴보았는데, 북동부에서 사는 사람들이 결직장암을 일으킬 위험이 10% 높은 것으로 나타났다. 그들이 수행한 추가 연구들은 사람이 사는 위도가 높을수록 결직장암, 유방암과 기타 몇몇 암을 일으킬 위험도 높아진다는 사실을 입증했다.

기타 많은 연구자가 비슷한 연관성을 발견하였고 추가로 이러한 암의 비밀을 풀었다. 2007년 크레이턴대학의 조앤 라페(Joan Lappe) 연구팀은 1,400∼1,500밀리그램의 칼슘과 1,100IU의 비타민 D를 매일 4년 동안 복용한 폐경후 여성들이 위약군에 비해 모든 암을 일으킬 위험이 60% 이상 감소하였다고 보고했다. 내 자신의 최근 연구에서도 생쥐들에게 결장암을 일으키고 20일 동안 추적하였더니 그저 먹이로 비타민 D만 풍부히 공급해도 종양 성장이 현저히 감소하는 것으로 관찰됐다. 이 연구에서 종양 크기는 40%나 감소했다. 이렇게 축적되고 있는 많은 연구는 비타민 D가 실제로 암의 예방에 단일의 가장 효과적인 약물이 될 수 있고, 아마도 건강식의 섭취처럼 현대 과학에 알려진 기타 예방 조치의 효과를 능가하기까지 할 수 있다는 새롭고 강력한 증거를 제공한다.

펠러 박사와 애펄리 박사의 연구 결과로 시작된 대담하지만 분명한 주장은 오늘날 계속해서 세력을 규합하고 있다: 비흑색종 피부암은 이제 햇빛 노출 결핍과 연관이 있는 것으로 알려진 치명적인 결장암, 전립선암 및 유방암과 달리 발견하고 치료하기가 비교적 쉽다. 또한 햇빛이 암을 방지하는 것은 비타민 D에 기인한다는 사실도 알려져 있다. 동일하거나 비슷한 결론들을 확인하는 이 모든 연구와 발표 논문을 다소 반복해서 얘기하는 나를 양해해주기 바라며, 통계 자료를 보면 어지러워질 수 있지만 놀라울 정도이다. 이 모든 통찰은 햇빛에 대한 우리의 견해를 정말로 바꿔놓았을 뿐만 아니라 과학계에서 지난 10년을 대약진을 이룬 시기로 보는 이유가 된다.

암 비밀의 하나를 풀다

1990년 〈예방의학(PM)〉 저널에 발표된 연구에 따르면 미국에서 햇빛이 더 많은 남서부에 사는 여성들은 햇빛이 가장 적은 북동부 지역에 사는 여성들에 비해 유방암으로 사망할 가능성이 약 절반에 그치는 것으로 나타났다. 1992년 같은 저널에 게재된 논문으로 50년간의 암 역학 자료를 분석한 결과는 햇빛 노출이 증가하면 유방암 및 결장암으로 인한 사망 건수가 3만 건, 즉 1/3 감소할 것이라고 시사했다.

2001년 〈랜싯(Lancet)〉 저널에는 햇빛 노출이 전립선암 발생률의 감소와 직접적인 연관성이 있다는 내용의 논문이 실렸다. 이 연구에 따르면 어릴 적에 햇볕에 붉게 그을렸거나, 햇빛이 많은 나라들에서 휴가를 보냈거나, 습관적으로 일광욕을 한 영국 남성들은 전립선암을 일으킬 가능성이 훨씬 더 적은 것으로 밝혀졌다. 또한 햇빛에서 많은 시간을 보낸 사람들은 햇빛에서 거의 시간을 보내지 않은 사람들보다 더 늦게 전립선암을 일으키는 경향이 있었다(평균 67.7세 대 72.1세). 전립선암은 매우 느리게 성장하기 때문에, 진단 시 연령 면에서 이러한 5년 지연은 아주 유의한 것이다.

2002년 발표된 주요 연구 2건은 햇빛과 암 예방 사이의 연관성을 강화했다. 미국 국립암연구소(NCI)의 의사들은 야외에서 일하거나 햇빛이 많은 기후에서 사는 사람들은 유방암 또는 결장암으로 사망할 가능성이 더 적다고 보고했다.

또한 적도에 더 가까이 사는 사람들 사이에서 난소암 및 전립선암으로 사망할 위험이 더 낮다는 점을 발견했다. 이보다 한 달 전 〈암(Cancer)〉 저널에서 한 연구자가 햇빛이 어떻게 일련의 생식계 및 소화계 암을 예방하는 역할을 하는지에 대해 기술했다. 이 연구의 저자인 윌리엄 그랜트(William Grant) 박사는 남서부 거주자들에 비해 뉴잉글랜드에 사는 사람들은 유방암, 난소암, 결장암, 전립선암, 방광암, 자궁암, 식도암, 직장암 및 위암을 일으킬 가능성이 2배라고 밝혔다.

가용한 통계 자료에 기초해 그랜트는 2002년 한 해에만도 미국인들 사이에 부족한 햇빛 노출로 인해 미국의 모든 사람이 남서부에 사는 사람들만큼 많이 햇빛을 받았더라면 일어났을 경우보다 암이 8만5,000건 그리고 사망이 3만 건 더 발생하였다고 추산했다. 비슷한 견해들이 유럽에서도 제기된 바 있다.

갈랜드 형제와 동료들 그리고 윌리엄 그랜트 박사는 최소 20ng/mL의 25-비타민 D로 시작하면 결직장암, 유방암과 다양한 기타 암을 일으킬 위험이 30~50% 감소한다는 사실을 입증했다. 하루에 1,000IU의 비타민 D를 섭취하면 결직장암, 유방암, 전립선암과 난소암을 일으킬 위험이 약 50% 감소하는 것으로 추산된다.

그렇다면 이와 같은 추가 햇빛 노출로 인해 가설적으로 발생할 흑색종과 비흑색종 피부암의 발생률 증가는 어떤가? 그랜트는 피부암으로 인한 추가 사망자 수를 3,000명으로 추산했는데, 이는 비참하게 높은 수치이기는 하지만 햇빛 과소노출로 인한 사망자 수보다는 한층 더 작은 수치이다. 대부분의 흑색종은 햇빛에 가장 적게 노출되는 지역들에서 발생하고 하루 종일 야외에서 햇빛을 받으며 일하면(때로 소위 직업상 노출이라고 함) 흑색종을 일으킬 위험이 낮아진다는 사실을 상기하라.

일부 유형의 암은 성별과 강한 연관이 있다. 유방암은 거의 여성에서 발생하며, 남성만이 전립선암에 걸린다. 유방암과 전립선암은 모두 햇빛 노출에 의해 강한 영향을 받는다(예방적 방식으로).

또한 암은 인종과 강한 연관이 있다. 백인들 사이에서보다 흑인들 사이에서 암 발병률이 더 높다는 사실은 잘 입증되어 있다. 또한 흑인들은 일단 암을 진단받으면 생존율이 더 낮다. 과학자들은 오래 전부터 이러한 불균형이 부분적으로 비타민 D의 상태에 기인할 수 있다고 가정해왔다. 흑인들 사이에서는 비타민 D 결핍이 보다 만연해 있고 뚜렷한데, 멜라닌이 풍부한 피부가 태양 UVB 광선을 흡수하고 이들 비타민 D 생성 광선을 놓고 비타민 D의 전구체(7-DHC)와 경쟁하므로 피부에서 생성될 수 있는 비타민 D의 양이 감소하기 때문이다. 이에 관해 윌리엄 그랜트 박사가 2006년 〈전국의학협회저널(JNMA)〉에 흑인들에서 암 생존율이 더 낮은 것은 25-비타민 D의 수치가 더 낮은 데 기인할 수 있다고 보고하였을 때, 그는 흡연, 알코올 섭취, 의료 서비스 접근성과 빈곤 같은 요인들도 감안했다.

하버드 연구자들이 실시한 대규모 연구들에서는 식사, 생활습관과 의학적 위험요인에 대해 복합적으로 보정한 후 흑인 남성들은 백인 남성들보다 전체적인 암 발병 위험이 32% 그리고 전체적인 암 사망 위험이 89% 높은 것으로 밝혀졌다. 또한 흑인 남성들은 소화관(결장, 직장, 구강, 식도, 위와 췌장) 암을 일으킬 위험이 특히 높은 것으로 나타났는데, 바로 이들 암은 25-비타민 D의 수치가 낮은 것과 강한 연관성이 있다. 2005년 미국암연구협회(AACR) 회의에서 이들 연구를 주도한 하버드의 내과 및 영양학과 에드워드 지오바누치(Edward Giovannucci) 교수는 기조강연에서 자신의 주장을 펼쳐 거의 모든 사람의 귀를 쫑긋하게 했다. 그의 연구는 비타민 D가 피부암으로 인한 사망 매 1건에 대해 30건꼴로 사망을 예방하는 데 도움이 될 수 있다고 시사한다.

유방암

여기에 놀라운 통계 자료가 있다: 유방암을 진단받을 때 비타민 D가 결핍되어 있는 여성들은 비타민 D의 수치가 충분한 여성들보다 이 질환으로 사망할 가능성이 75% 더 높다. 게다가 그들의 암이 기타 신체 부위로 전이될 가능성이 2배이다.

미국에서는 매년 4만 명 이상의 여성이 유방암으로 사망해, 유방암은 여성에서 심장질환 다음으로 가장 치명적인 질환이다. 여성 8명 중 1명꼴로 유방암이 있거나 자신의 평생에 유방암을 일으킨다. 매년 이 질환을 진단받는 20만 명 이상의 여성에게는 신체적인 결과뿐만 아니라 정서적인 결과도 있다. 유방암과 관련된 자존심 문제는 심각할 수 있다.

미국에서는 매년 21만4,000명이 새로 유방암을 일으키고 4만1,000명이 이 질환으로 사망한다. 2008년 연구에서는 유방암을 진단받을 때 비타민 D 결핍이 있는 여성들은 체내에 25-비타민 D의 수치가 충분한 여성들보다 암이 전이될 가능성이 94% 더 높은 것으로 밝혀졌다.

1999년 5월 에스터 존(Esther John) 박사는 국민 건강 및 영양 조사 서베이에서 입수한 유방암 통계 자료를 면밀하게 분석해 획기적인 연구를 발표했다. 연구 결과는 햇빛 노출과 유방암 간의 관계에 대해 놀라운 통찰력을 제공한다. 저자들은 햇빛 노출과 비타민 D가 풍부한 식사가 유방암 위험을 현저히 저하시킨다고 확실히 결론짓는다.

존의 연구는 햇빛 노출의 증가만으로도 미국에서 유방암의 발생률과 사망률이 35~75% 감소할 가능성이 있다는 점을 보여준다. 이는 매년 새 환자의 발생을 7만~15만 명 감소시키고 사망을 1만7,500~3만7,500명 예방할 수 있다는 의미이다. 적게 잡아도 햇빛 노출의 증가는 10만 명의 새 유방암 환자와 이 질환으로 인한 2만7,500명의 사망자를 예방할 수 있을 것으로 추산된다. 햇빛 노출의 증가를 비타민 D가 풍부한 식사 또는 보충제와 결합하면 질환 및 사망 예방 수치는 각각 15만 명과 3만8,000명으로 올라갈 수 있다.

2007년 연구자들은 2건의 연구(하버드 간호사 건강 연구와 영국 세인트 조지 병원 연구) 결과를 통합해 25-비타민 D의 혈중 수치가 가장 높은 환자들은 유방암 위험이 가장 낮다는 보고서를 발표했다. 25-비타민 D의 수치를 올리면 미국에서만 유방암 환자들을 최대 절반 그리고 결직장암 환자들을 2/3 예방할 수 있다. 2008년 갈랜드 박사와 동료들은 햇빛 노출 결핍, 낮은 25-비타민 D와 유방암 사이의 연관성을 재차 입증했다. 이들 통계 자료는 비슷한 위도에 있는 다른 나라들에서도 재현될 가능성이 있다. 자신의 연구들에 기초해 윌리엄 그랜트 박사는 유럽에서 햇빛 노출 결핍이 유방암으로 인한 사망의 약 25%를 초래한다고 추산한다. 최근 토론토대학의 줄리아 나이트(Julia Knight) 박사는 십대 및 젊은 성인 시절에 햇빛 노출을 가장 많이 받은 여성들은 햇빛 노출을 가장 적게 받은 여성들에 비해 유방암을 일으킬 위험이 60% 이상 감소되었다고 보고했다. 이 정도의 예방 효과를 보이는 약물이 개발된다면, 그래서 사람들이 흥분에 휩싸이는 모습은 그저 상상으로 족하지 않은가!

그렇다면 다시금 피부암 발생률은 어떤가? 햇빛 노출의 증가에 따라 상승하지 않을까? 매년 약 500명의 여성이 비흑색종 피부암으로 사망한다. 2만7,500명의 여성이 햇빛 과소노출로 조기 사망한다고 추산하는 상기 통계 자료를 고려한다면, 햇빛 과다노출로 조기 사망하는 매 1명에 대해 55명꼴로 여성이 햇빛 과소노출로 조기 사망한다는 점이 분명해진다.

나는 햇빛과 피부암에 관한 모든 질문에 대해서는 제8장에서 답할 것이다.

현재로선 진단 및 치료 시 더 많은 사람에게 사망을 일으키고 흔히 자비를 베풀지 않는 유형의 암들에 계속 초점을 맞춘다.

전립선암

심장발작과 폐암 다음으로 많이 남성의 사망을 초래하는 것이 전립선암이다. 미국에서만 매년 약 4만 명 이상의 남성이 전립선암으로 사망하는데, 이는 흑색종으로 사망하는 경우보다 10배 이상의 수치이다. 전립선암은 이 질환을 일으키는 남성 4명 중 1명에서 사망을 가져와, 가장 치명적인 유형의 암 중 하나이다.

남성들은 전립선암을 특히 두려워하는데, 이 유형의 암에 대한 수술적 치료가 자주 발기부전을 초래하기 때문이다. 2001년 8월 〈랜싯(Lancet)〉에 게재된 연구는 전립선암을 일으킬 위험이 햇빛 노출과 직접적인 관련이 있다는 사실을 입증한다. 이 연구는 햇빛에 얼마나 노출되었는지에 따라 사람들을 4개의 그룹으로 나누었다. 연구 참여자들 중 햇빛 노출 최하위 1/4은 최상위 1/4에 속한 사람들보다 전립선암을 일으킬 가능성이 3배 더 높았다. 최상위 1/4은 전립선암을 일으킬 위험이 66% 감소했다. 두 번째 및 세 번째 1/4에 속한 사람들도 햇빛 노출을 가장 적게 받은 최하위 1/4에 속한 사람들에 비해 전립선암에 걸릴 가능성이 현저히 더 낮았다. 또 다른 연구는 하루에 2,000IU의 비타민 D를 투여 받은 전립선암 환자들을 거의 2년에 걸쳐 장기간 살펴보았는데, 전반적으로 환자들은 전립선암의 활동성을 나타내는 지표인 전립선 특이 항원(prostate-specific antigen, PSA)의 수치 상승이 50% 감소했다.

약 600명의 남성만이 매년 비흑색종 피부암으로 조기 사망하나, 3만7,000명의 남성이 매년 전립선암으로 조기 사망한다. 따라서 햇빛 과다노출로 조기 사망하는 매 1명에 대해 55명꼴로 남성이 햇빛 과소노출로 조기 사망한다고 결론지을 수 있다. 흑색종(이 질환에서 과도한 햇빛은 여러 위험인자 중 하나에 불과하다)을 포함시킬 경우에도 수치는 여전히 일방적이다: 약 1명 대 10명.

결장암

결장과 그 인근 부위의 암은 때로 결직장암으로 알려져 있으며, 남녀에서 모두 발생한다. 유방암과 전립선암처럼 결직장암도 피부암보다 훨씬 더 자주 관찰되고 한층 더 치명적이다. 약 15만 명의 미국인이 매년 결장암을 진단받으며, 그 중 약 35%가 이 암으로 사망하게 된다. 결장암에 걸리는 이유로는 많은 기여요인이 있으나, 가장 흔히 인정되는 요인은 식사이다. 지방 함량이 높은 식사와 비유기농 비목초사육 붉은 고기는 특히 위험하다. 과일, 채소와 기타 자연의 비가공 및 유기농 식품이 풍부한 식사 같은 기타 식사는 결장암의 예방에 도움이 된다.

보스턴 소재 다나파버암연구소의 키미 Ng(Kimmie Ng) 박사가 주도해 2008년 〈임상종양저널(JCO)〉에 발표한 연구에 따르면 25-비타민 D의 혈중 수치가 높으면 결장암 환자들의 생존율이 48% 상승하는 것으로 밝혀졌다. 이 연구에서 Ng 박사와 연구팀은 1991년에서 2002년 사이 결장암을 진단받은 환자 304명에 관한 데이터를 수집했다. 연구에 참여한 모든 사람은 결장암을 진단받기 최소 2년 전 혈중 25-비타민 D의 수치를 측정 받았다. 환자들은 사망하거나 2005년 연구가 종료될 때까지 추적을 받았는데, 추적기간 동안 123명이 사망하였고 그 중 96명은 결장암 또는 직장암으로 사망했다. Ng 박사와 연구팀은 25-비타민 D의 수치가 가장 높은 환자들은 수치가 가장 낮은 환자들보다 결직장암으로 사망할 가능성이 39% 낮다는 점을 발견했다.

이와 같은 연구 결과는 세드릭 갈랜드 박사의 보고를 포함해 지난 10년 동안 이루어진 수많은 기타 보고와 일치한다. 갈랜드의 실험실은 혈중 25-비타민 D가 건강한 수치라면 결장암으로 사망할 가능성이 3배 낮다고 한다.

비타민 D는 어떻게 암을 사멸시키는가

비타민 D와 암 사이의 연관성은 최근에서야 의학계 전반에서 강한 발판을 마련했을지도 모르나, 그 연구는 오래 전에 시작됐다. 1980년대가 끝날 무렵 나는 작지만 규모가 커지는 의과학자들의 움직임에 속해 있었는데, 그들은 내가 오래 전에 발견한 비타민 D의 활성형이 뼈 건강을 훨씬 넘어서는 혜택을 제공한다고 믿었다. 우리는 햇빛이 더 많은 기후에서 사는 사람들의 암 및 심장질환 발병률이 더 낮은 것은 햇빛 노출로 생성되는 비타민 D가 어떻게든 전신의 세포들에게 유익하기 때문이라는 이론을 정립했다. 당시에 몇몇 연구가 이를 지지하였으나, 정확히 무엇이 이를 일으키는 것일까?

나의 동료 연구자들은 햇빛과 세포 건강 간의 관계를 성공적으로 입증하였지만, 햇빛과 비타민 D 생성의 증가가 세포 건강에 유익한 이유와 관련한 그들의 결론이 정확하지 않다고 믿었다. 그들은 비타민 D가 뼈 건강에 유익하다고 우리가 이해하는 것과 동일한 방식으로 전신의 세포들에게 유익하다고 생각했다. 즉 햇빛을 더 많이 받을수록 혈류를 순환하는 25-비타민 D도 더 많으며, 이는 신장에 의해 활성형 비타민 D로 전환될 수 있다. 이 이론에 따르면, 그런 다음 이 활성형 비타민 D는 신장에 의해 신체의 서로 다른 부위들로 보내지고 거기서 서로 다른 세포군의 성장을 조절하고 악성화를 방지함으로써 그들 세포군에게 유익하다고 한다. 이 이론은 햇빛과 식사로부터 비타민 D를 더 많이 받을수록 신장이 활성형 비타민 D를 더 많이 만들 것이라고 가정한다.

반면 나는 상당히 다르게 생각했다. 당시에 나의 이론은 이설로 여겨졌으며, 만일 나의 동료들과 내가 그것을 입증하지 못하였다면 아마도 여전히 그랬을 것이다. 우리는 활성형 비타민 D가 비정상적인 세포 증식의 가장 강력한 억제자들 중 하나라는 사실을 이해하고 있었으나, 햇빛과 식사를 통해 체내에 아무리 많이 25-비타민 D의 공급을 증가시킨다고 해도 신장이 활성형 비타민 D를 추가로 만들게 할 수는 없다는 점을 알고 있었다. 나는 신장이 생성할 수 있는 매우 제한된 양의 활성형 비타민 D가 우리가 확인한 모든 세포 혜택을 담당할 수 있다고 생각하지 않았다. 다시 말해 신장이 비타민 D라는 나라에서 유일한 통치자일 수는 없다. 나는 활성형 비타민 D의 또 다른 공급원이 있어야 한다고 믿었다.

나와 동료들이 제안한 것은 전신의 세포들이 신장이 공급하는 불충분한 활성형 비타민 D에 의존할 필요가 없다는 것이었는데, 각각의 세포군도 25-비타민 D를 활성형 비타민 D로 전환하는 효소 체계를 갖추고 있기 때문이다. 다시 말해 세포들은 멀리서 신장이 보내주는 활성형 비타민 D에 의존할 필요 없이 현장에서 나름의 활성형 비타민 D를 만들 수 있다는 것이다. (이 얘기가 친숙하게 들린다면 내가 앞서 그에 대해 약간 다른 각도에서 그리고 보다 넓은 맥락에서 얘기하였기 때문일 것이다.)

우리는 게리 슈워츠(Gary Schwartz) 박사 및 나의 동료 타이 천(Tai Chen) 박사와 공동으로 실시해 1998년 발표한 연구에서 이 이론을 입증했다. 우리의 연구 결과는 의과학계가 비타민 D와 세포 및 장기 건강 간의 관계를 인식하는 방식을 완전히 바꿔놓았다.

이 연구에서 우리는 정상 전립선 세포를 25-비타민 D에 노출시켜 무슨 일이 일어날지를 알아보았다. 이들 세포는 25-비타민 D를 활성형 비타민 D(1,25-비타민 D)로 전환했다. 그런 다음 우리는 전립선암 세포를 25-비타민 D에 노출시 켰다. 이들 세포는 암세포의 방식대로 무제한 증식하던 세포였다. 그런데 우리 가 전립선암 세포를 25-비타민 D에 노출시켰을 때, 이들 세포는 그 물질을 활성 형 비타민 D로 전환하였고 무질서한 증식을 멈췄다. 우리가 실제로 입증한 것 은 신장과 마찬가지로 정상 전립선 세포와 전립선암 세포도 활성형 비타민 D를 만들 수 있다는 점이었다. 그러나 신장에 의해 만들어진 활성형 비타민 D가 칼 슘 대사를 조절하고 뼈 건강을 촉진하는 것과는 달리, 전립선 내에서 생성된 활 성형 비타민 D는 건강한 세포 성장을 유지하는 일을 한다. 이러한 사실은 후속 연구들에서 확인되었을 뿐만 아니라, 나의 연구팀과 기타 연구자들에 의한 비슷 한 연구들에서도 비타민 D를 활성화하는 동일한 효소 체계가 결장, 유방, 폐 및 뇌의 세포에도 존재하는 것으로 밝혀졌다.

이와 같은 연구 결과는 인체의 비타민 D 사용에 대한 기타 신비를 더 많이 이 해하는 데 도움이 됐다. 신장에서 활성화된 비타민 D는 특히 장과 뼈로 이동하 여 칼슘 대사를 조절한다. 그래서 만일 신장이 활성형 비타민 D를 훨씬 더 많이 만든다면, 고칼슘혈증(hypercalcemia, 혈중 칼슘 수치가 높은 현상)과 고칼슘뇨 증(hypercalciuria, 요중 칼슘 수치가 높은 현상)처럼 부정적인 건강 결과가 초래될 것이다. 대신 인체는 영리하게도 체내의 기타 조직 및 세포가 비타민 D를 활성 화할 수 있도록 한다. 신장이 없는 환자는 순환혈액에 활성형 비타민 D가 없다. 그러므로 과거에는 의학계가 오직 신장만이 활성형 비타민 D를 만든다고 생각 했다. 나의 실험실과 기타 실험실들이 보여준 바는 인체는 더 똑똑해 전립선, 결 장과 유방에서 국소적으로 비타민 D를 활성화할 수 있다는 것이었다.

국소적으로 생성된 활성형 비타민 D는 세포 성장과 기타 세포 기능을 조절 하는 최대 2,000개의 서로 다른 유전자를 조절하고, 췌장에서 인슐린을 생성하 며, 신장에서 레닌(renin) 호르몬의 생성을 조절할 수 있다. 일단 이들 기능을 수행하였으면, 활성형 비타민 D는 25-비타민 D-24-수산화효소(25-vitamin D-24-hydroxylase)를 만들어내는데, 이는 활성형 비타민 D를 급속히 파괴하는 효소이다. 활성형 비타민 D는 절대로 세포에서 나가지 못하므로 그 정체를 혈류에서 결코 알아채지 못한다. 그것은 자신의 과제를 현장에서 끝내고는 본질적으로 자살하는 지뢰와 같다. 인체가 어떻게 자기조절을 하는지 보여주는 또 하나의 훌륭한 예이다.

이러한 발견의 결과는 상상을 초월하는 것이다. 우리는 햇빛 노출이 왜 암 발생률에 그토록 현저한 영향을 미치는지와 관련해 가능한 이유를 발견했다. 햇빛에 더 많이 노출되고 비타민 D가 더 많이 만들어지면, 그것은 간에 의해 25-비타민 D로 전환될 수 있고, 이는 전립선, 결장, 난소, 유방, 췌장, 뇌와 아마도 대부분의 기타 조직에 의해 활성화되어 건강하지 못한 세포 성장을 막을 수 있다. 25-비타민 D를 더 많이 만들수록 질환에 걸리기 쉬운 이들 조직이 더 건강해질 것이다. 우리는 신장이 공급하는 활성형 비타민 D에 의존할 필요가 없기 때문에, 피부에서 햇빛의 작용으로부터 혹은 비타민 D_2 또는 D_3의 보충으로부터 기원하는 25-비타민 D를 그저 풍부하게 공급받으면 암을 예방하는 엄청난 능력을 보유할 수 있다. 활성형 비타민 D의 강력한 합성형 신제품도 암 성장을 억제할 수 있는지 알아보기 위해 연구가 진행되고 있다.

세포에 대한 비타민 D의 예방 작용을 고려한다면 활성형 비타민 D를 암 치료제로 사용할 가능성을 타진하는 것이 논리적인 듯도 하지만, 암 이야기에는 이해할 필요가 있는 부분이 더 있다. 한 가지는 암세포가 영리하다는 것이다. 일단 암이 발판을 마련하면, 그들 암성 세포는 유전자의 발현을 조절하는 단백질인 전사인자(transcription factor)를 더 많이 만들기 시작한다. 그리고 그러한 전사인자의 하나인 스나일(Snail)이 비타민 D 수용체와 결합해 그 기능에 장애를 유발한다. 일단 그런 일이 일어나면, 활성형 비타민 D는 더 이상 유전자 발현을 조절할 수 없으므로 더 이상 세포에 작용하여 세포를 보호할 수 없다. 그것은 꺼져버린 스위치와 같다. 암성 세포는 본질적으로 활성형 비타민 D와의 거래가 폐쇄되고 자신의 장치에 맡겨져 계속해서 증식해 인근 조직에 해를 입힌다.

암 발생의 새 모델?

비타민 D가 암을 완전히 예방하고 치유할 수 있다고 말하는 것은 과장이지만, 일부 과학자는 암에 대해 완전히 새로운 이론을 제안할 정도로 과감하다.

지난해만도 갈랜드 형제는 체내에서 암 발생의 배후에 또 다른 이야기가 있을 가능성을 제기했다. 현재의 과학적 모델은 유전자 돌연변이가 암의 기원 지점이라고 가정한다. 그러나 그러한 가정이 틀린다면 어떨까? 암이 어떻게 발생하는지를 설명하는 또 다른 방식이 있다면 어떨까? 이러한 것이 갈랜드 형제가 제기한 질문들로, 〈역학회보(AE)〉에 발표되어 즉각 미디어의 주목을 받았다.

먼저 세드릭 갈랜드 박사와 연구팀은 세포들이 건강하고 정상적인 방식으로 서로 결합하는 능력을 상실할 때 암이 발생한다고 시사하는 다수의 연구를 지적했다. 그는 계속해서 이러한 암의 초기 유발에서 핵심 인자는 비타민 D 결핍일지도 모른다고 주장한다. 갈랜드 박사에 따르면 활성형 비타민 D가 충분히 존재하면 세포들이 조직에서 서로 결합하고 정상적이면서 성숙한 세포로 작용한다는 사실을 연구자들이 입증했다고 한다. 그러나 활성형 비타민 D가 결핍되어 있으면 세포들이 이렇게 서로 결합하는 특성과 아울러 분화 세포로서 자신의 정체성을 상실할 수 있다. 그 결과는? 그러한 세포들은 위험하고 미숙한 상태로 되돌아가고 암성 세포가 될 수 있다.

갈랜드 박사는 이러한 과정의 발생을 멈출 수 있는 것은 체내에서 비타민 D의 풍부한 공급이라고 말한다. 활성형 비타민 D가 충분히 존재하면, 온전한 비타민 D 수용체를 가진 세포들 사이에 연결이 재확립됨으로써 암 발생 과정의 첫 단계가 멈출 수 있다. 활성형 비타민 D가 없으면, 세포에게 그 진로를 바꾸도록 도와주는 작용도 없다.

이와 같은 암의 원인에 대한 새 모델을 갈랜드 박사와 동료들은 DINOMIT라고 한다. 각각의 철자는 암 발생의 서로 다른 단계를 의미한다: D는 분리(disjunction), 즉 세포들 사이에 의사전달의 상실을 말한다; I는 시작(initiation), 즉 유전자 돌연변이가 역할을 하기 시작할 때를 의미한다; N은 가장 빠르게 증식하는 암세포들의 자연 선택(natural selection)을 말한다; O는 세포들의 과도증식(overgrowth)을 의미한다; M은 전이(metastasis), 즉 다른 조직들로 암이 퍼지는 것을 나타낸다; I는 퇴행(involution) 그리고 T는 이행(transition)을 말하며, 둘 다 암에서 발생할 수 있고 비타민 D를 증가시켜 변경시킬 가능성이 있는 잠복 상태이다.

이러한 이론이 진실인 것으로 입증될 수 있을지 여부는 향후 연구들이 말해줄 것이다. 비타민 D 결핍과 암 발생 사이에 가능성 있는 인과적 연관성에 대한 단서들이 지난 몇 년에 걸쳐 급속히 축적되어 왔다. 의심할 여지없이 더 많은 단서가 계속해서 쌓여 햇빛은 항상 나쁘고 피부암이 모든 사람의 우려 목록에서 가장 우선시되어야 한다고 쉴 새 없이 떠드는 사람들의 수다를 서서히 잠재울 것이다.

연구들은 얼마든지 더 열거할 수 있으며, 비타민 D를 많은 암과 연관시키는 이론들은 200건 이상의 역학 연구에서 검정과 확인을 받았다. 아울러 비타민 D의 암 연관성과 관련해 생리학적 기초에 대한 이해를 제공하는 실험실 연구도 2,500건 이상 실시됐다. 직접 확인해보라. 구글에서 '비타민 D와 암'이라고 치면 수천 개 링크의 논문과 글들이 세계적으로 가장 권위 있는 대학 및 연구 센터들에서 쏟아져 나올 것이다.

하지만 이와 같은 낙관적인 동전의 이면에는 대부분의 암 환자가 비타민 D 결핍이라는 사실이 있다. 기타 연구들과 아울러 나 자신의 연구들에서도 이와 같은 사실이 입증되었으며, 일반 인구에서 25-비타민 D는 대부분의 경우에 몹시 결핍되어 있다는 점을 고려한다면 이는 놀라운 사실이 아니다. 이러한 사실과 더불어 암 환자들은 대개 건강이 좋지 않으므로 밖에 나가 활동하지 못하고, 흔히 배탈이 나므로 그리 잘 먹지 못해 식사에 함유되어 있는 얼마 안 되는 비타민 D조차 완전히 흡수하지 못한다. 나의 연구팀은 암 환자들에게 비타민 D를 제공하면 건강이 더 좋아진다는 점을 발견했다. 그들의 근력이 향상되고 전반적인 행복감도 상승한다.

심장질환의 저하

서로 다른 위도에서 혈압 수치들을 보여주는 125페이지의 그림을 다시 살펴보면, 적도에서 멀리 떨어져 살수록 혈압도 높아진다는 사실을 알게 된다. 뭐 때문인가? 그건 공기에 있는가? 물? 음식? 아니, 그건 하늘에 있다. 즉 햇빛, 다시 말해 그것의 결핍에 있다.

체내에서 비타민 D의 작용 때문에, 햇빛 노출은 심장 및 순환기 질환에 현저한 영향을 미친다. 고혈압은 뇌졸중과 심장발작의 주요 원인이 되는 매우 심각한 질환이다. 햇빛이 많은 기후에서 사는 사람은 연중 특정 시기에 햇빛이 더 적은 곳에서 사는 사람보다 고혈압을 일으킬 가능성이 더 적다. 사람들은 겨울보다 여름에 더 건강한 혈압을 보이는 경향이 있는데, 가용한 햇빛이 더 많으므로 체내에서 비타민 D가 더 많이 생성되기 때문이다. 동일한 양의 햇빛에 노출될 경우에 피부가 더 흰 사람들이 피부가 검은 사람들보다 더 건강한 혈압을 나타내는데, 비타민 D의 수치가 보다 높은 덕분이다(피부가 더 검을수록 피부에 멜라닌도 더 많아, 결과적으로 햇빛으로부터 비타민 D를 생성하기가 더 어렵다). 이제는 햇빛이 더 많은 기후에서 사는 사람들이 심장발작을 덜 일으킨다는 구체적인 증거가 있다. 심부전도 비타민 D 결핍과 연관이 있다.

문제의 본질

현재 과학자들은 세포 성장에 대한 활성형 비타민 D의 작용기전에 관해 우리가 실시한 연구의 결과가 심장 및 순환기 건강, 특히 혈관에 중요한 세포와도 관련이 있다고 믿는다. 혈관은 그를 통해 혈액이 전신으로 순환하는 관 모양의 통로(동맥과 정맥)이다. 고혈압은 혈관이 뻣뻣하고 좁아져 그 내부에서 압력이 증가하는 경우에 일어날 수 있다.

전신의 다양한 세포에 비타민 D 수용체가 있고 이들 세포가 비타민 D를 활성화한다는 사실을 입증하는 연구 결과로 인해 나와 기타 과학자들은 혈관의 세포에도 비타민 D 수용체가 있다는 결론을 내렸다. 혈관에 대한 비타민 D의 효과는 혈관을 이완시키고 보다 유연하게 하는 것이다. 비타민 D는 두 가지 방식으로 이러한 일을 한다. 비타민 D는 체내에서 혈압과 수분 균형을 조절하는 복잡한 호르몬계인 레닌-안지오텐신계(renin-angiotensin system)가 혈관에 미치는 영향을 줄이며, 직접 혈관과 평활근에 작용하여 이들을 이완시킨다. 따라서 혈액이 혈관을 통해 보다 효율적으로 흐르는데, 혈관 벽에 가해지는 압력이 더 적기 때문이다. 게다가 25-비타민 D의 수치가 낮으면 칼슘이 동맥벽에 축적되어 위험한 지방반(fatty plaque)의 형성을 촉진할 수 있다. 그리고 이러한 지방

반의 파열은 혈관 폐쇄 및 혈전을 초래하고 이는 심장발작, 심부전과 뇌졸중의 직접적인 원인이다.

동시에 비타민 D 결핍으로 인해 장으로부터 칼슘이 적절히 흡수되지 않으므로 뼈에 칼슘이 부족할 수 있다. 이는 이중의 불행이 된다: 더 약한 뼈 그리고 칼슘이 엉뚱한 부위에 축적되므로 병난 동맥. 이렇게 동맥이 굳는 현상은 죽상경화증으로도 알려져 있다.

> 골다공증이 있는 여성들은 동맥벽에 칼슘이 더 많은 경향이 있으며, 강하고 치밀한 뼈를 가진 여성들보다 심장사 위험이 더 높다.

낮은 25-비타민 D와 심혈관 문제 사이의 연관성에 대한 연구는 20년 전으로 거슬러 올라간다. 1990년 오클랜드대학의 로버트 스크래그(Robert Scragg) 교수는 심장발작 희생자들이 건강한 대조군보다 25-비타민 D의 수치가 더 낮다는 연구 결과를 발표했다. 그의 연구팀은 179명의 심장발작 환자로부터 증상 발생 12시간 이내에 채취한 혈액 샘플과 건강한 사람들로부터 같은 날 채취한 또 다른 혈액 샘플을 검사했다. 이 대조군은 연령 및 성별 분포 면에서 심장발작 환자들과 매칭을 이루었다. 스크래그 박사 연구팀은 심장발작 환자들이 건강한 대조군보다 25-비타민 D의 평균 수치가 현저히 더 낮다는 사실을 발견했다. 심장발작의 위험은 25-비타민 D의 수치가 낮은 사람들보다 높은 사람들에서 57% 더 낮은 것으로 추산됐다.

2002년 샌프란시스코 소재 캘리포니아대학의 폴 바로시(Paul Varosy) 박사가 이끈 연구팀이 앞서 골다공증성 골절 연구에 참여한 65세 이상 여성 거의 1만 명을 살펴본 연구에서 더 많은 증거가 나왔다. 이들 여성의 일부는 과거에 비타민 D 보충제를 복용했거나 계속해서 복용하고 있었다. 바로시 박사는 보충제의 복용이 이 여성들이 심장 관련 문제들을 일으킬 위험에 어떠한 영향을 미치는지 알아보고자 했다. 이 여성들을 평균 약 11년 동안 추적한 후, 그는 비타민 D 보충제를 사용한 여성들은 그렇지 않은 여성들에 비해 심장질환 관련 사망 위험이 31% 낮다는 사실을 확인했다. 연구팀은 이어 칼슘 보충제의 사용은 연구 결과에 영향을 미치지 않았다고 지적했다. 또한 연구팀은 식사, 유전, 생활습관, 건강 상태, 교육 등 연구 결과를 잠재적으로 왜곡시켰을 수도 있을 기타 요인들을 배제할 수 있었다.

나는 지난 20년에 걸쳐 여러 연구에 참여하여 UVB 조사(irradition)가 심장 건강에 미치는 영향을 연구했다. 롤프데이터 크라우스(Rolfdeiter Krause) 박사 및 나와 동료들은 고혈압 환자들을 선탠 베드에서 UVB 조사에 규칙적으로 노출시키면 혈압이 정상화된다는(다시 말해 더 건강해진다는) 사실을 발견했다. 이러한 연구들 중 가장 잘 알려진 것은 1998년 〈랜싯(Lancet)〉에 발표됐다. 이 연구에서 우리는 고혈압 환자들을 주 3번 3개월 동안 선탠 베드에서 UVB 조사에 잠시 노출시키면 혈중 25-비타민 D가 180% 상승하고 확장기 혈압이 6mmHg 그리고 수축기 혈압이 6mmHg 하락해 정상 범위로 돌아온다는 사실을 입증했다. (이는 대략 대부분의 혈압약이 가져오는 정도의 효과이지만 불쾌한 부작용을 동반하지 않는다!)

우리가 UVB 조사가 몸에 온열 및 이완 환경을 조성하기보다는 이러한 변화를 일으키는 작용을 하는지 어떻게 알았을까? 우리는 UVA 선탠 베드를 사용해 별도의 고혈압 환자군에게 동일한 치료를 제공하였으나, 이는 25-비타민 D의 수치 또는 혈압에 차이를 가져오지 못했다. 반면 위의 환자들을 추적한 9개월의 전 기간 동안, 선탠 베드 치료를 지속한 환자들은 보다 건강하고 더 낮은 혈압을 유지했다. 고혈압은 심장발작과 뇌졸중은 물론 신부전의 주요 원인이기 때문에 미국과 나머지 선진국들에서 사망의 주요 원인 중 하나라는 사실을 명심해야 한다.

또한 나와 동료들은 고혈압 이외의 심장 건강 분야들을 연구했다. 나는 말테 뷔흐링(Malte Bühring) 및 롤프데이터 크라우스 박사의 선구적인 연구 결과를 확인하기 위해 일단의 심장질환 환자들을 UVB 조사에 주 3번 1개월 동안 노출시킨 연구팀의 일원이었다. 이런 식으로 체내 25-비타민 D의 수치를 증가시켰더니 심장 건강이 다양한 방식으로 향상됐다: 심근 근력(혈액 펌프 능력으로 측정함)이 증가하였고 심근 부담(heart strain, 안정시 및 비안정시 심박수와 젖산의 축적으로 측정함)이 감소했다. 우리의 연구들과 기타 연구팀들의 노력은 심장 건강에 UVB의 유익함이 운동 프로그램의 경우와 비슷한 수준이라는 점을 보여준다. 그리고 앞서 말하였듯이 신체 운동과 결합하면 UVB 노출은 아주 유익한 결과를 가져오는 것으로 나타났다.

> 고혈압이 있는 사람들을 햇빛을 받는 상황과 비슷하게 선탠 베드에서 주 3번 3개월 동안 UVB 조사에 잠시 노출시키면, 25-비타민 D의 혈중 수치가 180%나 증가하고 혈압이 정상 수준으로 저하될 수 있다(약물이 필요하지 않다).

2006년 이탈리아 연구팀은 390명의 당뇨병 환자를 대상으로 동맥 죽상반의 크기와 아울러 혈중 25-비타민 D의 수치를 측정했다. 그들은 무엇을 발견했을까? 25-비타민 D의 혈중 수치가 낮은 것은 죽상경화증이 심한 것과 강한 연관성이 있었다. 그해 나중에 동 연구팀은 제2형 당뇨병을 진단받는 사람 5명 중 3명꼴로 비타민 D 결핍이라는 점을 발견했다. 비타민 D 결핍 비율은 당뇨병 환자들에서 61%인데 비해 비당뇨 대조군에서는 43%에 불과했다. 이는 동 연구팀의 이전 연구 결과와 일치하는 것으로, 그에 따르면 심혈관 질환이 있는 당뇨병 환자들의 31%가 아울러 25-비타민 D의 혈중 수치가 낮을 가능성이 아주 높았다.

가장 최근에 하버드의대의 토마스 왕(Thomas Wang) 박사가 주도해 미국심장협회(AHA) 저널 〈서큘레이션(Circulation)〉에 발표한 연구는 비타민 D 결핍과 심장발작, 뇌졸중 및 기타 심혈관 질환의 관계와 관련해 놀라운 통계 자료를 공개했다. 연구팀은 1,739명의 참여자를 5년 동안 추적하면서 정기적인 혈액 검사로 25-비타민 D의 수치를 평가했다. 참여자들의 평균 연령은 59세였다. 모든 참여자는 백인이었고 심혈관 질환 과거력이 없었으며, 프레이밍엄 심장연구(Framingham Heart Study)라는 획기적인 다세대 연구에 원래 참여한 사람들의 자손이었다.

25-비타민 D의 수치가 낮은 참여자들은 혈중 수치가 높은 참여자들보다 연구 기간 중 심장발작, 심부전 또는 뇌졸중을 포함해 심혈관 질환을 경험할 가능성이 60% 더 높았다. 게다가 또 다른 연구는 실제로 심장발작을 일으키는 사람들이라도 비타민 D가 부족하거나 결핍되어 있는 것이 아니라 충분하다면 생존할 가능성이 더 높다는 사실을 입증했다. (이는 스크래그 박사가 20년 전에 관찰한 것을 아주 정확히 확인해준다는 점에 주목하라.) 그러한 상관관계는 연구팀이 당뇨병, 고혈압과 고콜레스테롤 같은 기타 위험요인들에 대해 보정한 후에도 여전했다. 비타민 D 결핍과 고혈압이 동시에 있었던 사람들은 비타민 D 결핍만 있었던 사람들에 비해 심혈관 질환 위험이 '2배'였다. 심장 및 순환기 건강을 UVB 조사로 치료한 연구들의 결과는 햇빛에서 시간을 보내는 사람들이 왜 혈압이 더 건강하고 전반적인 심장 건강이 더 좋은지를 보여준다.

2008년 미국두통학회(AHS) 50차 연례회의에서 마이애미 소재 라이언 휠러 두통치료센터의 스티브 휠러(Steve Wheeler) 박사가 자신의 이야기를 발표했을 때 비타민 D는 갈채를 받았다. 그는 의학문헌에서 비타민 D 결핍에 관해 집중적으로 읽어오던 차에 나의 여러 연구를 접하고는 만성 편두통을 앓는 자기 환자들에서 비타민 D의 상태를 살펴보게 됐다. 편두통은 독특한 유형의 두통으로 대개 머리 한쪽에 박동성 통증을 수반하고 구역과 광과민성을 동반한다. 편두통은 대부분 미스터리로 남아 있으나, 혈관 수축 및 뇌의 기타 변화와 관련이 있는 것으로 알려져 있다. 휠러 박사는 아무도 편두통을 앓고 있는 4,500만 명의 비타민 D 상태를 살펴본 적이 없지만 편두통 환자들은 심혈관 질환, 뇌혈관 질환 및 섬유근육통(이 모든 질환은 비타민 D 결핍과도 연관되어 있다)의 위험이 보다 높은 것처럼 흔히 기타 건강 문제도 가지고 있다는 점을 알게 됐다.

그러나 먼저 휠러 박사는 자신으로부터 시작했다. 편두통을 앓고 있는 그는 자신의 25-비타민 D 수치가 8.2ng/mL에 불과할 정도로 현저히 낮다는 사실을 알았다. 휠러 박사는 고무되어 즉시 자신의 환자들을 검사하기 시작하였고, 그가 단일의 외래환자 실험실에서 6개월에 걸쳐 평가한 환자 55명 중 41.8%에서 비타민 D의 수치가 최적 이하라는 점을 발견했다. 특히 이러한 41.8%의 사람들 가운데 27.3%는 부족 수준(20과 30ng/mL 사이)이었고 14.5%는 결핍 수준(20ng/mL 이하)이었다.

휠러 박사의 검사는 기타 연구들이 이전에 발견했던 사실을 확인했다. 그의 비타민 D 결핍 환자들에서 고혈압 및 제2형 당뇨병으로 향하는 추세가 있었다. 또한 그의 연구팀은 비타민 D 결핍 환자들에서 조기 발병으로 향하는 추세도 발견했는데, 두통(14.3세 대 18세)과 편두통(16.7세 대 22.2세)이 그랬다. 비타민 D 부족 환자들은 골감소증(osteopenia, 골다공증의 전구 질환)을, 결핍 환자들은 골다공증을 일으킬 가능성이 더 높았다. 이에 따라 휠러 박사는 비타민 D 결핍이 심혈관 질환을 일으키는, 인식되지 않고 있지만 치료 가능한 원인이고 편두통 문제를 악화시킬 수 있다는 결론을 내렸다.

질환의 저하는 계속된다

마지막으로 심혈관계와 관련해 지적하고 싶은 연구가 하나 더 있는데, 2009년 스웨덴 연구팀이 발표한 것이다. 이 연구는 25세에서 64세까지 연령마다 1,000명씩의 여성을 포함시켜 총 4만 명을 약 11년 동안 추적했다. 연구의 목표는 햇빛 노출 습관이 소위 정맥 혈전색전증(venous thromboembolism, VTE; 간단한 용어로 정맥에 생긴 피떡) 위험과 관련이 있는지를 알아보는 것이었다. VTE는 치명적일 수 있다. 약 60만 명의 미국인이 매년 VTE를 일으키며, 그 중 10만 명이 사망한다. VTE는 심부정맥 혈전증(deep vein thrombosis, DVT)을 포함하는데, DVT에서는 심부 정맥, 흔히 다리에서 혈전이 형성되고 이 혈전이 유리되면 폐로 이동해 폐 색전증(pulmonary embolism)을 유발한다.

여름 동안, 겨울 휴가 시, 또는 외국에 체류할 때 일광욕을 했거나 선탠 베드를 사용한 스웨덴 여성들은 그렇게 하지 않은 여성들보다 VTE 위험이 30% 더 낮았다. 이러한 수치는 과학자들이 인구학적 변수들에 대해 보정을 한 후에도 변화하지 않았다. VTE 위험은 기타 계절들에 비해 겨울에 50% 증가했다. 그리고 그리 놀라운 점은 아니지만, 여름에 가장 위험이 낮았다. 연구팀은 UVB 광선 노출이 더 많은 것이 이유라고 추정했다. 이는 비타민 D의 수치를 향상시키며, 이는 다시 신체의 항응고(항혈전) 속성을 증진시키고 파국을 부르는 그런 혈전의 예방에 도움이 되는 체내 상태를 향상시킨다.

고혈압: 침묵의 살인자

미국 성인 4명 중 1명(총 5,000만 명)은 고혈압이며, 60세 이상 미국인들의 절반 이상(67%)이 고혈압이다. 2025년에는 세계적으로 16억 명이 고혈압일 것으로 예상된다. 그 유병률에도 불구하고 고혈압은 증상이 없기 때문에 흔히 무시되거나 진단되지 않는다. 그러나 고혈압은 미국에서 첫 번째 및 세 번째 주요 사망 원인인 심장질환과 뇌졸중의 주요 위험요인이다. 고혈압은 미국이 만성 질환, 장애와 사망으로 시름하는 데 있어 주요 요인이다. 고혈압은 잠행성이고 치명적인 질환이라 때로 침묵의 살인자(silent killer)라고 불린다.

혈관에는 비타민 D 수용체가 있다. 미시간대학의 로버트 심슨(Robert U. Simpson) 박사가 오래 전에 입증하였듯이, 활성형 비타민 D는 심장 근육의 수축을 증진시키고 혈관 평활근의 기능을 향상시킨다. 활성형 비타민 D는 죽상경화증의 발생에서 주요 요인인 염증성 활동을 변경시킨다. 그리고 활성형 비타민 D는 신장에서 주요 혈압 조절 호르몬인 레닌을 조절한다는 증거가 있다. 비타민 D가 혈압의 조절에 적극적인 역할을 한다는 증거가 쌓이면서 최근에 수많은 연구가 이루어졌으며, 연구자들은 계속해서 이 침묵의 살인자를 정복하기 위한 단서를 찾고 있다.

혈당과 대사 증후군

고혈압. 고혈당. 건강하지 못한 콜레스테롤 및 중성지방 수치. 과다 복부 지방. 가령 축구 경기나 대형 콘서트에서 미국 군중을 살펴보면서 그들 중 얼마나 많은 사람이 이 모든 상태에 해당하는지 체크해 세어보기 시작한다면, 6명 중 1명꼴일 것이다. 미국인 4,700만 명이란 얘기이다. 이들 상태를 집합적으로 이상한 이름인 대사 증후군(metabolic syndrome) 혹은 여전히 이상한 X 증후군(syndrome X)이라고 부른다. 직감적으로도 예를 들어 고혈압을 대사와 동일한 범주로 분류하지 못할지도 모르나, 이 모든 상태는 독특한 관계를 공유한다. 그리고 이들은 체내에서 결합되면 대단한 영향을 미칠 수 있다. 이들 위험요인은 혈관 및 심장질환 위험을 2배 증가시키며, 이는 심장발작과 뇌졸중을 초래할 수 있다. 이들은 당뇨병 위험을 5배 증가시킨다.

'당뇨병'이란 말을 들으면 대부분의 경우에 제2형, 소위 성인형 당뇨병과 관련이 있다. 이는 가장 흔한 유형의 당뇨병으로, 당뇨병 환자 2,360만 명 중 90

~95%가 제2형이다. 제1형처럼 이 유형도 신체가 당을 연료로 대사하는 능력을 저해하나, 제2형은 자가면역질환이 아니다. 제2형 당뇨병에서는 췌장의 베타 세포가 계속해서 인슐린을 만들지만, 지방이 너무 많으면 인슐린에 대한 저항이 생기므로 신체가 인슐린을 효과적으로 사용할 수 없다. 이러한 상태가 인슐린 저항 및 전당뇨병 단계이다. 질환이 진행되면서 몇 년 후 인슐린 생성이 느려지며, 그 결과는 제1형 당뇨병에서 발생하는 것과 비슷하다: 신체가 선호하는 유형의 에너지원인 포도당이 혈액에 쌓이고 신체는 그 주요 연료 공급원을 효율적으로 사용할 수 없다.

다음 장에서 자가면역질환으로 설명할 제1형과 달리, 이 유형의 당뇨병은 노화, 비만, 당뇨병 가족력, 신체 활동 부족 및 종족과 연관이 있다. 제2형 당뇨병 환자의 약 80%는 과체중이며, 이 때문에 이 유형은 비만율이 치솟은 상태에서 미디어의 조명을 그렇게 많이 받는 것이다. 일부 경우에는 식사 변화와 운동 습관을 통해 이 질환을 되돌릴 수 있다. 그러나 다른 일부 경우에는 이 질환의 유린이 장기적인 고투로 이어져 삶의 질을 파괴하고 의학적 난제라는 복잡한 수렁을 몰고 올 수 있다.

활성형 비타민 D는 인슐린 생성을 증가시킬 수 있기 때문에, UVB 조사(따라서 충분한 수치의 체내 25-비타민 D)가 제2형 당뇨병의 예방에 간접적인 역할을 할수도 있다는 점을 시사하는 연구 결과는 놀라운 것이 아니다. 비타민 D가 제2형 당뇨병 위험에 미치는 정확한 영향에 대해서는 아직 배워야 하겠으나, 충분한 비타민 D와 효율적인 세포 대사 사이의 분명한 연관성을 보여주는 증거가 계속해서 쌓이고 있다. 수많은 추적 연구가 제2형 당뇨병 환자들에서 일반적으로 25-비타민 D의 수치가 낮다는 사실을 일관되게 입증했다. 지난해만도 하버드 및 터프츠 과학자 팀이 〈영양저널(JN)〉에 25-비타민 D의 수치와 인슐린 저항성 간의 관계를 연구한 결과에 기초해 비타민 D의 상태가 제2형 당뇨병의 중요한 결정인자일 수 있다고 보고했다.

우리가 알고 있는 사실은 비타민 D 결핍이 인슐린 저항성 및 췌장 베타 세포 장애와 모두 관련이 있다는 것인데, 베타 세포는 신체의 대사를 위한 인슐린의 공급원이고 비타민 D 수용체를 보유하고 있다. 생쥐로 실시된 연구들에서 25-비타민 D의 수치가 낮기 때문에 이러한 비타민 D 수용체가 제 기능을 하지 못하는 경우에 베타 세포는 인슐린을 분비하는 능력을 상실하는 것으로 나타났다.

2004년 UCLA 연구팀은 일반 인구를 대상으로 대사 증후군에서 비타민 D의 역할을 살펴본 CARDIA(Coronary Artery Risk Development in Young Adults, 젊은 성인들에서 관상동맥 위험의 발생) 연구를 보다 심층적으로 분석한 결과를 공개했다. CARDIA 연구는 미국의 4개 대도시 지역에서 표본 추출한 18 ~30세 흑인 및 백인 성인 3,157명을 대상으로 했다. 연구 결과에 따르면 과체중 성인들 사이에서 사람들이 우유를 더 많이 마실수록 인슐린 저항일 가능성이 더 낮았다. 사실 수치는 가히 놀라울 정도이다. 즉 유제품을 가장 많이 섭취한 사람들은 대사 증후군의 발생률이 72% 더 낮았다. 연구는 유제품 섭취가 제2형 당뇨병 및 심혈관 질환 위험을 감소시킬 수 있다는 결론을 내렸다. UCLA 연구팀은 이러한 결론을 자신의 연구에서 확인하였고 25-비타민 D의 수치가 높은 것이 이렇게 위험이 낮은 것과 어떻게 상관관계를 가지는지에 관해 구체적으로 보고했다.

한층 더 흥미로운 것은 비타민 D와 칼슘(영향력이 큰 영양소 짝으로 제9장에서 다시 살펴본다)이 함께 당뇨병 위험의 감소에 미칠 수 있는 영향을 연구한 결과들이다. 2006년 〈당뇨병 관리(Diabetes Care)〉 저널에 게재된 한 대규모 연구는 중년 여성들을 살펴보았는데, 높은 일일 섭취량의 비타민 D(800IU 이상)와 칼슘(1,200mg 이상)이 33% 더 낮은 위험의 제2형 당뇨병과 연관이 있다는 결론을 내렸다.

제2형 당뇨병 환자들은 악순환에 빠지는 경향이 있는데, 체중 문제와 싸우고 운동할 에너지 또는 동기가 부족해 기타 건강 문제(과로한 장기에서 수면 부족에 이르기까지)를 촉발한다. 그들의 질환에서 유래하는 잠재적인 위험들 및 그로 인한 이차 질환들의 수는 거의 무한하다. 게다가 모든 부위에 긍정적인 영향을 미칠 수 있는 비타민 D의 결핍을 고려한다면, 이 문제의 규모와 복잡성을 쉽게 헤아릴 수 있다. 이와 같은 악순환의 고리를 끊기 위해서는 대개 생활습관과 식사를 완전히 변화시켜야 하고, 아울러 체중 감량 노력을 방해하고 호르몬 불균형을 영구화할 수 있는 스트레스 수준의 감소에 집중해야 한다.

지난 몇 년 사이 현재 보험통계표를 바꾸고 있는 십대들이 주목을 받았다. 청소년들 사이에 치솟는 비만율은 실제로 그들의 수명을 변화시켜 부모들에 비해 수명이 2~5년 단축될 수도 있다. 그리고 새 연구는 이 연령층에서 25-비타민 D의 수치가 낮은 것을 고혈압 및 고혈당(심장질환의 위험요인들이자 대사 증후군과 관련된 상태들)과 연관시키고도 있다.

존스홉킨스 블룸버그 공중보건대학원의 제러드 라이스(Jared Reis) 교수가 이끈 연구팀은 십대들(12세에서 19세 사이의 소년소녀 3,600명) 가운데 25-비타민 D의 수치가 가장 낮은 청소년들은 수치가 그보다 더 높은 청소년들에 비해 고혈압 및 고혈당을 일으킬 가능성이 2배 이상이라는 사실을 발견했다. 또한 그들은 25-비타민 D의 수치가 최적인 청소년들보다 대사 증후군을 일으킬 가능성이 4배 높았다. 비타민 D 결핍의 패턴은 수치가 흑인들이 가장 낮고 다음이 멕시코계 미국인들이며 백인들이 가장 높다는 점에서 앞서의 연구 결과들과 일치하였으나, 십대들 모두가 결핍을 보였다. 이와 같은 건강 문제의 배후에 비타민 D가 어느 정도 자리하는지 그리고 이들 문제의 예방, 치료 및 역전에 비타민 D가 얼마만큼 영향을 미칠 수 있는지는 추가 연구를 통해 밝혀질 것이다.

당신에게 비타민 D 결핍인 십대가 있는가? 새 연구는 비타민 D의 수치가 낮은 십대들이 고혈압 및 고혈당 위험이 높다는 사실을 입증하는데, 이들 상태는 심장질환과 기타 심각한 질환들을 초래할 수 있다.

제5장

면역 찾기

비타민 D가 병원균과 자가면역질환에 대항하는 인체의 비밀병기가 될 수 있을까?

〈뉴욕타임스〉나 CNN의 질문에 답하는 외에, 내가 가장 자랑스러워하는 순간의 일부는 〈피플〉, 〈내셔널 인콰이어러〉 및 〈글로브〉(〈보스턴 글로브〉가 아니라 슈퍼마켓 계산대에서 보게 되는 타블로이드 신문)와 같은 대중적인 출판물에 보도된 후 피드백에 답하는 것이었다.

1980년대 말 어느 금요일 오후 나는 한 피부과학회 회의에 가서 활성형 비타민 D를 사용하여 건선을 치료한 나의 임상연구에 대해 강연했다. 그때는 활성형 비타민 D를 연고로 국소적으로 도포하면 이 고통스런 피부 질환에 현저한 효과를 보인다는 내용의 연구를 저널에 게재하려 한 직후였다. 당시 〈뉴잉글랜드의학저널(NEJM)〉은 나의 제출을 딱 잘라 거절했다. 그에 낙심하지 않고 나는 몇몇 호기심 많은 사람은 귀 기울여주리라 기대하면서 현지 피부과 의사들에게 가서 나의 연구 결과를 보고하기로 했다.

짐작할 수 있듯이 주말 전날의 그 시간에는 참석하는 사람이 많지 않았다. 룸을 절반 정도 메운 참석자들은 주중 근무를 끝내길 열망하는 듯했다. 하지만 나는 〈보스턴 글로브〉가 독자의 관심을 끄는 얘기를 낚으려고 거기에 와 있다는 말을 들었다. 나는 내 연구 결과를 발표하였고 이를 건선의 새 치료법으로 권장했다. 나는 임상시험에서 바셀린에 활성형 비타민 D를 추가해 국소적으로 도포하면 건선을 유발하는 과도한 세포 증식을 현저히 감소시킬 수 있다는 사실을 입증했다. 그런데 내 얘기는 결국 몇 개월 후 다른 '글로브' 출판물(세계에서 두 번째로 가장 많이 읽히는 타블로이드 신문)에 채택되어 '건선의 돌파구 마련: 홀릭에게 전화하세요'라는 제목으로 기사가 나갔다(기사는 당시 인기 있던 황금시간대 멜로드라마 '다이너스티'에 대한 뉴스 바로 옆에 전략적으로 배치됐다).

그 다음 주 나의 전화통은 쉴 새 없이 울려댔다. 2만 명 이상의 건선 환자들이 내게 편지를 써서 내 연구에 참여하게 해달라고 부탁했다.

오늘날 내가 제안한 방법은 건선에 대한 1차 치료법의 하나가 되었다. 나는 미국의 어느 피부과 의사에 비하더라도 가장 큰 건선 환자 집단의 하나를 가지게 되었고 계속해서 건선 환자들을 활성형 비타민 D로 치료하고 있다.

몸의 배신

몸이 자신을 배반해 면역계에게 자신의 조직과 세포를 공격하라고 명령함으로써 해를 입히는 것은 이해하기 어려울 수도 있다. 그러나 이는 바로 다발성 경화증, 제1형 당뇨병과 류마티스 관절염 같은 자가면역질환(autoimmune disease)의 경우에서 일어나는 일이다. 이들은 순수하게 과학적 및 진화적 관점에서 연구하고 이해하려 하기가 가장 곤혹스런 질환 또는 상태에 속할 수 있다. 대자연은 어떻게 이러한 일을 일어나게 할 수 있을까? 자가면역질환을 유발하는 것은 얼마나 많을까? 우리가 어긋난 면역계를 다시 맞출 묘책을 발견하게 될까?

건선은 일반적으로 '자가면역질환'으로 분류하지만 실제로는 자가면역질환이 아니다. 내가 왜 이를 자가면역질환이라고 부르기를 좋아하지 않는지는 이 장에서 약간 나중에 설명할 것이다. 하지만 건선은 보다 공식적인 자가면역질환과 함께 관심을 기울일 만한데, 이 질환은 그 진행 과정의 어느 시점에서 면역계를 끌어들이기 때문이다. 건선 얘기를 놓고는 계속해서 논란이 일고 있으나, 아직 비밀이 완전히 풀리지 않고 있으면서 진짜 자가면역질환 혹은 다른 어떤 것으로 분류되어 있는 미스터리한 자가면역질환들도 대부분 마찬가지이다. 한 가지는 분명하다: 건선은 아마도 알려진 지 가장 오래된 인간 질환의 하나이고 동시에 가장 잘못 이해되고 있는 질환의 하나일 것이다. 마찬가지로 비타민 D는 지구상에서 가장 오래된 호르몬이고 가장 잘못 이해되고 있는 영양소의 하나일 것이다. 이 둘은 정말로 묘한 짝이다.

인체의 자동화기

분명 당신은 고등학교 생물수업에서 면역계에 대해 약간의 기억을 떠올릴 것이다. 바이러스와 세균 같이 침입하는 미생물에 대해 인체를 방어하는 특수 세포들로 이루어진 복잡한 체계 말이다. 면역계는 이들 불청객을 공격하는 항체 또는 감작 림프구(sensitized lymphocyte)라는 특수한 종류의 백혈구를 생성함으로써 이와 같은 일을 수행한다.

면역계가 제대로 작동하면 동료 세포를 공격하지 않으며, 진짜 무단침입자의 위협에만 반응할 것이다. 그러나 뭔가 잘못되면 면역계가 오작동하고 항체와 감작 림프구에게 자기 몸의 세포를 공격하라고 신호할 수 있다. 이는 대개 약물, 세균 또는 바이러스에 의해 면역계가 외부 교란을 받고 자가면역질환에 대한 유전적 소인이 겹쳐져 발생한다. 침입자에 대처하기 위해 설치된 바로 그 시스템이 침입자에 의해 속임을 당할 수 있듯이, 인체가 자기 자신의 설계에 의한 희생자가 될 수 있다는 점은 아이러니일지도 모른다. 그렇기는 하지만 외부 침입자가 아주 다양한 자가면역질환의 유발자임을 시사하는 증거가 쌓이고 있다. 밝혀지듯이 면역계는 우리가 바라는 것처럼 실수를 범하지 않는다고는 볼 수 없다. 그러나 이는 면역계가 비타민 D와 연관되어 있다는 주장을 한층 더 강화한다.

최근에 밝혀졌듯이 세계적으로 자가면역질환이 이상하리만큼 발생하는 주요 이유의 하나는 면역계의 비타민 D 수용체일 수 있다. 면역세포는 비타민 D 수용체(VDR)를 보유하기 때문에, 신체가 햇빛 노출로부터 생성하는 비타민 D가 그들에게 유익할 수 있다. 요컨대 그러한 수용체를 보유할 목적과 그에 따라 비타민 D가 거기에 작용할 필요가 없다면 이들 세포가 왜 그런 수용체를 갖고 있겠는가?

그리고 앞서 살펴보았듯이 비타민 D는 세포 건강의 기타 분야도 촉진하며, 이에 따라 바람직하지 않은 자가면역반응을 일으킬 가능성은 덜하다. 다시 말해 신체가 최적으로 기능을 발휘하고 그 세포 임무의 수행에 필요한 모든 성분을 가지고 있다면, 건강 상태는 이상적이고 매일 의식 없이 일어나는 수백 만 건의 반응 어딘가에서 사고가 일어날 가능성은 준다. 햇빛 노출이 자가면역질환을 예방하는 효과적인 조치라는 증거가 쌓이고 있기 때문에, 활성형 비타민 D와 이의 합성형 물질(활성형 비타민 D 유도체라고 함)을 자가면역 요인이 있는 질환들의 치료제로 시험하는 경우가 점증하고 있다.

햇빛이 부족한 지역에서의 질환

한동안 역학자들은 연중 햇빛이 더 많은, 적도에 가까운 지역들에서 자가면역질환이 덜 흔하다는 사실을 알고 있었다. 다음 그림은 이전 장에서 본 것들과 약간 비슷해 보일 것이다.

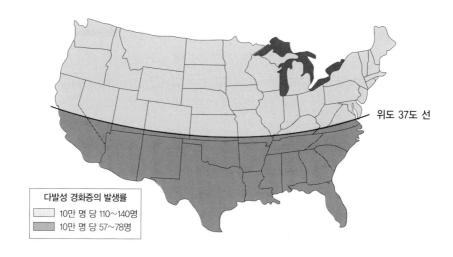

그림 5. 미국 전역에 걸쳐 암 및 고혈압 발생률의 패턴과 비슷하게, 위도가 높을수록 다발성 경화증의 발생률도 높아진다. 37도 선 위에서 사는 사람들 사이에 다발성 경화증 환자들이 크게 증가한다고 보고되어 있다. 생애의 첫 10년을 37도 선 위에서 사는 경우에 어디에서 살든 상관없이 생애의 나머지 기간에 다발성 경화증을 일으킬 위험이 100% 증가하는 것으로 보고되었다.

예를 들어 햇빛 노출과 다발성 경화증(multiple sclerosis, MS) 사이의 연관성은 이론의 여지가 없다. 이 질환은 열대지역에서 사는 경우보다 북미나 유럽에서 사는 경우에 발병 가능성이 5배 정도 더 높다. 미국에서 다발성 경화증은 37도 선 아래의 주들보다 그 위의 주들에서 유병률이 훨씬 더 높다. 동에서 서로 37도 선은 버지니아의 뉴포트뉴스에서 캘리포니아의 산타크루즈까지 뻗어 있으며, 노스캐롤라이나의 북쪽 경계를 따라가고 서쪽으로 애리조나의 북쪽 경계를 지나서 캘리포니아를 가로지른다. 37도 선 아래 지역에서 다발성 경화증의 유병률은 10만 명 당 57~78명이다. 반면 37도 선 위 지역에서 유병률은 10만 명 당 110~140명으로, 거의 2배이다.

다발성 경화증은 중추신경계를 이루는 뇌와 척수에 발생해 심신을 쇠약하게 하는 만성 질환이다. 다발성 경화증에서 신체는 면역세포를 뇌와 척수로 보내 이들 구조물에 신경 손상을 일으킨다. 결국 여러 부위에서 반흔형성(scarring, 경화증)이 일어나, 근육 협동이 느려지거나 차단되고 쇠약과 복시(겹보임)가 나타나며 종국에는 시력과 기타 신경 신호의 상실이 초래된다. 대부분의 경우에 20세와 40세 사이에 다발성 경화증을 일으킨다. 미국인 40만 명이 다발성 경화증을 앓는 것으로 추산되며, 세계적으로 환자는 250만 명으로 생각된다. 이 질환은 남성보다는 여성에서 최소 2배 더 흔하다.

다발성 경화증에서는 유전적 요소가 잘 확립되어 있다. 즉 가족 중 누군가에서 이 질환이 있다면 발병 가능성이 훨씬 더 높다. 다발성 경화증 환자들 가운데 약 20%에게는 발병한 친척이 최소 1명 있다. 다발성 경화증 환자의 자식이나 형제처럼 1~2촌인 경우에 결국 이 질환을 일으킬 가능성은 그렇지 않은 경우보다 20~40배 더 높다.

흥미로운 점은 조기 햇빛 노출이 비결인 것으로 입증되었고, 다발성 경화증을 일으킬 가능성은 어디에서 성장하는지에 달려 있다는 사실이다. 15세가 한계 연령으로 보인다. 다시 말해 열대지역에서 자라다가 15세 이후 북쪽 위도에 있는 국가로 옮겨갈 경우에 다발성 경화증을 일으킬 위험이 낮게 유지되는 반면, 북쪽 위도에서 자라다가 15세 이후 열대지역으로 옮겨갈 경우에는 생애의 나머지 기간에 다발성 경화증을 일으킬 위험이 계속해서 더 높다는 것이다. 다발성 경화증의 정확한 원인은 아직 알려져 있지 않지만, 연구자들에 따르면 생애 초기에 비타민 D 결핍으로 인해 흉선(thymus)이, 신경을 공격해 운동 기능을 조절하는 신경을 감싸 보호하고 절연하는 수초(myelin sheath)를 제거하는 면역 세포들을 사멸시키지 못할 수 있다고 한다.

연구들에 따르면 25-비타민 D의 수치가 높은 여성들은 다발성 경화증을 일으킬 위험이 약 42% 낮은 것으로 나타났다.

북유럽의 스칸디나비아 및 켈트족 사람들은 다발성 경화증에 대한 소인이 있는 것으로 보이며, 특히 비타민 D가 풍부한 식사를 하지 않는 사람들이 그렇다. 세대들에 걸친 햇빛 부족의 결과로 이들 인구는 다발성 경화증 위험이 더 높을 수 있다. 역학 연구들에 기초해 과학자들은 햇빛 부족에서 오는 비타민 D 결핍으로 인해 이들 북쪽 위도에서 사는 일부 사람들의 면역계가 어긋나서 신경계를 공격한다는 가설을 세웠다. 이러한 이론은 해안 근처에서 살고 비타민 D가 풍부한 식품들이 많은 식사를 하는 노르웨이 사람들이 내륙에 사는 사람들보다 다발성 경화증 위험이 훨씬 더 낮다는 사실을 입증하는 연구들에서 확인된다. 그들은 높은 위도에서 살기 때문에, 두 그룹 모두 천연 햇빛을 충분히 받지 못할 위험이 있다. 반면 매우 높은 위도에서 사는 에스키모인들 사이에서는 다발성 경화증의 발생이 거의 없다. 이는 그들이 북극곰의 간, 바다표범의 지방과 기름진 생선으로 이루어진 비타민 D가 풍부한 식사를 전통적으로 하기 때문인 것으로 생각된다.

비타민 D 수용체를 가지고 있는 면역세포가 적절한 양의 활성형 비타민 D(이 중 일부는 면역세포 자체에 의해 만들어진다)에 노출되면, 그들은 자신이 해야 할 일을 하고 자신이 보호하기로 되어 있는 신체에 대해 공격을 가하지 않는 반응을 보인다. 최근에 옥스퍼드대학과 브리티시컬럼비아대학의 연구자들은 비타민 D를 다발성 경화증의 발병에 영향을 미치는 유전자 변이와 연관시켰다.

헥터 드루카(Hector DeLuca) 박사가 이끈 연구팀은 사전에 생쥐들에게 활성형 비타민 D를 투여한 다음 다발성 경화증을 일으키는 자가면역반응을 유발하려 시도하였지만 다발성 경화증의 아무 증상도 나타나지 않았다고 밝혔다. 이는 활성형 비타민 D의 보호 효과에 기인한 것이다.

불행히도 비타민 D가 다발성 경화증의 치료에 열쇠가 될 수 있다는 가능성에 사람들이 애를 태움에도, 지금까지 의사들은 인간에서 이 질환의 진행을 효과적으로 늦추거나 멈추는 활성형 비타민 D 치료법을 개발하지 않고 있다(하지만 나는 다발성 경화증 환자들에서 비타민 D 결핍에 의해 유발된 일부 근육 쇠약 및 뼈 통증의 치료에 비타민 D를 성공적으로 사용한 바 있다). 문제의 일부는 다발성 경화증을 진단받을 때에는 신경 손상을 유발하는 자가면역 과정을 되돌리기에 너무 늦다는 점이다. 연구자들은 다발성 경화증 환자들에게 대용량의 활성형 비타민 D를 투여하는 다양한 방법을 시험하고 있으나, 결과는 실망스런 상태이다. 나는 다발성 경화증의 첫 증상을 나타낸 소수의 내 친구 및 환자에서 그들이 5만 IU의 비타민 D_2 또는 그 등가량을 격주로 투여 받기 시작한 이래 질환의 추가 증상을 보이지 않았다는 사실을 발견했다.

우리는 여전히 언젠가 활성형 비타민 D로 다발성 경화증을 치료하는 방법을 개발하리라는 희망을 품고 있으며, 그러면 세계적으로 이 참담한 질환을 앓는 수많은 환자를 도울 수 있을 것이다. 그때까지는 햇빛 노출을 충분히 하여 25-비타민 D의 수치를 적절히 유지함으로써, 혹은 그러기가 여의치 않다면 비타민 D가 충분히 함유된 보충제를 복용하여 최소한의 일일 요구량(제2부의 지침 참조)을 충족시킴으로써 당신 자신과 자녀의 다발성 경화증 발병 위험을 줄일 수 있을 것이다. 이는 당신이 북쪽 위도에서 자랐거나 스칸디나비아 혹은 켈트족 사람일 경우에 특히 중요하다.

제1형 당뇨병(소아 당뇨병 또는 인슐린 의존성 당뇨병이라고도 함)은 인슐린 호르몬을 만드는 베타 세포(beta islet cell)라는 특수 췌장 세포가 면역계의 공격을 받아 결국 파괴될 때 발생하는 만성 질환이다. 이 질환은 성인기에 발생하고 면역계 질환이 아닌 제2형, 즉 '성인형' 당뇨병과 다르다. 제1형 당뇨병에서는 췌장이 혈당치를 조절하는 인슐린을 충분히 생성할 수 없고 결국에는 베타 세포가 모두 파괴되기 때문에 인슐린을 전혀 생성할 수 없다. 이 질환은 거의 항상 소아기에 발생한다. 이는 자가면역질환으로 인식되고 있지만, 제1형 당뇨병의 원인은 아직 알려져 있지 않은 것으로 여겨진다.

인슐린이 충분하지 않으면 포도당이 세포로 들어가는 대신 혈류에 쌓인다. 신체는 혈류에 당 수치가 높은데도 그러한 포도당을 에너지를 위해 사용할 수 없다. 이는 과도한 갈증, 빈뇨와 허기 같은 증상을 유발한다. 당뇨병 발생 5~10년 후 결국 베타 세포는 파괴되고 췌장은 인슐린을 전혀 만들 수 없게 된다. 애석하게도 실명, 신부전, 고혈압, 심장질환 등 심각한 질환이 제1형 당뇨병의 합병증이다. 다리의 궤양이 치유되지 않을 정도로 혈액순환이 악화될 수 있으며, 발이나 다리의 절단을 요할 수도 있다.

미국에서는 매년 약 1만5,000명이 새로 제1형 당뇨병을 진단받고 있어, 이 질환은 소아들에서 천식에 이어 두 번째로 가장 흔한 만성 질환이다. 미국에서 제1형 당뇨병 환자는 150만 명인 것으로 추산된다.

역학 연구들은 햇빛 노출로 얻는 비타민 D가 제1형 당뇨병에 대해 면역을 제공한다고 오래 전부터 시사해왔지만, 핀란드에서 실시된 한 연구는 의학계의 기득권층을 뒤흔들었고 우리와 같은 많은 연구자가 비타민 D와 이 질환 간의 관계에 대해 믿고 있었던 내용을 확인해줬다. 북부 핀란드 사람들은 12월에 하루 2시간밖에 햇빛을 받지 못하며, 핀란드는 제1형 당뇨병의 발생률이 세계에서 가장 높은 것으로 보고되어 있다. 위 연구는 1966년에 태어난 아기 1만 2,000명 이상을 추적했다. 첫돌까지 하루에 2,000IU의 비타민 D 보충제를 투여 받은 아기들은 보충제를 투여 받지 않은 아기들에 비해 당뇨병을 일으킬 위험이 거의 80% 낮았다. 이 연구를 이끈 엘리나 하이푀넨(Elina Hyppönen) 박사는 이들 아기의 의무기록을 31년 동안 추적했다. 비타민 D 결핍이었고 구루병을 일으킨 아기들은 제1형 당뇨병을 일으킬 위험이 2.4배였다.

2008년 갈랜드(Garland) 형제는 위도와 태양 UVB 조사의 강도에 따라 세계적으로 당뇨병의 패턴을 분석한 연구팀의 일원이었다. 그들의 연구 결과는 추가로 이와 같은 당뇨병의 지리적 추세를 확인했다. 햇빛이 많은 기후에서 사는 사람들은 제1형 당뇨병 위험이 더 낮은 경향이 있었던 반면, 제한된 양의 햇빛을 받는 지역들에서는 당뇨병 발생률이 더 높았다. 이 질환은 적도 지역들에서는 매우 드물었다. 또한 연구팀은 모체의 비타민 D 상태가 나빴거나 자신이 비타민 D 결핍이었던 아기들은 제1형 당뇨병 위험이 더 높다는 점을 확인했다.

우리는 활성형 비타민 D가 베타 세포를 면역계의 공격에 대해 보다 저항하도록 만들고 이들 세포의 인슐린 생성을 향상시킴으로써 제1형 당뇨병의 예방에 도움이 될 수 있다는 사실을 알고 있다. 또한 활성형 비타민 D는 면역계 전체의 건강도 향상시켜, 애초부터 면역계가 오작동해 베타 세포를 공격할 가능성을 줄일 수 있다. 하지만 우리가 알지 못하는 점은 향후 제1형 당뇨병의 치유에 활성형 비타민 D 단독요법 또는 기타 물질들과의 병용요법이 쓰일지이다. 다발성 경화증에서처럼, 이미 면역계의 진로가 어긋난 상태에서 그 진로를 되돌리는 것이 문제이다. 다시 말해 질환을 애초부터 일어나지 않도록 하는 것이 이상적이며, 비타민 D가 충분하면 일부 질환들의 예방에 도움이 될 수 있다.

류마티스 관절염의 불길 잡기

과학자들은 1940년대에 류마티스 관절염(RA)에 대한 비타민 D의 효과를 시험하기 시작했으나, 초기 과다 투여로 시험이 중단되었고 1990년대가 되어서야 관심이 다시 일어났다. 왜 관심이 다시 생겼을까? 이제 세포 건강에서 활성형 비타민 D의 역할에 대한 이해가 개선되었고 비타민 D 치료의 실시에 있어 훨씬 더 효율적이고 안전한 방법을 알아냈으므로, 비타민 D를 사용하여 류마티스 관절염을 치료할 가망성에 대해 논의를 재개할 시점이 되었기 때문이다.

류마티스 관절염은 만성 염증성 질환으로 주로 관절에 발생하지만 기타 장기계들에서도 나타날 수 있다. 이 질환은 어느 연령에서도 발병할 수 있으나, 대개 25세에서 55세 사이에 오고 나이 든 사람들에서 보다 흔하다. 여성의 발병이 남성보다 거의 3배 더 흔하다. 미국인들의 1%에서 2% 사이가 류마티스 관절염 환자인 것으로 추산된다. 이 질환의 진행 속도와 중증도는 사람마다 매우 다양하다.

류마티스 관절염이 가장 흔히 영향을 미치는 신체 부위는 손목, 무릎, 팔꿈치, 손가락, 발가락, 발목과 목이다. 류마티스 관절염 환자들은 양측 관절통, 관절 경직, 관절 발열과 관절 부종을 경험한다. 기타 흔한 증상은 다음과 같다.

- 피로
- 불편
- 식욕상실
- 미열
- 한 시간 이상 아침 경직
- 손과 발의 관절 변형

- 둥글고 통증 없는 피하 결절
- 피부 발적 또는 염증
- 눈 자극 및 분비물
- 무감각 및/혹은 저림

류마티스 관절염을 일으킬 경우에 면역계는 윤활막(synovium)이란 관절의 내막을 공격해 이 막에 염증이 생긴다. 이러한 과정은 대개 양측성이라 무릎, 손목 등의 양쪽에 영향을 미친다. 증상으로는 관절의 통증, 부종, 경직 등이 있고 이들은 관절 변형을 초래할 수 있다. 이와 같은 증상으로 류마티스 관절염은 골관절염과 구분되는데, 골관절염은 보다 흔하면서 노화에 따라 관절이 '닳아' 오는 퇴행성 관절염이다.

류마티스 관절염의 합병증은 매우 심할 수 있고 관절 파괴, 심부전, 폐 질환, 빈혈, 낮거나 높은 혈소판, 안 질환, 경추 불안정, 신경병증, 혈관염 등이 있을 수 있다.

조기 발견과 공격적인 치료로 류마티스 관절염의 진행을 늦출 수는 있지만, 이 질환을 예방하는 방법은 알려져 있지 않다. 현재 치료는 프레드니손(prednisone), 메토트렉세이트(methotrexate)와 엔브렐(Enbrel) 같은 항염제 또는 면역억제제로 관절의 염증을 감소시키는 데 초점을 둔다. 불행히도 성공적인 약물 치료제들은 대부분 생명을 위협하는 위장관 출혈에서 골다공증까지 심한 부작용이 있다. 면역계를 억제하기 때문에 감염도 발생할 수 있다. 효과적이면서도 심한 부작용이 없는 류마티스 관절염 치료제를 개발하기 위해 막대한 돈이 투자되고 있다.

현재 비타민 D가 어떻게 류마티스 관절염을 완화할 수 있을지를 평가하는 연구들이 진행되고 있다. 예비 연구들은 활성형 비타민 D가 류마티스 관절염에 효과적인 치료제가 될 수 있다고 시사한다. 류마티스 관절염을 일으킨 생쥐들에게 활성형 비타민 D를 투여하였더니 이 면역질환을 유발하는 면역세포의 활동이 감소하는 것으로 나타나, 활성형 비타민 D의 주사 또는 경구 활성형 비타민 D 알약으로 류마티스 관절염을 성공적으로 치료할 수 있는 날이 오리라는 기대를 불러일으킨다.

건선 바로보기

완전한 자가면역질환으로 잘못 묘사될 수도 있는 준자가면역질환인 건선으로 다시 돌아가보자. 내 생각은 다음과 같다.

가장 흔한 유형인 판상 건선(plaque psoriasis)은 인류에게 수천 년 동안 알려져 온 만성 피부 질환이다('psoriasis'는 'itch[가려움]'를 의미하는 고대 그리스어이다). 오늘날 이 질환을 앓는 환자는 미국에서 550만 명이고 세계적으로 5,000만 명이다. 이 질환은 거의 성인에서 발생하고 그 증상은 육체적 및 심리적으로 모두 매우 고통스러울 수 있다.

건선의 특징적인 증상은 은백색의 비늘로 덮여 있는 두껍고 붉은 피부가 도톰하게 올라온 반(patch)들이다. 이들 보기 흉한 반은 때로 판(plaque)이라고 하는데, 보통 가렵고 화끈거릴 수도 있다. 건선은 대개 팔꿈치, 무릎, 두피, 등 하부, 얼굴, 손바닥 및 발바닥에서 발생하나, 신체 어느 부위의 피부에서도 나타날 수 있다. 무릎과 팔꿈치 같은 부위들에서는 피부가 갈라질 수도 있다. 이 질환은 때로 손톱, 발톱 및 구강 점막에 생긴다. 건선 환자들 가운데 약 15%는 관절 염증이 있으며, 이는 건선성 관절염이란 장애형 관절염을 초래한다.

정상적인 상황에서 피부 세포는 질서 정연하게 성장하고 분열하며 교체되나, 건선에서는 세포가 무한정 증식하기 시작한다. 정상 피부는 28일이 지나야 교체되는 데 비해 건선 피부는 4일만에 교체될 수 있다. 이렇게 급속한 교체는 피부 세포의 변화된 성숙이 더해져 건선에 특징적인 증상을 유발한다.

건선이 유도된 비타민 D 치료에 반응한다는 사실을 의사들이 입증하기 오래 전에, 건선을 앓는 사람들은 햇빛 노출에 반응해 몸 상태가 개선된다는 점을 알았다. 건선에 대한 민간요법에는 늘 일광욕이 포함되어 있었다. 현대에 들어 UV 조사를 통한 건선의 치료에 있어 첫 의학적 혁신의 하나는 1920년대에 독일 의사 윌리엄 괴커먼(William Goeckerman)에 의해 이루어졌다. 햇빛이 건선 증상의 완화에 도움이 되었기 때문에, 괴커먼은 건선 환자의 피부에 햇빛 조사의 강도를 증가시키면 햇빛의 건강 효과를 증진시킬 수 있다는 이론을 수립했다. 그는 콜타르(coal tar) 용액을 피부의 이환 부위들에 바른 다음 그들 부위를 태양 등의 조사에 노출시켰다. 콜타르는 정말로 햇빛 조사의 효과를 강화하였고 UV 조사만 한 경우보다 훨씬 더 건선 증상을 감소시켰다. 괴커먼의 건선 치료법은 오늘날에도 여전히 많은 피부과 의사가 사용하고 있으며, 이들 의사는 아직도 콜타르가 햇빛 노출에 민감화하는 가장 효과적인 제제라고 믿고 있다. UVB 조사도 건선의 치료에 효과적으로 사용되어 왔다.

하지만 중증 건선에 보다 흔한 치료는 환자의 피부를 햇빛에 고도로 민감하게 하는 경구 약물 그리고 피부과 클리닉에서 UVA 조사에 주의해서 조절해 노출시키는 치료인데, 후자를 소랄렌 UVA 광화학요법(psoralen UVA photochemotherapy, PUVA)이라고 한다. 그간 30종 이상의 피부 질환이 PUVA 치료에 긍정적으로 반응하는 것으로 나타났다. PUVA 치료는 매우 효과적이나, 매주 두세 차례 클리닉에 내원해야 하므로 환자에게 아주 불편하다. 또한 너무 많이 실시할 경우에 PUVA 치료는 비흑색종 피부암, 흑색종 및 백내장을 유발한다. 이 때문에 이제 일부에서는 PUVA 치료를 구식으로 여긴다.

최근까지 건선에 대한 치료는 건선이란 질환이 결손이 있는 면역계로 시작된다는 전제에 입각했다. 나는 이것이 사실이 아니라고 믿고 〈실험피부학(ED)〉저널의 논설란에서 나의 주장을 기술했다. 나의 연구는 면역계가 관여하는 것은 분명하지만 문제는 피부 세포 자체의 결손에서 시작된다는 점을 보여준다. 이러한 결손으로 인해 피부 세포는 무제한 증식한다. 피부 세포가 과다 생성되기 시작한 후에야 비로소 자가면역계가 뭔가 잘못되었음을 감지하고 면역세포가 관여하며, 이는 문제를 악화시키기만 한다.

다시 말해 건선에서 자가면역반응은 피부 세포의 일차 문제에 따른 '이차' 문제라는 것이다. 대부분의 건선 치료들은 자가면역계를 억제하도록 고안됐다. 이는 문제의 근원(피부 세포의 무한 증식을 유발하는 이 세포의 결손)을 해결하지 못할 뿐만 아니라 심각한 부작용을 일으킬 수도 있다. 사이클로스포린, 프레드니손과 메토트렉세이트처럼 자가면역계를 억제하는 약물들은 혈압을 상승시키고, 신장과 간을 손상시키며, 골다공증을 유발하고, 국소 스테로이드 제제는 피부를 얇게 한다(때로 영구적으로). 또한 신체의 자가면역계를 억제하면 감염과 피부암에 문을 열어줄 수도 있다.

현재 건선의 1차 치료제로 쓰이고 있는 한 약물은 내가 개발을 도운 치료제이다. 이 장의 서두에서 설명하였듯이 나는 활성형 비타민 D를 함유한 연고를 이환 피부에 도포함으로써 건선 증상을 현저히 감소시킬 수 있다는 사실을 발견했다. 갈더마 래보러토리즈의 벡티컬(Vectical, 일반명 calcitriol) 연고는 현재 시판되고 있는 형태의 활성형 비타민 D이다. 벡티컬은 연고 1그램 당 활성형 비타민 D인 칼시트리올이 3마이크로그램 함유되어 있고 처방약으로 시판된다. 내 연구에 따른 자연스런 진전의 결과로 개발된 또 다른 국소 약물이 도보넥스

(Dovonex, calcipotriene)인데, 이 약물은 활성형 비타민 D의 유도체이다. 활성형 비타민 D와 그 유도체를 사용하는 접근방법은 이전 치료법들과 다르다. 즉 피부 세포의 결손에 대한 자가면역반응을 억제하는 대신 피부 세포의 결손 자체를 교정한다.

건선에 대한 기타 유형의 치료법들과 달리, 활성형 비타민 D와 도보넥스에는 심한 부작용이 없다(민감한 부위에서 경미한 피부 자극이 일어날 수 있을 뿐이다). 환자들은 연고나 크림을 하루에 2회 6~8주 동안 바르는데, 대다수가 수주만에 중등도에서 우수한 치료 결과를 경험한다. 때로 이들 치료제는 다양한 기타 경구 및 국소 약물들, 아울러 햇빛 또는 태양등의 UVB 조사에 대한 노출과 병행해 사용한다.

햇빛만으로도 건선을 치료할 수 있을까? 요컨대 햇빛은 비타민 D의 주요 공급원이며, 건선 환자들은 햇빛이 더 많은 여름철에 경과가 더 좋은 듯하다. 경증 건선이 있고 결코 천연 햇빛을 받지 않는 사람을 만나면 나는 햇빛에서 더 많은 시간을 보내 이것만으로도 증상을 치료하기에 충분한지 알아보라고 조언한다. 이러한 방법이 성공하면 나는 햇빛이 적은 철에는 실내 선탠 설비를 이용하라고 권장한다(물론 제8장에서 설명하는 구체적인 지침에 따라). 하지만 질환이 나아지지 않을 경우에는 건선의 치료에 경험이 많은 피부과 의사의 진료를 받아야 한다.

기타 연구자들과 함께 나와 동료들은 건선에 특징적인 건강하지 못한 세포 증식을 가장 효과적으로 예방하는 물질, 즉 비타민 D를 활성화하는 효소 체계가 피부에 있다는 사실을 발견했다. 이것이 햇빛 노출과 UVB 조사가 건선의 치료에 그렇게 효과적인 이유를 설명할 수 있다.

그 외 많은 질환

면역세포가 비타민 D 수용체를 보유한다는 사실은 비타민 D가 특정한 감염을 일으키는 많은 질환에 영향을 미치는 것으로 입증된 이유를 설명한다. 예를 들어 결핵을 보자. 지난 세기의 전환기에 특히 결핵 환자들을 위해 일광욕실이 설치됐다. 우리는 늘 대식세포(면역계의 살균 세포)가 비타민 D를 활성화한다는 사실을 알고 있었다. 그러나 왜 그러는지는 이해하지 못했다. 그런데 최근에 UCLA의 로버트 모들린(Robert Modlin) 박사 및 존 애덤스(John Adams) 박사 연구팀은 대식세포가 비타민 D를 활성화하는 이유는 활성형 비타민 D가 대식세포에게 카텔리시딘(cathelicidin, 결핵균과 같은 감염균을 특이적으로 사멸시키는 생리적 항생제)을 만들라고 알려주기 때문이라고 밝혔다.

그들의 논문은 2006년 〈사이언스〉에 발표되었으며, 우리가 1세기 이상 알고 있었던 사실을 규명했다: 햇빛은 결핵을 치료할 수 있다. 그래서 우리에게 침입하는 감염균들에 대해 비타민 D가 그토록 중요한 이유를 깨닫기 시작하고 있다. 폐경후 여성들에 대한 한 연구에 따르면 하루에 2,000IU의 비타민 D를 섭취한 여성들은 하루에 단지 400IU의 비타민 D를 섭취한 여성들에 비해 상기도 감염이 90% 감소한 것으로 나타났다. 이 연구는 25-비타민 D의 순환혈 수치가 가장 높은 성인들에서 상기도 감염의 위험이 감소한다는 기타 연구들의 지지를 받는다. 이러한 관찰을 기타 관련 감염병들로 확장한다면, 우리는 비타민 D가 최근 세계적으로 유행한 H1N1이란 신종 플루처럼 인플루엔자 감염도 예방할 수 있을 것이라고 추정할 수 있다. 과연 비타민 D 결핍을 교정하면 애초부터 독감에 걸릴 위험을 감소시키는 것이 가능할까? 나는 우리 모두가 자신의 비타민 D 상태를 알 필요가 있다고 생각한다.

> 1916년 독감 대유행 중 만약 당신이 인플루엔자에 노출되었다면, 북동부에서 살았기보다 텍사스에서 살았다면 사망할 가능성이 더 낮았을 것이다.

2009년 윌리엄 그랜트(William Grant) 박사는 〈피부-내분비학〉 저널에 게재한 논문에서 낮은 수치의 비타민 D가 혈액이 세균에 감염되어 유발되는 심각한 질환인 패혈증의 위험요인이라고 하는 가설을 제기했다. 같은 해에 피츠버그 대학 연구팀은 비타민 D 결핍이 고도로 만연한 질내 감염증으로 많은 여성을 괴롭히고 임신 중 합병증을 초래할 수 있는 세균성 질염(bacterial vaginosis)과 연관이 있다고 하는 연구를 발표했다.

당신은 몇 년 전 잇몸 질환과 심장발작 사이에 연관성이 있다는 선뜻 납득이 안 되는 소식을 접했을지도 모른다. 겉보기에 이들은 이상한 짝이다: 구강 감염 또는 염증(치주염)이 어떻게 심장발작을 유발할 수 있단 말인가? 구강에서 심혈관계까지 점들을 연결해보면 이것이 어떻게 일어날 수 있는지 알 수 있다. 하나의 이론은 구강 내 세균이 혈류로 들어가면 심장에 영향을 미칠 수 있다는 것이다. 거기로부터 세균은 심장의 혈관 내에 있는 지방반에 부착해 혈전의 형성을 촉진할 수 있다. 일단 그러한 혈전이 혈액의 흐름을 막을 정도로 커지면, 영양분과 산소가 제한되고 심장의 성능이 하락하기 시작하며, 결국에는 심장발작이 일어날 수 있다. 또 다른 이론은 치주 질환에 동반하는 염증이 반의 축적을 증가시키며, 이에 따라 동맥이 붓는다는 것이다. 지주 질환이 있는 사람들은 없는 사람들보다 관상동맥질환을 일으킬 가능성이 거의 2배이다.

그러면 비타민 D는 어떻게 여기에 개입하는가? 비타민 D는 나쁜 세균과 염증에 대한 인체의 천연 방어를 돕는 파워를 가지고 있기 때문에, 25-비타민 D를 건강한 수치로 유지하면(면역세포가 비타민 D를 활성화할 수 있도록) 궁극적으로 이러한 연쇄적인 사건이 일어날 위험이 감소한다. 그 메커니즘은 결핵의 경우와

동일하다: 1,25-비타민 D가 구강에서 세균 감염을 퇴치하는 단백질(카텔리시딘)의 생성을 촉진한다.

충치와 치주 질환은 25-비타민 D의 수치가 낮은 것과 연관이 있다.

또한 이는 충치가 비타민 D 결핍과 연관되어온 이유도 설명해준다. 대부분의 사람이 알고 있듯이 충치는 더 젊은(50세 이하) 사람들에서, 치주 질환은 더 늙은 사람들에서 보다 흔하다. 햇빛 노출과 충치 유병률 사이의 연관성이 알려진 것은 1930년대까지 거슬러 올라가는데, 당시에 한 생태학 연구는 미국의 시골 또는 부분 시골 지역에 사는 12~14세 소년들에서 햇빛 노출의 평균 시간과 충치의 유병률은 서로 반비례 관계라고 보고했다. 다시 말해 햇빛 노출이 더 많을수록 충치도 더 적었다. 1년에 햇빛이 3,000시간 이상인 지역에 사는 소년들에서 충치는 소년 당 2.9개에 그친 반면 1년에 햇빛이 2,200시간 이하인 지역에 사는 소년들에서 충치는 소년 당 4.9개나 되어, 충치의 전반적인 증가가 있었다.

비타민 D의 항염 특성은 이 영양소가 천식과 알레르기 반응의 예방 및 치료와 연관되어온 이유를 설명해준다. 또한 비타민 D는 대개 스테로이드 흡입제 또는 정제가 잘 듣지 않게 된 천식 환자들에게 병용하면 아주 좋은 효과를 나타낸다. 이러한 환자들을 대상으로 스테로이드 요법에 비타민 D를 추가하면 알레르기 및 천식 질환 증상을 유발하는 T세포와 IL-10을 억제할 수 있다. 나중에 설명하겠지만 비타민 D의 면역적 파워가 태아의 평생 알레르기 질환을 예방하는 데 중요한 역할을 할 수 있다. 이와 같은 파워를 보면 비타민 D가 우리 삶의 시작부터 끝까지 현저한 기능을 발휘한다는 점을 알 수 있다.

우리는 이제야 면역계의 유지와 향상에 있어 비타민 D의 파워를 이해하기 시작한 것이다. 이 책이 인쇄로 넘어가기 바로 전만 해도, 비타민 D가 피부 자체에서 예방 화합물의 생성을 증진시킬 수 있고 궁극적으로 피부 감염, 특히 미생물의 침입에 의해 유발되는 감염의 예방에 도움이 될 수도 있다는 점을 보여주는 연구들이 더 등장했다. 그러나 아직은 수박 겉핥기식이다. 알다시피 비타민 D는 전신에 걸쳐 작용하고 가장 심부의 세포와 조직에 존재하는 수용체들에 반응한다. 비타민 D에는 항염, 항균, 항바이러스, 항'이런저런' 작용이 있다고 말하는 것은 과소평가이다. 비타민 D는 적응 면역 기능을 유지하고 내인성 면역 기능인 인체의 천연 방어를 강화하는 데 있어 가장 신뢰할 만한 '예방' 성분이라고 할 수 있다.

다음 장에서는 면역계라는 주제에서 벗어나기는 하지만 비타민 D가 감정 등 정신에도 동등하게 포괄적인 역할을 한다는 점이 분명해진다.

제6장

정신 문제와 정서 장애

기분, 정신 상태와 행복감에 영향을 주는 빛의 진실

햇빛을 피하는 것은 때로 당신이 식사를 지켜보면서 갓 구워낸 초콜릿 칩 쿠키를 먹지 않으려고 애쓰는 것 같은 기분이다. 뇌 속에서 뭔가가 당신에게 말을 걸기 시작해 쿠키를 좀 한 입 베어 물라고 촉구하거나(거의 잠재의식적으로), 혹은 이 경우에는 몸에 햇볕을 좀 쬐라고 한다(그저 몇 초는 나쁠 것 없다고!). 쿠키는 맛있다(그리고 식감도 그렇다). 쿠키 먹기를 멈출 수가 없다. 광선 흡수를 멈출 수가 없다. 계속해서 베어 문다. 초는 분으로 바뀐다. 햇빛이 그토록 기분 좋을 수 있는 이유가 있을까?

이와 같이 UV 조사에 노출된 후 느끼는 행복감은 매우 육체적이고 아마도 우리가 인간이 된 것보다 더 오랫동안 우리의 DNA에 뿌리내려 왔을 것이다. 햇빛에 노출되면 세로토닌, 도파민과 베타 엔도르핀(인체의 천연 아편물질) 같은 '기분 좋은(feel-good)' 물질들의 체내 분비를 자극해 자연스레 황홀해진다. (쿠키를 먹어도 상응하는 반응을 얻을 수 있는데, 위와 같은 호르몬의 일부가 분비되어 너무도 친숙한 행복감이 몰려오기 때문이다.) 또한 햇빛은 멜라토닌처럼 나른하고 '울적한' 기분이 들게 하는 호르몬을 억제한다.

과거에 우리는 이와 같은 호르몬의 분비가 뇌에서 감정의 명령 중추이자 수

많은 호르몬 반응이 기원하는 부위인 시상하부에서 시작된다고 생각했다. 그러나 최근에 과학자들은 바로 피부 세포 자체에서 일어나는 메시지 서비스의 비밀을 풀었다. 밝혀진 바에 따르면 우리의 피부와 신경계는 우리가 막 이해하기 시작한 언어를 공유한다. 예를 들어 이제 우리는 기분에 중요한 호르몬이 뇌에서만 기원하지 않을 수도 있다는 사실을 안다. 그러한 호르몬은 UV 조사에 노출될 때 피부 세포에 의해 생성된 다음 혈류로 들어가 뇌로 이동할 수 있다. 이제는 쌍방향 도로인 셈이다.

햇빛은 심리 상태에 단기적인 영향을 미치는 것 이상의 기능을 한다. 햇빛은 삶의 생물학적 템포(일일 체온 등락의 패턴, 각성의 수준, 수면 패턴, 호르몬 분비, 그리고 식사 때와 같은 기타 기본적인 생물학적 기능들)를 거의 완벽히 조절한다. 심지어 햇빛은 늘그막에 치매에 걸릴 위험을 감소시킬 수도 있다. 이제 이와 같은 연관성들을 살펴보자. 그러한 과정에서 나는 비타민 D를 요하는 연관성들을 추가로 환기시킬 것이다.

생체 시계

생체 시계는 여성의 생식 시간을 알려주기도 하지만, 생식과는 아무 관련이 없는 소위 일일주기 리듬(circadian rhythm)을 지배한다. 이는 신체가 매일 겪는 주기의 리듬이 특징이다. 이러한 리듬은 대부분 하루 내내 호르몬의 변화에 의해 면밀하게 조절되며, 이들 호르몬은 수면, 식욕과 에너지 수준 같은 것들을 감안한다. 1980년대 초까지 과학자들은 인간이 자신의 일일주기 리듬을 조절하는 경지까지 진화했다고 믿었다. 그러나 그때 이래로 인체에 대해 한층 더 많은 사실이 밝혀졌으며, 지난 몇 년이 되어서야 과학자들은 일일주기 리듬이 우리가 생각하고 행동하는 능력에 어떻게 영향을 미치는지 이해하기 시작했다. 하지만 리들이 우리의 의지에 따른 욕망과 욕구의 드럼에 맞춰 돌아가는 것은 아니다.

생체 시계를 완전히 우리의 의식적인 통제 하에 두고 개인적인 명령을 따르도록 하면 좋을 수 있지만, 일일주기 리듬은 햇빛에 의해 조절된다. 우리의 생체 시계는 해가 뜨고 짐에 따라 24시간 주기로 유지된다. 햇빛과 어둠이란 신호가 없다면 수면/각성 주기는 잠수함 승무원, 우주비행사와 기타 천연 햇빛에 정기적으로 노출되지 않은 채 사는 사람에서 그렇듯이, 1시간 길어질 것이다. 이러한 메커니즘은 어떻게 작동할까? 이는 정말로 꽤 흥미롭다.

생체 시계는 시교차상핵(suprachiasmatic nucleus, SCN)이란 작은 무리의 신경세포들로 이루어져 있으며, 시교차상핵은 뇌의 중앙 근처에 위치한다. 햇빛은 눈의 망막에 있는 광수용기에 닿고, 이러한 신호는 시신경을 통해 뇌의 감정 중추이자 시교차상핵이 위치하고 있는 시상하부로 전달된다. 시교차상핵을 내장하는 외에, 시상하부는 기분을 조절하는 다양한 불수의(involuntary) 기능을 담당한다.

시상하부가 하는 가장 중요한 일의 하나는 솔방울샘(pineal gland, 송과체)에게 신호를 보내는 것인데, 솔방울샘은 완두콩 크기의 구조물로 뇌의 반구들 사이에 깊숙이 위치하고 제3의 눈으로 알려져 있다(아주 작은 솔방울처럼 생겨 그러한 이름이 붙었다). 바깥이 어둡다는 신호를 받으면 시교차상핵은 솔방울샘에게 메시지를 보내고 솔방울샘은 멜라토닌이란 물질을 생성하고 분비해, 생체가 느려지고 잠을 준비하게 된다. 반면 환하면 솔방울샘은 멜라토닌의 생성을 중단하고 세로토닌의 생성을 증가시켜, 행복해지고 각성 상태가 된다.

우리가 어떻게 햇빛에 의해 그토록 생물학적인 영향을 받을 수 있을까? 우리의 조상이 처음으로 진화하였을 때 인간은 해가 뜨고 짐에 따라 살았다. 다시 말해 전기가 없는 어두워진 후에는 일할 방도가 없어, 사람들은 일몰 후 느려졌고 다음날을 위해 휴식했다. 따라서 우리의 생리는 그러한 방식으로 진화해 어둠이 내리면 중단되고 햇빛에 반응하여 가동됐다. 일일주기 리듬의 영향을 받는 것은 수면/각성 주기뿐만이 아니며, 기타 다양한 심리적 및 신체적 기능도 현저한 영향을 받는다. 수면 문제를 겪는 많은 사람을 보면 주야 주기와 조화를 이루지 못하거나 일치하지 않는 내부 시계를 가지고 있다. 즉 그들의 신체 생리가 사회의 24시간 시계와 맞물리지 못한다.

사람마다 일일주기 시계 또는 '조율기(pacemaker)'가 돌아가는 속도는 서로 다르다. 그리고 사실 2008년 독일 과학자 팀은 사람의 피부 세포 유전자를 살펴보면 그 사람이 종달새족(일찍 일어나기를 좋아하는 아침형 인간)인지 혹은 올빼미족(늦게까지 깨어 있기를 좋아하는 야행성 인간)인지를 알 수 있다고 밝혔다. 일찍 일어나느냐 혹은 늦게 일어나느냐에 대한 우리의 선호는 피부 세포에 존재하는 유전자를 포함해 우리의 유전자에 암호화되어 있다.

위의 과학자들은 인간 피부 세포에 있는 개별 '시계'를 관찰하고 측정하는 방법을 고안했다. 자원자들로부터 피부 샘플을 채취한 후, 그들은 세포의 대사가 가장 활발할 때 자외선에서 빛을 발산하는 유전자를 각각의 세포에 삽입했다. 그러한 유전자로 인해 과학자들은 세포가 24시간에 걸쳐 변화함에 따라 바뀌는 세포의 일일주기 리듬을 추적할 수 있었다. 본질적으로 그들은 신체의 중앙 생체 시계에 의해 설정되는 피부 세포의 내장 타이밍 메커니즘을 확인하고 추적할 수 있었다. 이는 대부분의 세포 유형에 개인 특유의 일일주기 생리를 보여주는 유전자 각인(genetic imprint)이 존재하기 때문에 가능하다.

당신은 당신의 일일주기 리듬을 그리 생각해보지 않을지도 모른다. 당신은 아마도 밤에는 졸리고 낮 동안에는 깨어 각성되어 있으리란 점을 당연시할 것이다. 당신의 기분은 변화할 수 있으나, 당신은 인생의 반쯤 포장된 도로를 그럭저럭 헤쳐 나간다. 어떤 날들에는 기분이 안 좋을지도 모르지만, 당신은 대부분의 경우에 꽤 기분이 좋다.

과학자들은 아직도 생체 시계가 어떻게 작동하는지 그리고 우리가 얼마나 많은 생체 시계를 가지고 있는지를 완전히 이해하려 애쓰고 있다. 낮과 밤의 단서에 의해 설정되는 시계 외에, 우리에게는 뇌에서 설정되는 내부 주기를 가지는 신경 시계(neurological clock)도 있다. 이들 두 시계가 같은 주기에 합의하지 못하고 서로 경쟁하면, 전형적인 시차증(jet lag)에서 나타나듯이 몸 상태가 '이상(off)'해진다.

일일주기 리듬이 일상생활과 일치하면 기분 상태가 활기찰 것이다. 그러나 수많은 사람이 일일주기 리듬에 장애가 있어, 계절성 정동장애(seasonal affective disorder 季節性 情動障碍)와 기타 유형의 우울증, 월경전 증후군(premenstrual syndrome), 충분히 잘 수 없거나, 너무 많이 자거나, 혹은 제시간에 잘 수 없는 수면장애 등 기분 관련 문제를 겪는다. 예를 들어 소위 수면위상지연 증후군(delayed sleep phase syndrome)이 있는 경우에는 생체 시계가 '더 늦게' 설정되어 있는 것이다. 이러한 경우에 새벽(때로 두세 시)까지 잠들기가 어려울 수 있고 정오 또는 이후까지 각성이 되지 않을 수도 있다. 반대로 수면위상전진 증후군(advanced sleep phase syndrome)이 있는 사람들은 그들의 자연 환경보다 '더 일찍' 설정되어 있는 생체 시계를 가지고 있다. 이러한 사람들은 오후에 피로해 몸을 가누기가 힘들고 초저녁에 잠든 다음 자정쯤에 깨어 다시 잠들 수 없는 경향이 있다.

때로 일일주기 리듬의 불균형을 간단히 치유하는 방법은 빛(가급적 밝은 아침 햇빛)에 노출시키고 활동을 함으로써 '재설정' 버튼을 누르는 것이다. 이는 햇빛과 어둠에 맞춰 돌아가는 생체 시계와 신경 시계를 일치시키는 데 도움이 될 것이다. 예를 들어 각성되고 깨어 있고 싶지만 몸이 따라주지 않을 경우에는 그저 바깥으로 나가 10분 혹은 15분 동안 햇볕을 쬐거나 가급적 바깥에서 밝은 햇빛을 받으며 신체 활동을 하면 몸이 스스로 재설정하도록 자극할 수 있다.

또한 일일주기 리듬의 장애는 심장질환, 위장관 장애 등 신체 질환과도 연관되어 있는 것으로 생각된다. 생체 시계의 기능에 대한 햇빛의 중요성을 점점 더 이해함에 따라, 과학자들은 이제 인공의 밝은 광선을 사용해 대부분의 일일주기 리듬 관련 질환을 성공적으로 치료할 수 있다.

햇빛을 통한 기분 치료

햇빛에서 더 많은 시간을 보내 일일주기 리듬의 건강을 향상시키면 비타민 D의 상태도 개선될 수 있으나, 현대에서 일일주기 리듬 장애의 치료에 핵심이 되고 있는 밝은 광선 치료(bright light treatment)는 혈중 비타민 D를 증가시키지 못할 것이다. 생체 시계는 '눈'(피부가 아님)에 닿는 빛에 의해 설정될 뿐만 아니라 신체가 자신의 시계를 보정하기 위해 선호하는 종류의 빛은 이른 아침 햇빛이다. 하루 중 이 시간에는 대기를 투과하는 UVB 조사가 너무 적어 충분한 양의 비타민 D를 얻을 수 없다.

아침에 햇빛 노출을 통해 생체 시계가 계속 24시간 주기와 일치해 돌아가도록 돕는 외에, 오늘날 일일주기 리듬 장애의 치료에 가장 흔히 사용되는 방법의 하나는 라이트 박스(light box)이다. 라이트 박스는 최대 1만 룩스(lux, 광 강도의 측정단위)의 빛을 발산하고 정오쯤의 천연 햇빛과 비슷하다. 이 장치가 내는 빛은 실내 평균 광 강도(500~1,000룩스)의 20배이다. 대부분의 사람은 이러한 실내 광 강도를 알고는 놀라는데, 자연의 해질녘 정도에 불과한 강도이다.

라이트 박스 자체는 박스 안에 설치된 일련의 형광등과 빛을 고르게 분산시키고 모든 UVB와 대부분의 UVA를 걸러내는 광 필터로 구성되어 있다. 라이트 박스의 사용은 쉽다. 그저 박스를 근처의 탁자나 탁상 위에 놓고 편안히 앉아 치료 세션을 받으면 된다. 실내조명을 키거나 키지 않은 채 반드시 라이트 박스 가까이 앉거나 서야 하며, 눈은 떠야 한다. 직접 빛을 볼 필요는 없으며, 대신 라이트 박스 사용자들은 책을 읽거나, 글을 쓰거나, TV를 보거나, 혹은 식사를 하면서 시간을 보낸다. 유일하게 보고된 부작용은 간혹 일어나는 가벼운 두통이다. 밝은 광선 치료 세션의 지속시간은 개인적인 필요와 사용하는 장치에 따라 하루 15분에서 3시간까지 다양하다. 장치가 더 강력할수록 그 앞에서 시간을 덜 보내야 동일한 효과를 얻을 수 있다. 또한 광원에 더 가까울수록 눈에 비치는 광 강도는 더 높고 치료는 보다 신속하고 더 효과적이다.

광선 치료의 타이밍은 매우 중요하고 치료할 일일주기 리듬 장애의 유형에 따라 사람마다 다르다. 예를 들어 늦은 밤 불면증이 있어 너무 늦게 잠잔 후 아침에 일어나기가 힘든 사람들은 생체 시계를 빠르게 하기 위해 아침에 하루 단한 차례의 짧은 치료가 필요할 수 있다. 이른 아침 불면증이 있는 사람들은 문제가 반대여서 너무 일찍 깨고 이른 저녁에 잠든다. 이러한 사람들은 생체 시계를 느리게 해야 하고 그렇게 하려면 대개 이른 저녁에 밝은 광선 치료를 받아 너무 이른 취침시간을 피하고 생체 시계를 24시간 주기와 일치시켜야 한다. 자신이 어떤 종류의 리듬 장애를 가지고 있는지 정확히 안 다음 적절한 종류의 광선 치료를 계획하는 것이 중요하므로, 자격 있는 수면 치료사의 지도하에 밝은 광선 치료를 사용할 필요가 있다.

라이트 박스는 처방전을 필요로 하지 않으나, 심한 기분 관련 장애를 겪는 사람은 누구나 장치를 구입하기 전에 의사의 추천을 분명히 구하고 의사의 지도 하에 사용해야 한다. 자신의 의사를 현명하게 선택해야 하며, 자신의 질환에 대해 진정제 또는 항우울제와 같은 약물을 처방하는 의사에게만 문의해야 한다. 일부 의사는 밝은 광선 치료의 성공적인 결과를 알지 못한다.

몇몇 신뢰할 수 있는 회사들이 라이트 박스를 판매한다(352페이지의 제품 안내 참조). 밝은 광선 치료의 성공 비결은 적정한 장치-사용자간 거리에서 강한 광선을 제공하는 제품을 사용하는 것이다. 신뢰받는 회사에서 라이트 박스를 구입하는 것이 중요한데, 당신이 밝은 광선 장비의 룩스 출력을 측정할 수 있는 방법이 없기 때문이다. 증상이 개선되지 않을 경우에 당신은 그것이 구입한 저렴한 라이트 박스가 충분히 강한 광선을 발산하지 않기 때문인지 혹은 당신의 질환이 밝은 광선 치료에 저항하기 때문인지 알지 못할 것이다. 신뢰할 수 없는 회사들이 시판하는 제품들을 시험해보면 일부 라이트 박스는 광고에서 선전한 양의 광선을 출력시키지 못하는 것으로 나타난다. 또한 저질 광 필터는 UV를 충분히 걸러내지 못할 수 있으며, 이에 따라 눈이 손상될 수도 있다.

여행을 많이 하는 경우에는 휴대용 장치가 적합할 것이며, 트레드밀 혹은 스테어 클라이머에서 운동하면서 밝은 광선 치료를 받을 계획이라면 스탠드가 있는 장치가 맞을 것이다. 또한 패드를 넣은 운반 케이스, 라이트 박스를 다양하게 두도록 해주는 스탠드 등 수많은 액세서리도 시판되고 있다. 이들 장치의 가격은 다양한 요인에 따라 200달러에서 700달러 사이인데, 가장 중요한 요인은 장치의 룩스 출력과 장치가 그러한 광 강도를 투사할 수 있는 거리이다. 많은 보험회사가 계절성 정동장애, 월경전 증후군 및 수면장애의 치료용으로 구입한 라이트 조명기구의 가격을 상환해줄 것이다.

계절성 정동장애(SAD)

보다 높은 위도에서 사는 사람이라면 아마도 늦가을과 겨울에 해가 짧아져 자신에게 오는 일부 경미한 변화들을 알 것이다. 햇빛이 줄기 때문에(강도와 시간 면에서 모두) 동면 충동이 생겨 음식을 더 먹고 활동을 덜 하고자 한다. 대부분의 사람은 이들 변화에 꽤 잘 대처하며, 정말로 일부는 상쾌한 1월의 나날과 겨울 스포츠에 대한 기대로 활기가 돈다.

그러나 상당히 많은 사람이 현대 사회에서 정상적인 삶을 사는 것이 힘들 정도로 낮의 길이 변화에 매우 민감하다. 겨울이 되면 그들의 생체 시계가 그들에게 동면하라고 말하지만, 삶은 그들에게 일을 하고, 회의에 참가하고, 황금시간대 TV 쇼를 보고, 아이에게 밥을 먹여야 한다고 말한다. 이러한 사람들은 대부분 겨울철에 매일 삶이 요구하는 것들을 수행하기가 어렵다.

이와 같은 증후군은 수천 년 동안 알려져 왔다. 히포크라테스는 이미 고대 그리스 시대에 이를 확인했다. 1898년 5월 16일 북극 탐험가인 프레더릭 쿡(Frederick Cook) 박사는 햇빛 부족으로 동료 탐험가들이 겪고 있던 심리적 변화를 다음과 같이 통렬하게 적었다.

겨울과 어둠이 서서히 하지만 지속적으로 우리에게 내려앉고 있다…내 동료들의 얼굴과 그들의 생각 및 음울한 성향을 읽는 것은 어렵지 않다…얼음으로 적막한 외부 세계를 덮어버린 암흑의 장막은 우리 영혼의 내부 세계에도 내려앉았다…사람들은 슬프고 낙담한 채 빈둥거리며, 우울한 꿈에 빠져 가끔 열정을 향한 헛된 시도를 하다 깨어나는 사람도 있다. 잠시 일부 사람들은 농담으로 미몽을 깨우려 하는데, 아마도 50번은 말했을 것이다. 다른 일부는 유쾌한 철학을 늘어놓으나, 밝은 희망을 불어넣으려는 모든 노력은 실패한다.

이 질환은 1984년 국립정신보건원(NIMH)의 노먼 로젠탈(Norman Rosenthal) 박사가 공식적으로 확인해 계절성 정동장애(seasonal affective disorder), 즉 SAD(매우 적절한 약어임)라고 명명했다. 로젠탈은 '겨울 우울증(winter depression)'이란 심한 증상을 보고한 일단의 사람들을 대상으로 여러 계절에 걸쳐 추적해 이것이 진정한 장애라는 사실을 입증했다. 놀라울 정도로 정확하게 그는 그들의 증상이 해가 짧아지면서 악화되고 해가 길어지면서 향상된다는 점을 보여줬다. 로젠탈의 획기적인 연구 이래, 기타 많은 연구자가 그의 연구 결과를 확인했다.

계절성 정동장애는 어떻게 아는가?

계절성 정동장애의 특징적인 증상은 연중 특정 시기에 주요 우울한 감정의 발현이다. 신체 활동이 줄어든다. 매우 무기력하고 둔해진다. 거의 모든 신체 활동이 너무 힘들어 보인다. 반면 식욕이 오르고 특히 녹말, 페이스트리와 기타 사탕처럼 탄수화물 및 당분 그리고 알코올에 대한 갈망이 생긴다. 이 때문에 계절성 정동장애가 있는 사람들은 대개 겨울에 체중이 증가한다. 대부분의 계절성 정동장애 환자는 오랜 시간 잠을 잔다(혹은 그랬으면 한다!). 그들은 섹스에 흥미를 잃고, 과민해지고 심기가 불편하며, 명료하고 기민하게 생각하기가 힘들어 실수를 초래할 수 있다.

계절성 정동장애의 증상
'우울' 혹은 '초조'가 계절성 정동장애와 같지는 않다. 완전한 계절성 정동장애의 증상은 다음과 같다. • 가을이나 겨울에 시작되는 우울증 • 에너지 부족 • 일이나 중요한 활동들에 대한 흥미의 감소 • 체중 증가를 동반한 식욕 상승 • 탄수화물과 당분에 대한 갈망 • 수면 욕구의 증가와 과도한 낮 시간 때의 졸림 • 사회적 위축 • 에너지와 집중력 감소를 동반한 심한 오후 무기력증 • 성욕 감소

역학자들은 미국인들의 2～3%가 완전한 계절성 정동장애를 일으키고 또 다른 7%가 이 질환 중에서도 덜 심한 유형을 앓는다고 추산한다. 여성은 계절성 정동장애에 걸릴 가능성이 4배이며, 평균 발병 연령은 23세이다. 더 높은 위도에서 겨울의 나날은 보다 짧기 때문에, 적도에서 더 멀리 살수록 계절성 정동장애를 일으킬 가능성은 더 높다. 플로리다에 사는 사람들의 약 1.5%가 계절성 정동장애에 걸리는 반면, 이 질환은 뉴햄프셔 사람들의 거의 10%에서 나타난다.

'휴가 우울증(holiday blues)'은 계절성 정동장애를 묘사하기 위해 사용되고 있다. 그 이유는 북반구에서 사람들이 추수감사절, 크리스마스 및 신정을 쉬려고 할 때 계절성 정동장애 증상의 발현이 시작되기 때문이며, 도처의 즐거운 분위기는 많은 사람의 '우울한 기분'과 대조를 이룬다. 로젠탈 박사가 자신의 연구를 발표하기까지, 휴가철 자체가 사랑하는 이들과 함께 할 수 없거나 가족이 모일 것을 기대하면서 스트레스를 느끼는 사람들에서 우울한 감정을 일으키는 원인이라고 많은 사람이 생각했다.

그러면 계절성 정동장애를 일으키는 사람들에게 정확히 어떤 일이 일어나는가? 나는 앞서 어둠이 어떻게 솔방울샘이 멜라토닌을 분비하도록 하여 사람들이 느려지고 잠자게 되는지를 설명했다. 겨울은 일부 사람의 생리에 장애를 일으키며, 나머지 사람과 달리 계절성 정동장애가 있는 사람들은 어둑한 겨울 햇빛에 의해 유발되는 체내 멜라토닌의 생성을 억제할 수 없다.

계절성 정동장애는 임상 증상이 있는 주요 우울 증후군이다. 노먼 로젠탈과 같은 의사들의 선구적인 연구 덕분에 이 질환은 이제 미국정신의학회(APA)의 표준 텍스트인 정신장애의 진단 및 통계 매뉴얼에 실려 있다. 과거에 계절성 정동장애는 강력한 항우울제 및 심지어 전기 충격 요법을 사용해 치료했다. 그러나 현재까지 계절성 정동장애에 가장 효과적인 치료법은 햇빛 또는 여름철 햇빛의 효과를 재현하는 인공의 밝은 광선이다.

노먼 로젠탈은 연구에서 대규모의 환자들에게 그들의 질환에 도움이 될 수도 안 될 수도 있는 밝은 광선에 노출시킬 것이라고 말했다. 그는 절반의 환자들을 여름철 정오의 햇빛과 비슷한 종류의 고강도 광선(5,000에서 1만 룩스 사이)에, 나머지는 가정의 밝은 실내조명에 상당하는 정도의 광선(밝은 사무실 조명은 500에서 700룩스 사이의 빛을 내며, 이는 단지 해 질 녘 또는 동틀 녘의 빛과 동등한 수준이다)에 노출시켰다. 환자들은 자신이 어느 유형의 광선 치료를 받는지 몰랐다. 고강도 광선에 노출된 계절성 정동장애 환자들은 거의 모두 증상의 현저한 감소를 경험한 반면, 대조군 환자들은 개선을 보지 못했다. 이후 수많은 연구에서 이러한 결과가 재현됐다. 라이트 박스로 실시하는 밝은 광선 치료는 이제 계절성 정동장애가 있는 사람에게 표준 치료법이다. 이 치료법은 이 질환이 있는 환자들의 80%에 유익하다. 자격 있는 의사가 당신에게 라이트 박스의 사용에 대한 지침을 제공하게 하는 것이 중요하다. 비록 당신이 시행착오를 통해 자신에게 가장 효과적인 방법을 찾기는 하겠지만 말이다.

치료사들은 대개 계절성 정동장애 환자들이 매일 1회의 10~15분 세션으로 시작하게 하며, 점차 노출을 30~45분으로 증가시킨다. 증상이 지속되거나 해가 짧아지면서 악화될 경우에는 하루에 2회의 세션을 실시할 수 있다(아침에 깨자마자 한 번 그리고 저녁에 또 한 번). 그러나 여느 밝은 광선 치료에서처럼 특정 질환의 치료에 이상적인 타이밍을 알아내는 것은 이 분야에서 훈련받은 의사 또는 치료사의 진료 하에 실시되어야 한다. 일일 총 노출량은 대개 90분에서 2시간 사이로 제한된다. 계절성 정동장애의 치료에 사용되는 라이트 박스는 태양등이 아니므로 선탠 효과가(비타민 D 효과도) 없다는 점을 명심한다. 연구들은 계절성 정동장애 증상의 치료에 아침 밝은 광선 세션이 더 효과적이라는 점을 보여주고 있다.

미국 보건부가 발표한 임상진료지침은 밝은 광선 치료를 일반적으로 수용된 계절성 정동장애 치료법으로 인정한다. 그러나 드물게 밝은 광선 치료가 효과적이지 않은 경우에는 이러한 종류의 치료와 함께 사용하도록 항우울제를 처방할 수 있다.

계절성 정동장애 증상은 대개 밝은 광선 치료 며칠 후면 개선된다. 최선의 결과는 가을이나 겨울에 시작해 봄까지 계속되는 일관된 치료 계획을 따르는 사람들에서 관찰된다. 흔한 실수는 기분이 나아지면 곧 치료를 중단하는 것이다. 그러한 경우에 증상은 재발한다. 이에 따라 겨울철 내내 치료를 유지해야 할 필요성이 증가한다.

'겨울철 우울증'의 최소화를 위한 지침

겨울철에 당신의 기분이 불가피하게 다소 가라앉는다면 계절성 정동장애가 아니라 이 질환 중에서도 덜 심한, 즉 무증상 유형이 있는 경우이며, 이를 일반적으로 '겨울철 우울증(winter blahs)'이라고 한다. 당신의 기분과 에너지 수준에 귀를 기울여라. 당신이 여름의 끝으로 가면서 '울적(low)'해지기 시작한다면, 다음과 같은 방안의 일부를 포함해 예방 조치를 취하도록 한다.

- 천연 햇빛을 가능한 한 많이 받는다. 화창한 날이면 실외에서 가능한 한 많은 시간을 보낸다. 이른 아침 햇빛이 이상적인데, 이는 잘못된 일일주기 리듬의 보정에 도움이 될 수 있기 때문이다.

- 낮에 집에 있는 경우에는 가능한 한 오래 커튼을 걷은 상태로 둔다.

- 사무실에서 일하는 경우에는 창문 근처의 공간을 차지하도록 한다.

- 육체적으로 활동적이어야 하며, 증상이 시작되기 전에 신체 활동을 시작한다. 바깥에서 환한 아침 햇빛을 받으며 하는 신체 활동은 윈윈 전략이다.

- 겨울철을 즐길 수 있게 해주는 마음가짐을 확립하도록 한다. 가을이 오기 전에 스스로 활동적인 이벤트를 계획한다. 고대하는 일들의 일정을 잡는다.

자신이 굴복하는 느낌이 든다고 창피해하거나 그것을 감추려고 해서는 안 된다. 당신은 결코 혼자가 아니다. 유능한 전문가의 도움을 받는다. 당신이 이번 겨울에 배우는 것은 향후 겨울들에 두고두고 적용할 수 있다.

비계절성 우울증

비계절성 우울증의 정도에는 차이가 있다.

경우울증(mild depression), 즉 '우울기분(blues)'은 이혼 혹은 친척의 사망과 같이 불행한 사건에 의해 올 수 있으며, 슬픔, 울적 또는 허무의 감정이 특징이고 여기에 무기력을 동반할 수도 있다.

만성 저등급 우울증(chronic low-grade depression)은 기분저하증(dysthymia)으로도 알려져 있으며, 사람이 2년의 기간 동안 대부분의 시간에 우울할 경우에 이에 해당한다. 이러한 감정은 에너지, 식욕 또는 수면의 변화와 아울러 낮은 자존심 및 절망감을 동반한다.

주요 우울증(major depression)은 중증의 지속성 기분 우울과 일상 활동에 대한 흥미와 즐거움의 상실이 특징이며, 에너지의 감소, 수면과 식욕의 변화, 그리고 죄책감 또는 절망감을 동반한다. 이들 증상은 최소 2주 동안 존재하고, 현저한 고통을 유발하며, 일상 기능을 방해할 정도로 심해야 한다. 우울증이 매우 심한 경우에는 정신병 증상이나 자살 생각 또는 행동을 동반할 수도 있다.

최근까지 비계절성 우울증에 대한 밝은 광선의 효과를 알아본 연구는 얼마 안 된다. 그러나 계절성 정동장애에 밝은 광선 치료가 성공하자 수많은 연구자가 비계절성 우울증의 치료에도 이 치료가 효과적일지를 연구하기 시작했다. 그 결과는 매우 고무적이다.

많은 연구에서 밝은 광선 치료만으로도 비계절성 우울증 증상의 감소에 항우울제만큼이나 효과적인 것으로 나타났다. 한 연구에 따르면 단 1시간의 밝은 광선 치료가 우울증의 표준 약물을 여러 주 복용하는 것만큼 효과적이었다. 이 분야에서 가장 중요한 연구의 일부는 샌디에이고 소재 캘리포니아대학과 비엔나대학에서 이루어지고 있다. 이들 기관의 연구자들은 밝은 광선 치료와 항우울제의 병용이 우울증 증상의 완화에 매우 성공적인 방법이라는 점을 발견했다.

밝은 광선 치료는 비계절성 우울증에 대한 최신의 가장 성공적인 치료법에서 기본 구성요소이다. 이러한 유형의 치료법은 3가지 접근방법으로 이루어진다: 밝은 광선 노출, 항우울제 투약과 '각성 요법(wake therapy)'이다. 각성 요법에서 환자들은 프로그램이 시작되는 첫날 밤 한밤중에 스스로 깨어 아침 시간쯤 밝은 광선 치료를 받을 때까지 깨어 있는다(이들 환자는 이미 항우울제 투약을 시작했으므로 약물의 효과가 시작된 상태이다). 각성 요법은 밝은 광선 치료의 효과를 강화하는 것으로 보이는데, 아마도 멜라토닌 생성의 억제를 보강하고 세로토닌의 생성을 증가시키기 때문일 것이다. 이와 같은 '3중' 우울증 치료를 받은 환자들은 1주만에 증상이 27% 감소하는 경험을 했다.

밝은 광선이 우울 장애의 치료에 성공하자 의사들은 이 치료법을 폭식증, 만성 피로 증후군, 산후 및 산전 우울증, 알코올 금단 증후군, 청소년 우울증, 시차증, 일부 유형의 정신질환과 같은 질환들의 치료에 사용하고 있다.

비타민 D의 우울증 연관성

경중이든 중증이든 우울증의 발병과 진행에 많은 요인이 관여할 수 있지만, 비타민 D 결핍이 우울증과 만성 피로도 촉진하는 것으로 입증됐다. 이는 부신에서 활성형 비타민 D가 타이로신 수산화효소(tyrosine hydroxylase)의 조절을 돕는다는 사실에 기인하는데, 이 효소는 도파민, 에피네프린과 노르에피네프린

(기분, 스트레스 관리와 에너지에 중요한 호르몬들)의 생성에 필요하다. 부신은 이들 호르몬을 생성하여 우리가 일상 스트레스에 대처하도록 돕는다. 비타민 D가 풍부하지 않아 부신을 억제하지 못하면, 부신은 계속해서 강력한 이들 호르몬을 생성해 신체가 끊임없는 소진을 겪기 시작하고 이는 만성 피로를 초래할 수 있다. 그리고 만성 피로 상태는 우울한 감정을 영구화할 수 있다는 점은 의심할 여지가 없다.

미니애폴리스에서 실시된 한 통찰력 있는 연구는 도심 일차 진료 클리닉에서 150명의 소아와 성인을 대상으로 비타민 D 결핍을 검사했다. 이들 중 많은 사람이 세계적으로 다양한 곳에서 온 이민자들이었으며, 모두가 2000년 2월과 2002년 6월 사이 모호하고 비특이적인 통증을 호소하며 클리닉에 내원했다. 의사들이 기록한 수많은 증상에는 하부 척추 통증, 불면증, 피로, 쇠약과 우울한 기분이 있었다. 그들 중 많은 사람이 우울증을 진단받았고 애매한 통증의 완화에 도움을 받기 위해 비스테로이드성 소염진통제(NSAID)를 처방받아 귀가했으며, 일부 환자들에게는 항우울제가 처방됐다. 나는 이 연구를 앞서 제3장에서 언급한 바 있으나, 여기서 이들 환자의 개인별 프로필을 보다 자세히 살펴보고자 한다. 이들의 비타민 D 상태, 구체적인 종족 및 치료 방법과 관련해 일부 흥미로운 사실들이 드러나기 때문이다.

환자들 중 아무도 체내에서 비타민 D의 생성을 막는 진단된 질환은 없었으며, 아무도 25-비타민 D를 검사받은 적이 없었다. 10% 이하가 연구 시점에서 비타민 D 보충제를 복용하고 있었으며, 90% 이상이 25-비타민 D 검사 1년 전혹은 그 이전에 자신의 지속성 근골격계 통증과 관련해 의사의 평가를 받았다. 전체 환자의 93%가 25-비타민 D의 수치 면에서 결핍인 것으로 나타났다. 검사에서 25-비타민 D의 수치를 보면 동아프리카계와 히스패닉계는 모든 사람이 낮았고(20ng/mL 이하) 동남아시아계의 89%도 이 정도로 낮았다. 그리고 연구자들이 놀란 것은 아프리카계 미국인의 전부, 아메리칸 인디언의 전부, 그리고 백인 환자들의 83%가 비타민 D 결핍으로 판명되었다는 점이다.

아마도 무엇보다 가장 놀라운 점은 검사 결과를 연령층으로 살펴볼 때 드러난 사실이었다. 비타민 D 결핍의 심각도는 연령층을 기준으로 '반비례' 관계였다. 가장 젊은 환자들이 가장 낮은 25-비타민 D 수치를 보였으며, 혈청 25-비타민 D 수치가 '검출 불가'로 나온 사람 5명 중 4명이 35세 이하였다. 환자들 중 많은 사람이 상당히 다른 진단 및 치료를 받았다. 23세 백인 여성은 우울증, 비퇴행성 관절 질환과 요통을 진단받았고 일반 및 처방 비스테로이드성 소염진통제를 처방받았다. 반면 58세 아프리카계 미국인 남성은 일련의 질환을 진단받았고 마약성 진통제와 항우울제를 포함해 해당하는 일련의 약물을 처방받았다.

이들 환자가 25-비타민 D를 충분한 수치로 유지하였다면 이와 같은 심각한 건강 문제들 중 어느 것 혹은 전부를 피할 수 있었을까? 한 가지는 분명하다: 지속적이고 비특이적인 통증을 겪고 이어 우울증 징후와 함께 기타 피로와 불면증처럼 모호한 증상을 보인다는 진단을 받는 사람들이 25-비타민 D의 수치를 체크하거나 내가 제10장에서 처방하는 대로 그저 비타민 D를 복용하면 성공할 것이다.

우울증 증상을 심각하게 받아들여라

우울증 증상이 연중 특정한 시기에만 나타나기 때문에 그런 증상은 모두 그저 생각일 뿐이겠지 해서는 안 된다. 계절성이든 비계절성이든 우울증의 증상은 매우 심각하게 받아들여야 한다. 적절한 진단 및 치료가 필수적이다. 2주 이상 가는 지속적인 슬픔을 겪고 수면, 식욕, 집중 및 에너지 문제를 동반한다면, 전문가의 도움을 구해야 한다. 이는 자살 혹은 자해 생각이 들 경우에 특히 중요하다.

우울증을 측정하는 기계 장비는 없으므로, 의사들은 밝은 광선과 같은 항우울 치료가 효과적인지를 어떻게 알까? 과학자들은 치료 전후 환자의 우울 정도를 '우울증 평가 척도'로 평가한다. 환자와의 면접에서 질문을 통해 슬픔, 죄책감, 식욕부진, 자살 생각 등이 어느 정도인지 알아보고 점수를 매긴 다음 점수들을 합산하면 총 우울증 점수가 나온다. 치료 후에도 같은 질문들을 한다. 점수가 동일하거나 더 높으면 치료가 효과가 없었거나 아마도 환자의 상태를 악화시켰다는 결론을 내린다. 그러나 점수가 더 낮으면 치료는 효과를 발휘한 것이다.

월경전 증후군(PMS)

월경전 증후군(premenstrual syndrome, PMS)은 여성의 매달 월경 기간과 함께 정기적으로 나타나는 일단의 증상을 말한다. 증상은 월경이 시작되기 5~11일 전에 나타나고 월경이 시작될 때 멈추는 경향이 있다.

대부분의 여성이 가임기 중 어느 시점에서 월경전 증후군을 일으킨다. 30%에서 40% 사이의 여성이 일상생활을 방해할 정도로 심한 월경전 증후군 증상을 보이며, 10%는 증상이 너무도 심해 심신이 쇠약해질 정도이다. 월경전 증후군은 여성의 친구, 가족 및 동료 관계에 심한 어려움을 초래할 수 있다.

월경전 증후군의 발생률은 20대 후반과 40대 초반 사이의 여성, 최소 한 아이를 둔 여성, 주요 우울 장애의 가족력이 있는 여성, 그리고 산후 우울증이나 계절성 정동장애처럼 일부 기타 정동성 기분 장애의 병력이 있는 여성에서 보다 높다. 과거에 월경전 증후군 증상은 월경 주기 동안 일어나는 호르몬 불균형에 의해 유발된다고 생각됐다. 하지만 이제는 월경전 증후군이 세로토닌이 부족한 데 따른 결과라고 이해되고 있다. 세로토닌은 신경들 사이에 메시지를 전달하고 우리를 차분하고 행복하며 기민하게 하는 화학물질이다. 여성은 월경을 하기 바로 전에 세로토닌의 수치가 자연스레 떨어진 다음 월경이 시작될 때 다시 올라간다. 세로토닌의 기본 수치가 자연적으로 낮은 여성인 경우에 월경전 증후군 증상은 아마도 세로토닌 수치가 좋은 심리적 건강의 유지에 필요한 수준 밑으로 떨어지면서 나타날 것이다.

여러 연구자가 월경전 증후군이 밝은 광선 치료에 잘 반응한다는 사실을 입증했다. 밝은 광선이 월경전 증후군 증상의 감소에 효과적인 이유는 아주 분명하다: 체내 세로토닌 수치는 밝은 광선에 반응해 증가하며, 아울러 기억할 것은 비타민 D가 뇌에서 또 다른 기분 친화적 호르몬인 도파민의 생성을 조절하는 데 도움을 준다는 점이다. 지난 10년 사이 밝은 광선이 월경전 증후군의 치료에 어떻게 쓰일 수 있는지와 관련해 가장 중요한 연구들 중 하나는 D. J. 앤더슨(D. J. Anderson) 박사가 주도해 〈산부인과저널(JOG)〉에 발표한 것이다. 앤더슨 박사의 6개월 연구는 계속되는 자신의 심한 월경전 증후군 문제를 경감시키기 위해 다양한 방법을 시도하였지만 실패한 여성 20명을 대상으로 했다. 이들 여성은 4차례 연속 월경 기간 동안 매일 15~29분간 밝은 광선 치료를 받았다. 연구 종료 시 앤더슨 박사와 동료들은 밝은 광선 치료가 우울증, 불안, 과민성, 집중 곤란, 피로, 음식 갈망, 복부 팽창과 유방 통증 같은 월경전 증후군 증상의 중증도를 76% 감소시켰다는 사실을 발견했다.

비타민 D와의 연관성도 있을 수 있다. 난소 호르몬은 칼슘, 마그네슘과 비타민 D의 대사에 영향을 미치기 때문에, 과학자들은 오래 전부터 월경전 증후군이 부분적으로 이들 소량영양소의 수치가 낮은 것에 기인할 수 있다고 믿어왔다. 컬럼비아대학의 수전 다이-제이콥스(Susan Thys-Jacobs) 박사는 2000년 칼슘의 지지를 강력히 주장하는 연구를 발표하였는데, 칼슘뿐만 아니라 마그네슘과 비타민 D의 추가가 월경전 증후군을 완전히 되돌릴 수 있다고 강조했다.

이 연구를 발표하기 1년 전 연구에서 다이-제이콥스 박사는 다낭성 난소 증후군(polycystic ovarian syndrome)도 비타민 D와 칼슘의 보충으로 교정할 수 있다고 밝혔다. 다낭성 난소 증후군은 여성의 호르몬이 불균형을 이뤄, 흔히 월경 주기의 교란과 불임을 유발하는 질환이다. 다이-제이콥스 박사는 배란 이상 및 관련 월경 문제의 과거력이 있는 폐경전 여성 13명을 검사했다. 이들의 평균 25-비타민 D 수치는 11.2였다(물론 결핍 수준이다). 칼슘 요법과 비타민 D를 충분한 수치로 끌어올리는 치료를 받은 후, 여성들 가운데 앞서 기능장애적 출혈이 해소되었던 2명을 포함해 7명이 2개월 이내에 정상 월경 주기를 회복했다. 이들 중 2명이 임신하였으며, 나머지 4명은 정상 월경 주기를 유지했다.

일부 여성에서 월경 주기의 또 다른 부작용(월경성 편두통)도 비타민 D와 칼슘의 수치가 낮은 것과 연관되어 왔다. 앞서 비타민 D 결핍이 만성 편두통 환자들에서 흔하다고 하였는데, 이는 월경 요인과 별개이고 남성도 포함한다.

월경전 증후군의 증상
다음과 같은 증상들 중 5개 이상이 월경 기간과 연관되어 있으면 월경전 증후군이다.

- 슬픈 감정 또는 절망, 자살 생각 가능성
- 긴장감 또는 불안감
- 우는 시기들이 있는 기분 변화
- 다른 사람들에 영향을 미치는 지속적인 과민 또는 분노
- 일상생활과 대인관계에 대한 무관심
- 집중 곤란
- 피로 또는 에너지 저하
- 음식 갈망 또는 폭식
- 수면장애
- 통제 불가능한 느낌
- 복부 팽창, 유방 압통, 두통, 관절통과 근육통 같은 신체 증상

교대근무자 증후군

수천만 명의 미국인이 야간 교대근무를 한다. 야간 교대근무자는 심리적 질환 위험이 더 높고 피로 관련 사고의 가능성이 증가하는 등 다양한 문제를 경험한다. 또한 야간 근로자는 심장질환, 암, 당뇨병과 위장관 장애의 발병률도 더 높다.

야간 교대근무를 하는 사람들에게 지급하는 추가 비용과 그러한 근무가 근로자들에게 초래하는 문제에도 불구하고, 지금과 같은 현대에서는 불리한 시간에 근무하는 사람들이 필요하다. 정유, 해운과 수송처럼 일부 산업은 24시간 운영해야 하고, 다른 일부는 조립라인을 계속 가동시키는 것이 경제적으로 바람직하며, 비상대응 및 법집행 기관은 하루에 24시간 기관을 운영할 요원이 있어야 하고, 편의점은 누군가 새벽 2시에 우유 한 통이 필요한 경우에 대비해 문을

계속 열어두어야 한다.

　야간 교대근무자는 삶을 자신의 일일주기 리듬과 반대로 살기 때문에 문제를 경험하다. 야간 교대근무를 얼마나 오래 하든지 상관없이, 일을 마치고 햇빛 속에 걸어 귀가하여 잠자면 생체 시계는 깰 시간이라고 말한다. 그러면 낮에 밤잠을 자듯이 충분한 수면을 취하기가 어렵다.

　야간 교대근무자에 대한 연구들에 따르면 그들은 주간 근로자들보다 평균적으로 한두 시간을 덜 잔다고 한다. 그러한 수면 손실은 누적되며, 이는 야간 교대근무자가 교대근무 중 각성을 유지하고 업무 외로 삶의 성취를 경험하려 하면서 겪는 경향이 있는 문제들의 주요 원인이다. 또한 교대근무자는 다른 사람들과의 대인관계 및 가정을 안정적으로 유지하는 능력 면에서 큰 대가를 치른다.

　많은 연구에서 밝은 광선 치료는 야간 교대근무자가 자신의 근무 스케줄에 적응하도록 돕는 데 매우 유익한 것으로 나타났다. 직원에게 야간 교대근무를 시키는 회사들은 밝은 광선 기술을 충분히 활용하여 근로자의 사기를 올리고 근무 중 실수와 사고를 줄여야 한다. 이의 비결은 적절한 밝은 광선 장비를 설치하고 그 사용의 타이밍을 잘 잡아 근로자의 생체 시계를 그의 근무 및 수면 시간과 일치시키는 것이다.

교대근무로 인한 일일주기 리듬 교란의 감소를 위한 지침

- 연속적인 야간 교대근무의 일수를 줄인다. 야간 교대근무자는 주간 근로자보다 수면을 덜 취한다. 수일에 걸쳐 그들은 진행적으로 더 수면이 부족하다. 야간 교대근무의 일수를 5일 이하로 제한하고 그 사이에 쉬는 날들

을 둔다면, 수면 부족에서 회복할 가능성이 더 높다. 통상적인 8시간 대신 12시간 교대근무를 한다면, 이를 4일 연속 교대근무로 제한한다. 수일 연속 야간 교대근무를 한 후에는 이상적이라면 48시간 휴식을 취해야 한다.

- 장기적인 교대근무, 과도한 시간외 근무와 짧은 휴식을 피한다.

- 오래 걸리는 통근을 피하는데, 잠에 쓸 수 있는 시간이 부족해지기 때문이다.

- 매주 한 번 이상의 순환 교대근무는 피한다. 고정 교대근무를 연장해 하는 경우보다 그러한 변화에 대처하기가 더 어렵기 때문이다. 교대근무 순환의 순서도 중요할 수 있다. 첫 번째, 두 번째 및 세 번째 교대를 차례로 하는 것이 첫 번째, 세 번째 및 두 번째로 하는 것보다 더 쉽다.

- 쉬는 날들에 수면을 충분히 취한다. 좋은 '수면 위생(sleep hygiene, 수면 건강을 위해 지켜야 할 생활습관)'을 실천하는데, 수면 스케줄을 계획해 마련하고 수면이나 각성을 돕기 위해 카페인, 알코올 및 니코틴을 사용하지 않도록 한다.

- 일반약으로 시판되는 자극제와 기타 각성 물질에 의존하지 않도록 한다. 카페인과 각성제는 일시적으로 몸을 속여 적절히 기능하고 있다고 생각하게 할 뿐이며, 이는 일일주기 리듬을 더욱 교란시키기만 할 것이다.

수면장애와 노인 관리

밝은 광선은 노인에서 나타나는 다양한 질환, 특히 수면패턴 장애와 알츠하이머병 같은 치매의 치료에 점점 더 자주 성공적으로 사용되고 있다.

나이가 들면서 사람들의 일일주기 리듬은 '와해되어' 수면장애에 취약해진다. 이는 대개 너무 일찍 잠잔 다음 해가 뜨기 전(흔히 새벽 3시나 4시)에 깨는 형태로 나타난다. 가장 심한 경우에 노인 요양원 환자들은 낮이나 밤에 어느 시간에도 자고, 때로 낮에 매 시간 드문드문 잠잘 수도 있다. 계절성 정동장애에 사용되는 것과 동일한 지침을 따라 아침에 제일 먼저 밝은 광선 치료를 하면 노인의 생체 시계를 재설정하고 일일주기 리듬을 회복시키는 데 효과적이다. 점점 더 관심은 노인에게 제공해야 할 광선 조사의 종류에 기울여지고 있는데, 유도 치료 형태 측면에서뿐만 아니라 그것이 가정 및 집단 거주 시설의 설계와 건축에 통합되어야 하는지란 측면에서도 그렇다.

숙면을 위한 수칙

밤잠을 더 잘 자려면 다음과 같이 해본다.

- 오후 2시 이후에 카페인(카페인 함유 소다 포함)을 줄이고 알코올을 피한다.
- 잠자기 전에 음료를 덜 마셔 방광 불편으로 깨지 않도록 한다.
- 취침시간을 앞두고 음식을 많이 먹지 않도록 한다.
- 자극제(이완제가 아니라)로 작용하는 니코틴을 피한다.
- 규칙적으로 운동하되, 늦은 오후나 저녁이 아니라 이른 아침에 한다.
- 취침 전에 온수 욕조에서 혹은 온욕으로 몸을 이완시킨다.
- 규칙적인 취침 및 기상시간 스케줄을 수립한다. 주말에도 그러한 스케줄을 지킨다.

수면 문제가 만성화된다면 밝은 광선 치료를 고려한다. 경미한 수면장애가 있는 사람에게도 밝은 광선 치료가 유익할 수 있다. 예를 들어 저녁 11시에 잠자고자 하지만 새벽 1시까지 잠들 수 없는 사람은 라이트 박스 앞에서 한가로이 아침식사를 함으로써 생체 시계를 재설정할 수 있다.

일일주기 리듬 장애 치료의 미래

밝은 광선 치료는 일일주기 리듬 장애로 인한 기분 관련 질환들의 치료에 흥미로운 혁신이다. 치료는 안전하고 경제적이며, 라이트 박스는 부작용이 없다. 라이트 박스는 몇 백 달러를 한 번 지불하면 되지만, 항우울제는 매달 70달러가 들고 부작용과 기타 위험도 있다. 반면 밝은 광선 치료는 일부 경우에 항우울제와 병용하면 매우 효과적일 수 있다.

최근에 이루어진 혁신들에 따르면 밝은 '청색광(blue light)' 치료가 우리가 완전히 이해하고 있는 것보다 훨씬 더 많은 경우에 응용될 수 있다는 점을 보여준다. 전통적인 1만 룩스의 풀 스펙트럼 광선 치료 장치와 달리, 청색광 장치는 정확히 말 그대로 청색광, 즉 가시 스펙트럼 내에서 526nm(나노미터)의 파장을 가진 매우 특정적인 범위의 광선을 낸다. 오래 전부터 청색광 치료는 황달이 있는 아기에게 매우 성공적으로 사용되어 왔다. 보다 최근에는 청색광 치료가 조산아의 체중 증가를 촉진하는 데 사용되고 있다. MIT 건축학과는 건물 내에서 천연 일광을 극대화하고 인공조명을 극소화하는 방법을 연구하고 있다. 이 학과는 조명을 어떻게 조작하면 인간의 일일주기 요구를 충족시킬 수 있는지 측정하는 도구를 개발 중이며, 이를 통해 건축가들의 광선 관련 설계 결정을 도우려 한다. 나의 한 동료는 그저 착용만 하면 청색광에 노출될 수 있는 헤드램프의 개발에 선두를 달리고 있다.

청색광 치료에는 여러 효과가 있을 수 있다. 최근의 한 연구에 따르면 청색광 사용이 사무실 근로자들에게 낮에 기민함을 더욱 유지하는 데 도움을 주고, 저녁 피로를 감소시키며, 밤잠을 개선하는 것으로 나타났다. 이는 청색광이 최근에 발견된 눈의 광수용기를 표적으로 하기 때문이라고 일부 연구는 시사한다. 따라서 청색광 치료는 전통적인 백색광 치료에 잘 반응하지 않는 사람들에게 도움이 될 수 있다. 개인별 멜라토닌 리듬과의 동기화(synchronization) 또는 동틀 녘 모의 침실 조명(dawn simulation)을 포함해 기타 유형의 광선 치료가 개인의 건강과 수행능력을 향상시킬 수 있는지 알아보는 연구들이 진행되고 있다.

나의 실험실에서 나온 새로운 증거(UVB 노출에 반응해 강력한 기분 향상 물질인 베타 엔도르핀을 만드는 것은 뇌뿐만이 아니라 피부도 한다)는 또 하나의 주요 진전이다. 가장 최근에 나와 동료들은 피부에서 생체 일일주기 리듬의 조절을 담당하는 두 유전자를 확인했다.

또한 시상하부에만 아니라 전신에 생체 시계가 있다는 사실의 발견도 주요 혁신이었다. 이와 같은 진전들은 먼저 초파리와 생쥐를 대상으로 한 연구에서 이루어졌다. 그런 다음 일일주기 리듬을 연구하는 학계를 뒤흔든 한 연구에서 연구팀은 눈가리개로 사람들의 눈을 가리고 무릎 뒤의 부위를 광선에 노출시켜 이들의 생체 시계를 성공적으로 재설정했다.

야간 조명의 위험

새 연구가 '야간' 조명 노출을 암과 연관시키듯이, 빛이 우리 몸에 미칠 수 있는 심오한 영향에는 원치 않는 결과도 포함될 수 있다. 이러한 연관성은 에바 선해머(Eva Schernhammer) 박사에 의해 처음으로 제기되었는데, 그는 동료들 중 2명(30대의 건강한 여성)이 아무 위험요인이나 병력 없이 암을 일으켰다는 사실을 알게 됐다. 선해머 박사는 1992년에서 1999년까지 오스트리아 비엔나의 한 암 병동에서 순환 야간 교대근무를 했다. 그는 정규 시간 외에 한 달에 10일을 힘들게 밤샘 근무해야 했다.

3년 후 하버드의대에 자리를 잡았을 때, 그는 호기심을 가지고 거의 7만 9,000명에 달하는 간호사의 의무, 직무 및 생활습관 기록을 활용해 야간 교대근무를 30년 이상 한 간호사들은 주간 교대근무만 한 간호사들보다 유방암 발병률이 36% 더 높다는 사실을 발견했다. 그는 계속해서 불안케 하는 사실을 발견하였으며, 2005년 말 동료 여성 야간 근무자들에서 유방암이 48% 높은 것으로 나타났다는 보고서를 발표했다. 반면 시각장애 여성들은 눈이 보이는 대조군에 비해 유방암 위험이 50% 낮았다.

이와 같은 연구 결과는 야간 조명 노출이 유방암뿐만 아니라 기타 여러 유형의 암에 걸릴 위험을 증가시킬 수 있다는 점을 시사한다. 향후 연구들이 이를 입증해줄 것이다. 또한 이는 빛이 우리 몸, 특히 암과 같은 질환들을 퇴치하는 능력에 광범위한 영향을 미칠 수 있다는 점도 확인해준다. 유해한 것은 빛 자체라기보다는 빛이 신체 생리에 일으키는 변화이다.

멜라토닌은 강력한 항암 능력을 보유한다. 멜라토닌은 해가 진 후 밤에 우리를 달래 잠재우는 호르몬으로, 모든 세포(암성 세포를 포함해)에는 멜라토닌과 결합하는 수용체가 있다. 멜라토닌 분자가 유방암 세포와 결합하면 에스트로겐이 세포 성장을 활성화하는 경향을 저지한다. 또한 멜라토닌은 생식 호르몬에도 영향을 미치며, 이 때문에 생식 주기와 관련된 암들(난소암, 자궁내막암, 유방암과 고환암)을 예방하는 것으로 보인다. 멜라토닌이 암을 퇴치하는 능력에 있어 또 다른 특징은 암세포만을 특정해 표적으로 하는 면역세포의 생성을 증진시킨다는 것이다.

2001년 〈국립암연구소저널(JNCI)〉에 발표된 선해머의 연구는 암과 교란된 일일주기 리듬 사이에 생물학적 관련성이 있다는 첫 증거를 제시한다. 이는 분명히 야간 교대근무를 새로운 시각으로 바라보게 한다.

햇빛, 뇌 건강과 비타민 D

내가 비타민 D의 수치가 주요 주제가 아닌 일일주기 리듬 장애를 먼저 다룬 이유가 있다. 햇빛은 우리의 생체 시계에서 중요한 역할을 하고 생체 시계는 우리의 생리적 리듬과, 따라서 결국 우리가 어떻게 느끼는지(졸리거나 기민한지, 배고프거나 배부른지, 덥거나 추운지 등등)와 직접 연관되어 있으므로, 우리의 삶에서 햇빛이 중요하기 때문이었다. 이제 비타민 D가 어떻게 우리의 정신 건강에 직접적인 역할을 하는지를, 비타민 D와 치매에 대한 최근의 흥미로운 연구 결과를 시작으로 살펴보자.

치매는 노령에서 가장 두려운 질환에 속한다. 아무도 결국 다른 사람들과의 대화, 기억, 간단한 계산, 가족의 인식, 그리고 세상사의 파악을 할 수 없는 참담한 상태로 생을 마감하고 싶어 하지 않는다. 최근에 두 연구가 뇌 기능의 유지에 있어 비타민 D의 역할을 살펴봤다. 하나는 비타민 D 결핍을 뇌 기능장애와 연관시키는 증거를 검토하였으며, 다른 하나는 정신 수행능력 붕괴의 예방에 있어 비타민 D의 역할을 살펴봤다. 합쳐서 이와 같은 보고서들은 대부분 비타민 D가 치매 위험을 감소시킬 수 있다는 가설의 토대가 된다.

'치매(dementia)'라는 용어는 치매가 꼭 단일의 질환은 아니기 때문에 다소 오해를 부른다. 대신 치매는 알츠하이머병, 혈관성 치매, 루이소체병(Lewy body disease)과 전두측두엽 치매(frontotemporal dementia)를 포함해 일련의 뇌 관련 질환들을 포괄하는 용어이다. 기억, 사고 및 행동 장애를 유발하고 아마도 노령에서 가장 흔한 질환으로 생각되는 진행성, 퇴행성 뇌질환인 알츠하이머형 치매와, 혈관성 치매 간의 구분은 다소 모호하다. 치매 환자들 중 무려 45%가 알츠하이머형 치매와 혈관성 치매가 복합되어 있는 혼합형 치매일 수 있다. 혈관성 치매는 일반적으로 뇌졸중, 심장질환, 고혈압 및 당뇨병 병력을 특징으로 한다.

치매의 다면적 특성은 치매에 이르는 단일의 뚜렷한 경로가 없고 염증과 산화 스트레스(oxidative stress, 프리라디칼 손상이라고도 함)에서 소규모 뇌졸중과 뇌의 신경세포 사멸까지 다양하다는 의미이다. 그리고 심혈관 질환, 당뇨병, 우울증, 골다공증, 그리고 심지어 충치와 치주 질환을 포함해 흔히 치매에 선행하는 위험요인 또는 질환도 못지않게 많다. 이들은 모두 생애 늦게 치매 위험을 증가시킬 뿐만 아니라 전부 25-비타민 D의 수치가 낮은 것과도 연관되어 있다는 점에 주목한다. 실험실에서 나온 증거에는 비타민 D가 뇌의 보호와 염증의 감소에 역할을 한다는 여러 연구 결과가 있다. 예를 들어 파킨슨병 및 알츠하이머병 환자들은 25-비타민 D의 수치가 더 낮은 것으로 나타났다.

관건은 25-비타민 D의 수치를 증가시키면 치매를 되돌리거나 치유할 것이라는 점이 아니다(나는 이미 치매를 진단받은 환자들도 25-비타민 D의 수치를 건강한 범위로 유지하라고 강력히 추천하겠지만 말이다). 여기서 목표는 치매로 이어지는 경로(즉 위에서 언급한 것들)를 밟을 '위험을 감소시키기' 위해 25-비타민 D의 수치를 적절히 유지하는 것이다.

맨체스터대학 과학자들이 기타 유럽 기관들의 동료들과 협력해 실시한 한 연구는 8개 시험 센터에서 40세에서 79세 사이 남성 3,000명 이상을 대상으로 인지 수행을 비교했다. 〈신경학, 신경외과학 및 정신의학 저널(JNNP)〉에 발표된 이 연구는 특히 비타민 D와 인지 수행 간의 관계를 처음으로 살펴본 것이었기 때문에 상당히 주목할 만한 연구였다. 이러한 대규모 모집단 표본을 연구하면서 연구자들은 우울증, 교육과 신체 활동 수준처럼(모두 나이 든 성인들에서 정신 능력에 영향을 미칠 수 있다) 잠재적인 건강 및 생활습관 간섭 요인을 고려했다. 연구팀은 25-비타민 D의 수치가 높은 중년 이상 남성들에서 정신 기민성(mental agility)이 가장 좋다는 점을 발견했다. 사실 25-비타민 D의 수치가 높은 남성들은 개인의 주의력과 정보 처리의 속도를 측정하는 간단하고도 민감한 신경심리

검사에서 일관되게 더 나은 수행을 보였다.

이 연구에서 가장 예기치 않은 발견은 증가된 비타민 D와 더 빠른 정보 처리 간의 상관관계가 60세 이상 남성들에서 더 강했다는 점인데, 이의 생물학적 이유는 아직 명확하지 않다. 연구팀은 비타민 D가 뇌에 대단히 긍정적인 영향을 미치는 것으로 보인다는 결론을 내렸다. 또한 이 연구는 비타민 D가 노화성 인지 감퇴를 최소화할 수 있다는 가능성도 제기한다. 우리는 비타민 D와 정신 기민성이 정확히 어떻게 연관되어 있는지 알지 못하나, 향후 연구들에서 비타민 D가 특정 호르몬 작용 또는 기타 생물학적 반응을 증가시켜 결국 신경세포를 보호하고 뇌를 더 건강하게 한다는 사실이 입증되어도 나는 놀라지 않을 것이다.

치매 환자들은 일일주기 리듬의 장애를 겪는 경우가 흔한데, 뇌에 일어나는 손상 때문이다. 치매가 유발한 일일주기 리듬 장애는 실내 국한과 운동 부족에 의해 악화되고, 이 두 요인은 다시 일일주기 리듬 장애를 촉진함으로써 흔히 악순환이 시작된다. 치매 환자는 대개 밤에 깨지 않고 자기가 힘들고 깨어 서성이고 갈팡질팡할 수 있다. 전통적으로 진정제를 사용하여 치매와 관련된 일일주기 리듬 증상을 치료해왔으나, 특별히 효과적이지 않고 심한 부작용이 있다. 많은 연구에서 밝은 광선 치료가 매우 유용할 수 있다는 사실이 입증됐다. 지금쯤이면 당신도 스스로 추론할 수 있듯이 밝은 광선 치료는 다양한 유형의 치매가 있는 사람들에게 생체 시계를 재설정함으로써, 그리고 낮에 더 기민해지도록 도와 밤에 덜 서성이도록 함으로써 도움이 된다. 아울러 최근의 연구에 따르면 밝은 광선 치료를 사용해 일일주기 리듬 장애를 감소시키면 초기 치매를 앓는 사람들의 정신 기능을 향상시킬 수 있다고 한다.

태아에서 노년까지

위와 같은 뇌 보호는 사실 자궁에서 시작된다. 더 높은 위도에서 살면 정신분열병의 위험이 증가하는 것으로 나타났으며, 그 뿌리는 증상이 젊은 성인기에 나타나기 오래 전 아기의 뇌가 발달할 때 내릴 수 있다. 사실 정신분열병과 비타민 D 사이에 내려진 인과적 연관성의 하나는 자궁에서 비타민 D 결핍이 뇌 발육을 변경시킨다는 이론에 기초한다. 이는 정신분열병이 겨울이나 초봄에 태어난 사람들에서 더 빈번히 발생하는 기이한 특성을 설명하는 데 도움이 된다. 사우스캐롤라이나 의과대학의 소아과, 생화학과 및 분자생물학과 교수인 존 맥그래스(John McGrath) 박사는 이를 완벽하게 기술하였는데, 그는 임신 중 비타민 D 결핍이 모체의 골격 보존 및 태아의 골격 형성과 연관되어 있을 뿐만 아니라 출산 후 바로는 물론 생애 늦게 만성 질환 감수성에 영향을 미칠 수 있는 태아 '각인(imprinting)'에도 중요하다고 말했다. 즉 임신부의 비타민 D 상태는 그 아기가 청소년기에 당뇨병에서 노년기에 골다공증과 치매까지 특정 질환을 일으킬지 여부에 직접 영향을 미친다는 것이다.

산전 비타민 D 상태가 평생 우리의 뼈 건강과 심지어 기타 수많은 질환 중에서도 암 및 자가면역질환 위험을 결정한다고 생각하니 놀라울 따름이다. 이러한 연관성이 선뜻 마음에 와 닿지 않겠지만, 쌓이는 증거는 분명하고도 설득력이 있다. 심지어 아기의 폐도 모체의 비타민 D 수치에 의해 영향을 받는다. 흔한 소아기 질환인 천식도 모체의 비타민 D 결핍과 연관되어 왔다. 2009년 〈임상 및 실험 알레르기(CEA)〉 저널에 '소아기 천식은 지용성 비타민 결핍 질환이다'라는 제목의 논문이 발표되었을 때, 일반인과 의사 모두가 주목했다. 논문은 비타민 D와 소아기 천식 사이의 강한 연관성을 지적했다. (임신과 비타민 D에 대해서는 제10장에서 훨씬 더 자세히 설명한다.)

이렇게 쇄도하는 새로운 정보를 고려하면, 사람들이 흔히 자신의 생애에 한 가지 이상의 비타민 D 감수성 질환에 걸리는 것은 놀라운 일이 아니다. 이제 당신이 자문해볼 가능성이 있는 질문은 당신의 결핍은 얼마나 나쁜지가 아닐까?

제7장

내가 비타민 D 결핍인가?

결핍인지를 알아보는 간이 시험

몸이 뭔가를 필요로 해 아프면 흔히 우리에게 알려주는 방법이 있다. 탈수되었을 때에는 뇌에서 오는 갈증 신호가 우리에게 마시도록 촉구한다. 연료가 결핍되었거나(배고픔), 수면이 부족하거나(졸림), 심지어 심각한 위험에 직면하였을 경우에도 마찬가지이다. 유명한 투쟁-도피(fight or flight) 스트레스 반응은 인체가 살아가기 위해 어떻게 자신의 뛰어난 생존 시스템을 유지하는지를 예로 보여준다. 사실 모든 동물은 높은 IQ 혹은 박사 학위를 요하지 않는 비슷한 메커니즘에 의해 생존하며, 과거를 반추하고 미래를 걱정할 수 있는 복잡한 뇌는 더욱 요하지 않는다. 그러나 비타민 D 결핍을 감지하는 것은 어떤가? 당신은 어떻게 '아는가'?

생각해보면 아이러니이지만 인간을 제외하고는, 햇빛에 의존해 에너지와 비타민 D를 얻는 동물들은 그러한 광선을 흡수해야 한다는 것을 본능적으로 안다. 그들은 운전면허시험을 통과하거나 건강 서적을 읽지는 않겠으나, 적어도 자신의 생존 욕구에 무엇이 충분히 좋은지는 '알고 있다.' 예를 들어 도마뱀이 목마를 때 물을 마시듯이 비타민 D가 결핍되면 UVB 광선을 찾는다는 것은 잘 입증된 사실이다. 반면 인간은 건강에 유익하거나 해로울 수 있는 일들을 포함해 어떤 일을 하거나 하지 말라고 자신에게 말하는 비범한 능력을 보유하고 있다

(고등 두뇌 덕분에 심장의 구성물을 비판적으로 분석하고 판단하는 능력을 보유하며, 그러한 판단이 옳거나 그르게 판명되든 상관없이 말이다). 하지만 때로는 도마뱀처럼 행동하는 것이 유익하다.

지금쯤 당신이 이전 장들을 이해하고 있고 거주하는 지리상 위치와 햇빛을 받는 습관에 대해 생각하고 있다면, 당신은 아마도 자신이 어느 정도 비타민 D 결핍이라는 느낌이 들 것이다. 당신은 당장 달려 나가 비타민 D 보충제 한 통을 사고자 하는 충동과 그만하면 되겠지 라는 생각이 들지도 모른다. 불행히도 당신은 음식과 물을 재빨리 섭취해 허기와 갈증을 채울 수 있듯이 마켓으로 내달려 비타민 D를 더욱 요구하는 몸의 욕구를 충족시킬 수 없다. 오랫동안 비타민 D를 충분히 공급받지 못한 몸은 나날이 그리고 다달이 신체를 보충해 시간을 가지고 천천히 비타민 D를 다시 비축하는 장기적인 헌신을 요한다. 이것이 바로 제2부에서 다룰 내용이며, 나는 비타민 D의 수치를 다시 건강에 좋은 범위로 올리고 거기에 머물도록 하는 데 절대 실패하지 않는 계획을 소개해준다.

당신이 비타민 D 결핍 혹은 부족이라면 비타민 D 탱크가 비어 있으므로 가능한 한 빨리 채워야 한다. 단 며칠간의 햇빛 노출과 일반약으로 판매되는 알약 보충제만으로는 대개 충분하지 않다.

그러나 제2부로 넘어가기 전에 잠재적인 결핍이 무엇이고 실제 진단을 위해 의사의 진료 하에 검사를 받으려면 어떻게 해야 하는지를 간략히 살펴보는 것이 좋다. 이것이 바로 이 장에서 다룰 내용이다.

간이 시험

당신은 다음 항목에 얼마나 해당되는가?

☐ 나는 드물게 바깥에 나가 햇빛을 받는다.

☐ 나는 바깥에 나가 햇빛을 받을 때, 특히 여름철이나 한낮에 바깥에 있을 때 자외선 차단 옷을 걸치고 피부를 가린다.

☐ 나의 의상은 대개 팔다리를 포함해 대부분의 피부를 가린다.

☐ 나는 북반구에서 북위 35도 위쪽 지역(애틀랜타 및 로스앤젤레스 북쪽)에 산다.

☐ 나는 남반구에서 남위 35도 아래쪽 지역(호주 시드니, 칠레 산티아고, 또는 아르헨티나 부에노스아이레스 남쪽)에 산다.

☐ 나는 매일 비타민 D 보충제와 함께 복합비타민을 복용하지 않는다.

☐ 나는 매일 별도의 비타민 D 보충제를 복용하지 않는다.

☐ 나는 매주 2~3일 자연산의 기름진 생선(연어, 고등어, 청어, 정어리 등)을 먹지 않는다.

☐ 나는 버섯을 많이 먹지 않는다.

☐ 나는 하루에 강화된 우유 또는 오렌지 주스를 10잔 이하 마신다.

☐ 나는 선천적으로 피부가 검거나 아프리카계 또는 히스패닉계 출신이다.

☐ 나는 60세 이상이다.

☐ 나는 20세 이하이다.

☐ 나는 과체중이고 여분의 지방이 상당히 많다.

☐ 나는 흉골(복장뼈)을 엄지나 검지로 강하게 누르면 아프다.

☐ 나는 정강이를 강하게 누르면 통증을 느낀다.

☐ 나는 생각보다 에너지와 근력이 떨어지는 것 같다.

☐ 나는 항경련제 또는 에이즈 약물을 복용한다.

☐ 나는 글루코코르티코이드 제제(예로 프레드니손)를 복용한다.

- ☐ 나는 셀리악병(Celiac disease, 글루텐 불내성)이 있다.
- ☐ 나는 장 질환이 있다.
- ☐ 나는 위우회술(gastric bypass surgery)을 받았다.

당신이 위의 박스들 중 어느 것에라도 체크하였다면 비타민 D 결핍을 겪을 가능성이 높다. 여러 박스에 체크하였다면 나는 제2부의 치료 지침을 진지하게 따르도록 추천하며, 궁금하면 당신의 의사에게 비타민 D의 상태를 검사해달라고 요청한다. 하지만 특이적인 검사를 요청하도록 해야 한다.

검사

비타민 D 결핍의 정도를 분명히 아는 유일하고도 확실한 방법은 25-히드록시비타민 D(25-hydroxyvitamin D) 검사를 요청하는 것이다. 이 검사는 25(OH)D 검사라고도 한다. 다시 말하지만 이는 간이 생성한 다음 신장에 의해 활성화되는 순환형 비타민 D이다. 직감적으로는 그저 체내 전구체보다는 바로 '활성형'을 검사받고 싶다고 생각할지 모르지만, 활성형 비타민 D(1,25-비타민 D) 검사는 실제로 비타민 D의 상태를 정확히 나타내지 못한다. 그리고 여기에 문제가 있다: 많은 의사가 잘못된 검사를 지시하고 활성형 비타민 D의 수치가 정상임을 보여주는 검사 결과가 나오면 비타민 D에 관한 한 다 괜찮다고 생각한다. 그러나 활성형의 수치가 정상(혹은 상승)으로 나온다고 하더라도 심한 결핍을 겪을 수 있다. 이는 이해할 수 없는 것처럼 들릴지도 모르나, 일단 비타민 D의 생물학에 대해 몇 가지 사실을 이해한다면 그렇지 않을 것이다.

의사라면 누구나 당신을 위해 25(OH)D 검사를 지시할 수 있으나, 보험회사에 청구서를 제출할 때 잘못된 코드를 사용하면 상환을 받지 못할 것이고 당신은 결국 검사 비용을 지불해야 할 것이다. (비타민 D 검사의 실제 비용은 의뢰하는 실험실에 따라 그리고 개별 의원 또는 병원이 대량의 검사를 수행하는지에 따라 상당히 다양할 수 있다. 검사 비용은 검사 당 약 40달러에서 225달러까지 이를 수 있으므로, 의료 제공자에게 문의한다. 메디케어는 현재 40달러에 대해 상환해준다.) 비타민 D 결핍에 대한 코드는 268.9인데, 혹은 의사에게 비타민 D 결핍 대신 골다공증 또는 기타 관련 질환들에 대한 코드가 있으면 그러한 코드를 사용할 수도 있다. 그러나 268.9가 비타민 D 결핍에 대한 코드이며, 이 코드를 사용하면 비용의 최소화와 상환의 최대화에 도움이 될 수 있다. (기타 관심 코드: 골연화증 = 268.2; 골다공증 = 733.00; 골감소증 = 733.90.)

비타민 D의 활성형은 25-비타민 D보다 1,000배 더 낮은 농도로 순환하며, 25-비타민 D는 보충제로부터 체내에서 생성되었을 때 혈중 반감기가 2~3주이다. 그러나 햇빛에 반응해 체내에서 만들어진 25-비타민 D는 '2배' 더 오래 지속된다. 반감기(half-life)는 그저 신체가 혈액에서 25-비타민 D 및 1,25-비타민 D 총량의 절반을 제거하는 데 걸리는 시간을 말한다. 반면 비타민 D의 활성형은 반감기가 겨우 2~4시간에 불과하다. 이는 혈중 활성형 비타민 D의 농도가 2~4시간마다 절반 감소한다는 의미이다. 비타민 D가 결핍되면서 신체는 즉시 반응해 부갑상선 호르몬의 생성을 증가시키고 이 호르몬은 신장에게 비타민 D를 활성화하라고 알리는데, 이 때문에 비타민 D 결핍이거나 부족일 때에도 활성형 비타민 D(1,25-비타민 D)의 수치는 정상이거나 상승되어 있다.

그것이 어떻게 가능할까? 그리고 신장이 더 많은 활성형 비타민 D를 재빨리 만들어냄에도 어떻게 비타민 D 결핍이 될 수 있을까? 내 추측은 혈중 수치가 정상일지라도 표적 조직, 즉 장과 뼈는 여전히 충분한 양을 얻을 수 없다는 것이다. 비타민 D 결핍 상태에서 혈청 칼슘은 대개 정상이다. 대부분의 의사가 칼슘 수치에 대해서도 실수를 한다. 즉 그들은 혈중 칼슘 수치를 측정해 이상이 없으면 이는 정상적인 비타민 D 상태에 해당하는 것으로 해석된다고 무의식적으로 생각한다. 그러나 혈중 칼슘 수치도 활성형 비타민 D 수치도 비타민 D 결핍인지 여부를 알려줄 수 없다. 그래서 25-비타민 D를 측정해야 하며, 의사가 뭐라고 말하든지 상관없이 기타 어느 표지자도 받아들여서는 안 된다.

그러면 25-비타민 D의 수치는 어느 정도 되어야 할까? 비타민 D의 측정에 사용되는 단위는 ng/mL(nanogram per milliliter)인데, 대부분의 전문가(나를 포함해)가 비타민 D '결핍'을 20ng/mL 이하의 25-비타민 D로 정의하는 데 동의한다. 비타민 D '부족'은 21과 29ng/mL 사이이다. 그리고 비타민 D '충분'은 30ng/mL 이상이다. 건강을 위해 비타민 D의 완전한 효과를 보려면, 혈중 수치가 40ng/mL에 더 가깝도록 하라고 많은 전문가가 권장한다. 이렇게 권장하는 이유는 더 높은 수치가 암, 심장질환, 자가면역질환 등을 일으킬 위험의 감소와 연관되어 있기 때문이다.

비타민 D 중독은 일반적으로 혈중 수치가 150ng/mL 이상일 때까지 관찰되지 않는다. 예를 들어 인명구조원들은 25-비타민 D 수치를 100ng/mL 범위로 홍보하는 것으로 유명한데, 그들이 비타민 D 독성에 걸렸다는 말은 들리지 않는다. 주로 그들은 비타민 D의 대부분을 햇빛에서 얻고 이러한 공급원에서는 과도하게 얻는 것이 불가능하기 때문이다. 마찬가지로 매주 한 번 선탠 베드를 사용하는 사람들은 대개 겨울 내내 수치를 40~60ng/mL 범위로 유지한다. 비타민 D를 얻기 위해 보충제에 의존할 경우에 규칙적인 보충을 중단하면 20ng/mL 이하로 떨어지는 데 약 한 달이 걸린다.

25-비타민 D 검사는 현재 미국에서 가장 많이 요청하는 검사이다.

여기에 비타민 D를 보는 또 다른 시각이 있다: 가령 보충제를 통해 섭취하는 비타민 D 100IU마다 25-비타민 D의 혈중 수치는 1ng/mL씩 증가한다. 이 때문에 소아와 성인 모두 신체의 비타민 D 요구량 충족에 불충분한 햇빛 노출을 받는 경우에 하루에 최소 1,000IU의 비타민 D를 섭취해야 한다. 나는 개인적으로 보충제와 우유를 통해 매일 약 2,700IU의 비타민 D를 섭취하며(이는 내가 분별 있는 햇빛 노출로부터 얻는 비타민 D에 추가되는 것이다), 나의 혈중 수치는 연중 내내 50ng/mL이다.

서로 다른 측정법 읽기

개인의 비타민 D 상태를 검사하는 방법에는 2가지 주요 측정법이 있으며, 그중 하나가 나머지보다 더 낫다.

액체 크로마토그래피 탠덤 질량분석법(liquid chromatography tandem mass spectrometry, LCMSMS)은 내 생각으로 25-비타민 D_2와 25-비타민 D_3의 혈중 수치를 다 측정하는 최신의 표준 측정법이다. 관심의 대상은 총 25-비타민 D이므로 그저 이러한 측정의 결과를 합해 총계를 내면 된다. 예를 들어 결과가 25-비타민 D_2가 20ng/mL, 25-비타민 D_3가 15ng/mL로 나오면 총 비타민 D는 35ng/mL이다. 이 측정법의 장점은 2가지 유형의 비타민 D를 구분할 수 있다는 것이다. 비타민 D_2는 의약품으로만 시판된다. 그래서 의약품 수준의 비타민 D_2를 사용해 결핍을 치료받지만 D_2의 혈중 수치가 올라가지 않는 경우에는 신체가 비타민 D_2를 흡수하지 못한다는 점을 나타낸다.

가용한 나머지 측정법은 방사면역측정법(radioimmunoassay)이다. 이는 총 25-비타민 D만 측정하고 비타민 D_2 및 D_3를 구분할 수 없다. 어느 측정법을 사용할지 선택의 여지가 없어 어쩔 수 없이 방사면역측정법을 사용해야 할 경우라도, 이는 여전히 신뢰할 만한 측정법으로 만족해도 된다. 그러나 가능하다면 보다 심도 있는 분석을 위해 LCMSMS 측정법을 요청하도록 한다.

왜 연령, 거주지와 인종이 중요한가

나는 이미 이와 같은 상황을 어떻게 비타민 D 결핍이란 방정식에 감안해야 하는지를 설명하였으나, 간략히 상기시키고자 한다.

연령. 나이가 많을수록 몸이 햇빛으로부터 비타민 D를 만들기가 어려워지는데, 체내 비타민 D의 전구체가 나이가 들면서 감소하기 때문이다. 그렇기는 해도 이러한 육체적 쇠퇴에도 불구하고 피부는 '조립라인'에서 비타민 D를 풍부히 만들 수 있는 상당한 능력을 보유한다. 70세에 비타민 D를 만드는 신체 능력이 50~70% 감소한다고 가정하면, 70세 노인이 필요한 비타민 D를 많이 만들 수 있기 위해 해야 할 일은 매주 3~4회 더 많은 피부 부위(가령 팔과 다리)를 노출시키는 것뿐이다. 70세 노인이 20~40세 사람이 햇빛에서 생성하는 양(2만 IU 보충제에 상당하는 양)을 만들지는 못할 것이나, 3,000~5,000IU만 만들어도 충분할 것이다.

안타깝게도 노인들은 과도한 햇빛 노출에 대해 괜한 우려를 자아내는 경고에 특히 귀가 얇다. 노인들은 건강하기 위해 햇빛 노출이 더 많이 필요한 시기에 흔히 노출을 줄인다. 내가 참여한 연구들에 따르면 65세 이상 미국인 가운데 절반을 훨씬 넘기는 노인들이 비타민 D 결핍이다. 노인이라면 주름이 생기거나 피부암을 일으킬 위험에 대해서보다는 비타민 D 결핍으로 고관절 골절을 일으킬 위험에 대해 한층 더 걱정해야 한다. 다음과 같은 우려스런 통계 자료를 고려해 보라. 즉 금년에만 약 30만 건의 고관절 골절이 노인 남녀에서 발생하고, 그 중 20%는 1년 이내에 사망하며, 50%는 결코 가동성을 회복하지 못하고 요양원으로 옮겨야 한다. 이는 되새겨보아야 할 사실이다.

생활습관. 낮에 실내에서 시간을 더 많이 보낼수록 비타민 D를 만들 기회가 더 적다. 미국인, 유럽인과 기타 적도에서 상당히 위에 있는 부유한 국가들의 국민은 대부분 생활습관을 보면 대개 실내에서 오래 지내는 일상생활을 하고 바깥에서 보내는 시간에도 태양의 UV 광선을 피하는 데 집착한다. 이 때문에 미국에서 소아와 십대 가운데 거의 6,000만 명(전체 젊은이 인구의 70%)이 혈중 25-비타민 D가 충분한 수준 아래일 수 있다. 십대 7명 중 1명이 현재 완전히 결핍인 상태에서 돌아다니고 있다.

지리상 위치. 겨울이 비교적 긴 곳에서 사는 사람은 연중 햇빛을 덜 받는데, UVB 광선이 겨울철에 피부에서 비타민 D를 만들기에 이상적인 각도로 지표면에 닿을 수 없기 때문이다. 오존층이 피부에 도달할 UVB의 대부분을 흡수한다. 또한 비타민 D의 생성을 차단하는 오존 오염이 심한 도시에 사는 사람은 위험이 증가한다.

인종. 피부가 매우 검은 사람들, 특히 아프리카계 사람들은 제한된 햇빛으로부터 비타민 D를 만들기가 어렵다. 왜냐하면 그들의 조상이 세계에서 연중 내내 햇빛을 이용할 수 있는 지역에서 진화했기 때문이다. 이러한 유형의 피부가 태양 광선을 비타민 D로 전환하는 데 효율적이지 않다는 점이 아프리카에서는 문제가 안 되는데, 그 대륙에서는 햇빛의 양이 무한하기 때문이다. 그러나 아프리카계 사람들이 북쪽 위도에서 살면 흔히 비타민 D 결핍이 된다. 왜냐하면 보호 능력이 뛰어난 피부가 부족한 UVB 함유 햇빛을 비타민 D로 충분히 전환하지 못할 것이기 때문이다.

내가 참여한 연구들에 따르면 아프리카계 미국인 노인(65세 이상) 중 최대 80%가 비타민 D 결핍이다. 질병통제예방센터(CDCP)는 최근 미국 전역에 걸쳐 아프리카계 미국인 가임여성(15~49세)의 42%가 겨울이 끝날 때 비타민 D 결핍이라고 보고했다(놀라운 수치이다). 평균적으로 아프리카계 미국인 성인의 40~

60%가 비타민 D 결핍이다. 아프리카계 미국인은 제2형 당뇨병과 유방 및 전립선에서 보다 공격적인 유형의 암을 포함해 비타민 D 결핍과 연관된 다양한 질환들을 일으킬 위험이 더 높다. 또한 아프리카계 미국인은 약물 치료에 보다 저항하는 고혈압 및 심장질환을 일으킬 가능성도 더 높다. 적도 지역 거주자들이 그 지리에 대한 반응으로 자신의 피부 유형을 개발하는 데에는 오랜 기간이 걸렸으며, 벌써 다른 곳으로 이주해 UVB가 부족한 지역에서 생존하는 데 그러한 피부 유형을 더 이상 필요로 하지 않는 사람들을 따라가는 진화를 하기 위해서는 그만큼의 기간이 더 걸릴 것이다.

문화. 일부 문화는 여성에게 잔뜩 껴입은 의복으로 몸을 전부 가리도록 요구하고 이는 햇빛을 차단한다. 이 때문에 중동과 인도에 걸쳐 햇빛이 많은 지역들의 사람들을 대상으로 실시된 연구들에서 비타민 D 결핍이 광범위한 것으로 나타났을지도 모른다. 남성도 이러한 운명에서 예외가 아닌데, 여기에 또 다른 요인이 작용하기 때문이다: 이들 지역에서 남성과 여성은 모두 선천적으로 거무스름한 피부가 더 검어지기를 원하지 않기 때문에 일반적으로 햇빛을 피하는 경향이 있다.

검사 대상자는?

비타민 D 결핍과 일치하는 증상이 있고 비타민 D 보충제를 지난 6개월에 걸쳐 하루에 최소 1,000 또는 2,000IU 용량으로 복용해온 사람은 검사받는 것이 최선이다. 또한 다음과 같은 건강 문제가 있거나 그럴 위험이 더 높은 사람들도 내가 제10장에서 처방하는 것처럼 충분한 양의 비타민 D를 복용하고 있지 않을 경우에 25-비타민 D 수치의 검사를 고려해야 한다.

- 암 가족력 또는 개인력
- 고혈압
- 골다공증/골감소증
- 골관절염
- 자가면역질환(루푸스, 강직성 척추염, 다발성 경화증, 류마티스 관절염, 크론병, 제1형 당뇨병 등)
- 다낭성 난소 증후군(PCOS)
- 정신분열병
- 우울증
- 편두통
- 간질
- 당뇨병(제1형이나 제2형)
- 섬유근육통
- 진단되지 않은 일반 통증 및 근골격계 통증
- 하부 척추 통증
- 관절통
- 근육 쇠약
- 만성 피로 증후군
- 신경전도 불량
- 균형 불량

메디케어에 들어 있으면 검사 비용은 전액 지급될 것이다. 의료비가 계속 면밀한 조사를 받으면서, 의사들은 재빨리 비싸고 불필요한 검사를 줄이고 있다. 25-비타민 D 검사는 일부 실험실에서는 비쌀 수 있으며, 비타민 D 결핍의 유행에 대해 잘 모르는 의사들은 그러한 검사를 쓸데없고 불필요하다고 볼지도 모른다. 일부 의사는 비타민 D 결핍이 자신의 환자들에서 일어날 수 있다는 점을 여전히 믿지 않는다. 그렇기는 해도 의사들은 자신의 환자들 가운데 그저 하나가 (놀랍게도) 결핍이라는 점을 알면 흔히 모든 환자에게 25-비타민 D 검사를 지시하기 시작한다. 우선 25-비타민 D 검사에 얼마나 드는지 알아보고, 비용이 지나치다 싶으면 의사에게 어디로 가서 검사받으면 되는지 물어본다. 여의치 않으면 의료 제공자에게 전화하거나 또 다른 의사를 찾는다. 비타민 D 결핍이란 말이 마침내 퍼지고 있으며, 이 때문에 25-비타민 D 검사는 오늘날 미국에서 가장 많이 요청하는 검사이다.

제 2 부

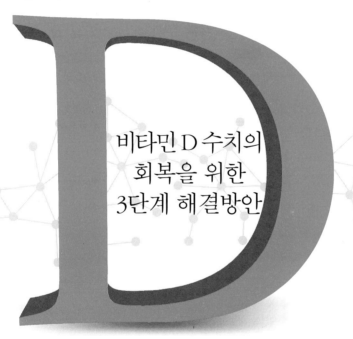

비타민 D 수치의
회복을 위한
3단계 해결방안

제8장

단계 1: 햇빛을 들어오게 한다

최적의 건강을 위한 분별 있는 햇빛 노출

우리는 방금 뼈의 건강을 유지하고 암, 당뇨병, 다발성 경화증, 고혈압 등 다양한 치명적인 질환의 예방을 돕기 위해 혈류에 충분한 비타민 D가 필요한 이유를 알았다. 또한 나는 논의 내내 비타민 D의 공급을 확보하는 데 사실상 햇빛을 우리의 삶으로 들어오게 하는 것보다 더 나은 방법은 없다는 점을 암시했다.

이 책에서 배운 모든 교훈 중에서도 다음과 같은 말이 삼키기가 가장 어려운 약이 될지도 모른다: 특정한 시간 동안 햇빛에 당신의 피부를 노출시키도록 스스로 허락하라(자외선 차단 없이). 당신은 얼마나 허용할 것인가? 언제? 그리고 이와 관련한 논의에서 가장 나올 법한 말이겠지만, 그저 알약을 까먹으면 될 텐데 '뭐 하러' 그러지?

왜: 햇빛과 보충제는 같지 않다

내가 보충제 외에 분별 있는 햇빛 노출을 요구하는 이유를 다음과 같이 말함으로써 논의를 시작하자: 보충만으로는 비타민 D의 상태를 건강한 범위인 최소 30ng/mL으로 올리기가 쉽지 않다. 이제 하루에 1,000IU조차도 혈중 수치를 30ng/mL 이상으로 올리지 못할 것이라고 하는 발표 문헌이 아주 많다. 내 제자인 레이첼 비안쿠조(Rachael Biancuzzo)와 나의 연구팀은 보스턴에 사는 대부분이 건강한 성인들을 대상으로 겨울철에 실시한 연구를 막 발표하였는데, 하루에 1,000IU의 비타민 D$_2$ 또는 비타민 D$_3$로는 혈중 수치를 30ng/mL 이상으로 올리지 못하는 것으로 나타났다.

나는 이러한 현상을 진품이란 개념에 비유한다. 당신은 어느 쪽을 택할 것인가? 큐빅 지르코니아와 진짜인 다이아몬드 중? 상표 없는 소다와 진짜인 코카콜라 중? 아이맥스 영화관에서 하와이로 가상의 여행을 떠나 화산에서 흘러나오는 용암을 보는 것과 진짜로 실제 여행을 가서 하와이에서 직접 화산을 보는 것 중? 나는 당신이 이 모든 결정에서 후자를 택하리라고 생각한다. 만일 신체가 일일 용량의 비타민 D를 얻기 위해 어느 방법을 택할지 말할 수 있다면, 신체는 쉽사리 알약보다는 비타민 D의 햇빛 공급원에 기립박수를 보낼 것이다. 요컨대 왜 신체는 수많은 세월에 걸쳐 이러한 영리한 자기조절 과정을 완성하였는가? 보충을 통해서는 있을 수 있지만 햇빛을 통해서는 신체가 결코 비타민 D를 과다 투여할 수 없다는 사실에는 어느 정도 타당한 이유가 있다. 나는 그러한 사실 하나만도 우리가 어찌 해야 할지에 대해 많은 것을 시사한다고 생각한다. 이를 또 다른 관점에서 보자: 만일 당신이 대자연이고 모든 척추동물과 인간이 필수 비타민 호르몬을 얻도록 보장하고자 한다면, 햇빛으로부터 얻는 것보다 더 나은 방법이 있을까?

또 하나 고려해야 할 것이 있다: 피부에서 만들어진 비타민 D는 식사에서 섭취한 비타민 D보다 혈액에서 최소 2배 더 오래 지속된다. 햇빛에 노출될 때에는 비타민 D뿐만 아니라 식사 공급원이나 보충제에서는 결코 얻지 못하는 최소 5

가지에서 최대 10가지의 광합성물도 만들어진다. 그래서 당연한 질문은 이렇다: 만일 이 모든 비타민 D 광합성물이 생물학적 효과를 가지지 않는다면, 왜 대자연이 그것들을 만들까? 나와 동료들은 이들 광합성물에 특수한 생물학적 기능이 있는지를 알아보기 위해 이들을 식별하는 절차를 진행 중이다. 그러면서 우리는 전립선암 환자들을 스퍼티 램프(Sperti lamp, www.sperti.com)라는 특수 선램프로 모의 햇빛에 노출시켜 경구 비타민 D₃(코네티컷 미들타운 소재 Vital Nutrients 제품)를 복용하는 환자들의 경우와 동일한 수준으로 25-비타민 D의 혈중 수치를 올려 추가로 어떤 효과가 있는지를 알아볼 것이다.

그리고 햇빛은 무료로 이용할 수 있다는 분명한 사실이 있다. 햇빛은 건강에 유익한 선량에 대한 대가로 돈을 요구하지 않으며, 체내에서 비타민 D를 만드는 원료 성분들 이상을 제공할 수 있다. 이미 설명하였듯이 햇빛은 기분을 상승시키고, 일일주기 리듬을 제어하며, 밤에 깊은 잠을 자게 도와줘 다음 날에 앞서 몸에 활력이 생기고 몸이 회복될 수 있도록 한다.

비타민 D의 가장 풍부한 공급원은 햇빛이다. 대부분의 사람은 연중 내내 비타민 D의 수치를 건강한 수준으로 유지하기 위해 여름철 동안 하루에 몇 분만 햇빛 노출을 받으면 된다.

얼마나 많이?

나는 선탠을 옹호하지 않는다는 점과 25-비타민 D의 건강한 수치를 확립하고 유지하며 대자연이 의도한 대로 심리적 건강을 향상시킬 정도로만 햇빛 노출을 받으라고 추천한다는 점을 바로 처음부터 분명히 하고자 한다. 동시에 당신이 UVB 노출로부터 얻는 행복감이 위험을 훨씬 능가한다고 판단하였다면, 그 위험을 알면서 받아들이고 결코 붉게 그을리지 않는 한 건강에 좋은 수준을 초과해 UVB 노출을 받으려는 당신의 의욕을 꺾지 않을 것이다.

'어떤 것이 좋다'고 '많으면 더 좋다'라는 의미는 아니라는 점은 분명하다. 너무 많이 먹거나 운동하는 경우처럼, 햇빛을 너무 많이 받으면 바람직하지 않은 결과를 초래할 수 있다. 그러한 결과에는 비흑색종 피부암과 주름이 포함된다. (나는 이 장에서 피부암, 햇빛 및 흑색종 사안을 정면으로 다룰 터이니 조금만 기다려라.) 햇빛이 좋은 건강에 필수적이고 너무 많으면 건강에 해로울 수 있다면, 당연히 이러한 질문이 제기된다: 어느 정도가 적당한 양인가? 나는 이런 질문에 과학적인 대답을 마련하고 대중에게 사용하기 쉬운 지침을 제공하기 위해 주도적인 노력을 해왔다.

내가 혈액검사에서 비타민 D 결핍(혈중 25-비타민 D가 20ng/mL 이하이다)으로 나온 누군가에게 골감소증, 골다공증, 혹은 골연화증을 진단하면, 나는 25-비타민 D의 수치를 회복시키기 위해 일반적으로 매주 5만IU의 비타민 D$_2$를 8주 동안 복용하도록 하는 집중 치료 프로그램을 처방하게 된다. 이러한 고용량 치료계획은 의사만이 처방할 수 있다. 대안은 하루에 3,000~4,000IU의 비타민 D$_2$ 또는 비타민 D$_3$를 8주 동안 복용하는 것이다(당신은 약국에서 1,000 또는 2,000IU의 보충제를 살 수 있다). 환자의 25-비타민 D 수치는 신속히 올라가겠지만, 비타민 D 결핍과 관련된 증상의 감소에는 여러 주나 달, 그러한 증상의 완전한 해소에는 많은 달이 걸릴 수 있다.

햇빛 노출도 25-비타민 D의 수치를 회복시키는 데 못지않게 효과적인 방법이다. 수영복을 입고 해변이나 뒤뜰에서 일광욕을 할 경우에 24시간 후 피부가 약간 분홍색이 될 정도로 오래 일광욕을 했으면, 1만~2만5,000IU의 비타민 D에 상당하는 선량을 받았을 것이다. 이러한 상태는 홍반을 일으키는 최소 자외선 선량이므로 전문용어로 최소홍반선량(minimal erythemal dose, MED), 즉 '1MED'이다. 나는 항상 누구든지 피부가 붉게 그을리지 않도록 하라고 당부하고 늘 얼굴을 보호하라고 권유한다. 피부가 분홍색이 되는 데 걸리는 시간의 '1/4～1/2' 정도만 햇빛에서 보내는 것이 25-비타민 D의 수치를 회복시키는 가장 안전한 방법이며, 이를 주 당 3번 실시하면 약 2만～3만IU를 섭취하는 것에 상당하는 비타민 D의 선량을 매주 얻게 된다. 이 정도의 햇빛 노출이면 대개 비타민 D 결핍을 교정하기에 충분하다. 낮에 일할 경우에는 실내 선탠 시설을 이용하면 동일한 효과를 볼 수 있다(물론 나는 격론이 일고 있는 이 주제를 이 장에서 다룰 것이다).

나는 약 2,000～4,000IU의 비타민 D를 만들기 위해서는 햇빛으로 인해 24시간 후 피부가 분홍색이 되는 데 걸리는 시간의 '1/4～1/2'로 팔과 다리(신체의 약 25%)를 햇빛에 노출시켜야 한다고 추산했다. 이러한 추산은 수영복을 입고 대부분의 피부를 1MED에 노출시키면 경구로 1만～2만5,000IU의 비타민 D를 섭취하는 것에 상당하는 수준으로 체내에서 비타민 D가 증가한다는 나의 연구 결과에 기초한다. 그러나 실제로 이는 보충제로 2만～5만IU의 비타민 D를 섭취하는 것에 상당하는데, 햇빛으로부터 얻는 비타민 D는 체내에서 2배 더 오래 지속되기 때문이다. 다시금 나는 당신이 실제로 1MED의 선량을 받으라고 옹호하지 않는다는 점을 강조하고 싶다. 그러나 당신의 피부 유형 및 1MED 시간에 기초해 분별 있고 건강에 유익한 당신의 햇빛 노출 시간이 어느 정도 인지를 파악하는 것이 중요하다.

체표면적을 나누는 9의 법칙*
신체의 전체 체표면적을 백분율 면에서 생각하면 도움이 된다.

머리와 목: 9%
양팔(각기 9%): 18%
몸통 전면(가슴과 배): 18%
몸통 후면(등): 18%
양다리(각기 18%): 36%
회음부: 1%

주름이 걱정된다면 얼굴을 제외한 체표면적의 넓은 부위들을 햇빛에 노출시켜 비타민 D를 얻을 기회가 많다. 팔과 다리를 노출시키면 흔히 단 몇 분만에 효과가 나타날 것이다.

* 9의 법칙(rule of nines): 성인 신체의 체표면적을 부위에 따라 9%의 배수로 표시해 합계 100%로 하는 방법으로, 화상, 피부 질환, 햇빛 노출 등의 범위가 어느 정도인지를 간편하게 계산하는 데 사용된다.

나는 좋은 비타민 D 건강을 위해 당신이 적절한 양의 햇빛 노출을 받는 2가지 방법을 개발했다. 하나는 햇빛에 대한 당신의 내성을 안다는 점에 기초하는 상식적인 지침이다(분별 있는 햇빛 노출을 위한 홀릭의 해결방안은 245페이지에서 단계적으로 설명한다). 나머지 하나는 내가 축적해 일련의 구체적이고 사용자 친화적인 표로 통합한 풍부한 과학적 데이터에 근거한다(홀릭의 분별 있는 햇빛 노출 표들은 248~258페이지에 나와 있다).

자외선 차단제는 신체가 햇빛으로부터 비타민 D를 만드는 것을 거의 완전히 차단한다. 비타민 D 생성을 SPF8은 약 90%, SPF15는 95%, SPF30은 약 99% 감소시킨다. 그러므로 분별 있는 햇빛 노출을 위해 명시된 시간 동안에는 자외선 차단제를 사용해서는 안 되나, 그러한 시간이 종료된 후에는 광범위 자외선 차단제를 바른다. 자외선 차단지수가 최소 15인 자외선 차단제를 사용해(가급적 SPF30을 사용하는데, 대부분의 사람이 로션에 설명된 SPF를 실제로 성취할 정도로 듬뿍 바르지 않기 때문이다) 바깥 생활을 즐기고 잠재적으로 해로운 햇빛의 효과를 극소화할 수 있도록 한다.

> 햇빛의 UVB 광선은 유리를 투과하지 못하므로, 창문을 통해 피부를 따뜻하게 하는 햇빛으로는 비타민 D를 만들 수 없다. 반면 UVA는 유리를 투과할 수 있다.

그러나 분별 있는 햇빛 노출의 자세한 내용을 심층적으로 살펴보기 전에, 햇빛에 의해 유발되는 피부암과 조기 노화라는 문제를 다루어보자.

피부과학과 미신

모든 사람이 당신의 피부를 볼 수 있다는 것은 피부가 얼마나 중요한지를 시사하는 한 가지에 불과하다. 피부는 신체에서 가장 큰 장기이고 무게는 약 2.7킬로그램이다. 피부는 전신에 보호막을 제공하고 햇빛, 냉온, 감염, 독소와 손상으로부터 몸을 보호한다. 피부의 기타 중요한 기능은 체온을 조절하고 수분을 보유한다는 것이다. 그리고 물론 피부는 햇빛을 비타민 D로 전환하도록 돕는다.

피부에는 외부의 표피와 내부의 진피라는 두 개의 층이 있다. 이들 두 층은 매우 다르다. 내부의 진피 층에는 혈관, 림프관, 신경섬유와 신경종말, 그리고 모낭이 포함되어 있다. 또한 땀샘과 피부기름샘(피지선)도 포함되어 있어, 땀을 생성하여 몸을 시원하게 유지하고 피지라는 기름진 물질을 분비하여 피부가 건조해지지 않도록 돕는다. 땀과 피지는 관이란 작은 구멍을 통해 피부 표면에 이른다.

외부의 표피는 진피보다 더 얇고 편평세포(squamous cell)로 구성되어 있는데, 편평세포는 각질세포(keratinocyte)라고도 한다. 이들 편평세포 밑에는 기저세포(basal cell)라는 보다 완전한 형태의 세포가 있다. 기저세포는 끊임없이 분열하여 피부가 활기를 되찾게 한다. 그들은 표피의 상부로 올라가 거기서 사멸하도록 예정되어 있고 각질층(stratum corneum)이란 피부 외부의 죽은 층이 된다. 이 외부 층은 피부로부터 UVA와 UVB를 반사하는 거울과 같은 역할을 한다.

그 밑에 그리고 기저세포들 사이사이에는 멜라닌세포(melanocyte)가 있다. 멜라닌세포는 피부와 머리카락에 색깔을 내게 하는 색소인 멜라닌을 생성한다. 피부에 멜라닌이 더 많을수록 피부는 더 검다. 예를 들어 아프리카계 사람들은 노르웨이계 사람들보다 피부에 멜라닌이 더 많다. 멜라닌의 중요성은 태양의 자외선을 흡수해 햇볕에 붉게 그을리는 것으로부터 피부 세포를 보호한다는 것이다. 피부가 검은 사람들은 햇빛이 많은 지역에서 살도록 진화하였기 때문에 피부가 더 검은 사람들은 항상 멜라닌을 생성하는 반면, 피부가 옅은 사람들은 주로 햇빛 노출에 반응해서만 멜라닌을 생성한다. 그러나 곧 알게 되듯이 피부에서 멜라닌을 생성하는 모든 사람(피부가 매우 희거나 주근깨가 있고 머리카락이 빨간 사람들을 제외한 모든 사람)은 햇빛 조사에 대한 천연 방어기전을 구비하고 있다.

선번과 선탠의 차이

표피가 하는 가장 중요한 일의 하나는(특히 피부가 옅은 사람들인 경우에) 햇빛 조사로부터 피부 세포를 보호하기 위해 신속히 적응하는 것이다. 햇볕에 붉게 그을리는 것에 대해 피부가 사용하는 방어기전이 소위 피부가 갈색으로 변하는 선탠(suntan)이며, 이는 기발한 과정이다. 햇빛 노출에 반응해 멜라닌세포는 피부를 더 검게 하는 멜라닌을 생성한다. 멜라닌이 더 많이 생성되는 반응은 티로시나아제(tyrosinase)라는 효소의 작용이 증가되어 촉발된다. 멜라닌은 UV 광선을 흡수해 피부를 보호한다. 햇빛 노출을 한차례씩 짧게 받아도 멜라닌세포가 멜라닌을 더 많이 생성하도록 한다.

피부가 검은 사람들이 멜라닌세포를 더 많이 가지고 있는 것은 아니나, 그들에서 멜라닌세포는 보다 활성적이기 때문에 그들의 피부는 항상 색소로 침착되어 있다. 또한 이 때문에 모든 유형의 피부암에 걸릴 위험이 피부가 검은 사람들에서 더 낮다. 그들에서 피부의 세포는 멜라닌이 존재함으로써 손상을 일으키는 UVB 및 UVA로부터 항상 더 많이 보호를 받는데, 멜라닌이 우산과 같은 역할을 해서 세포의 취약한 DNA 및 단백질을 햇빛 노출로 인한 UV 손상으로부터 차폐하기 때문이다. 멜라닌은 실제로 위쪽으로 이동해 우산처럼 세포의 핵에 그늘을 드리워 손상을 일으키는 UV 광선을 차단한다.

선번(sunburn)은 선탠과 매우 다르다. 선번을 입을 경우에는 피부가 붉어지며 때로 물집이 생기고 피부가 벗겨질 수 있다. 이렇게 피부가 붉어지는 상태는 전문용어로 홍반(erythema)이라고 하는데, 실제로는 피부에 혈류가 증가해 일어난다. 이러한 상태는 햇빛 노출 약 4시간 후 시작되고 노출 후 8시간에서 24시간 사이 정점에 이른다. 혈액은 햇빛에 의해 손상된 세포를 보살피기 위해 피부로 보내진다. 심하게 손상된 편평세포 및 기저세포가 스스로 복구할 수 없을 때에는 '자살해서' 돌연변이 상태에서 복제해 암을 일으키지 않도록 한다(이에 따라 피부가 벗겨진다). 이러한 유형의 세포 자살을 세포자멸사(apoptosis), 즉 세포예정사(programmed cell death)라고 한다.

피부암을 두려워하는 것은 햇빛 노출에 대한 히스테리의 주요 이유들 중 하나이다. 수많은 건강 격언의 경우와 마찬가지로, 햇빛과 암 간의 관계는 대부분의 사람이 생각하는 것만큼 간단하지 않다. 피부암을 유발하는 것과 관련해서는 수많은 미신이 있다.

흔한 미신

피부암과 관련해서는 많은 미신이 있는데, 이 주제에 관한 잘못된 정보가 대중에게 너무 많이 알려져 있기 때문이다. 그 중 일부는 다음과 같으며, 이미 언급한 것도 많지만 반복할 만하다.

모든 햇빛 노출은 피부암을 유발한다. UVB 노출은 인간에게 꼭 필요한 25-비타민 D의 수치를 가장 쉽게 증가시키는 방법이기 때문에, 이 말에 대해서는 의문을 제기해야 한다. 햇빛에서 받는 UVB 조사(특히 햇빛에 대한 만성적인 과다노출)가 비흑색종 피부암의 원인들 중 하나로 생각되는 것은 사실이지만, 거의 모든 비흑색종 피부암은 조기 발견하면 치료 및 치유가 가능하다. 그리고 햇빛은 보다 치명적인 체내 암에 대해 예방 효과가 있는 것으로 입증됐다. 예를 들어 기저세포암종(basal cell carcinoma) 위험과 4기 유방암 위험 사이의 상반관계는 과소평가할 수 없다. 그리고 나는 다음과 같은 말을 한 번 이상 들려주었을 것이다: 분별 있는 햇빛 노출이 비흑색종 피부암 위험을 증가시킨다고 시사하는 데이터는 없다.

햇빛 노출이 흑색종의 주요 원인이다. 규칙적이고 적당한 햇빛 노출이 흑색종을 유발한다는 과학적 증거는 없다. 흑색종에 관한 1995년 학술회의 후 FDA가 표명하였듯이, 흑색종과 햇빛 간의 관계는 혼란스럽다. 흑색종은 규칙적으로 햇빛에서 시간을 보내는 사람들에서보다는 규칙적이고 적당한 햇빛 노출을 받지 않는 사람들에서 더 흔히 관찰된다. 또한 대부분의 흑색종은 햇빛 노출을 거의 또는 전혀 받지 않는 신체 부위들에서 발생한다. 이는 유전자가 규칙적이고 적당한 햇빛 노출보다 피부암의 발생에 훨씬 더 중요한 역할을 한다는 점을 시사한다. 또한 UVB만 차단하는 자외선 차단제가 피부로 침투하는 UVB/UVA 비율을 왜곡시켜 흑색종의 발생을 촉진할 수 있다는 증거도 있다. 이미 설명하였지만 UVA는 UVB보다 한층 더 깊숙이 침투해 멜라닌세포와 면역세포를 포격한다.

어릴 적에나 젊은 성인 시절에 햇볕에 붉게 그을리면 특히 햇빛에 '가장 적게' 노출된 부위들에서 흑색종 위험이 증가한다. 이에 대해 가능한 설명은 햇볕에 붉게 그을리면 일부 멜라닌세포가 손상될 수 있다는 것이다. 정상적인 경우에 이는 면역계가 행동에 나서도록 촉발하여 결손을 보이는 멜라닌세포를 공격해 사멸시키게 할 것이다. 이는 면역감시(immunosurveillance)로 알려져 있고 결손을 보이는 세포를 억제해 암을 초래하지 않도록 하기 때문에 아주 좋은 일이다. 그러나 면역계 역시 과도한 UVB 또는 UVA 노출에 의해 영향을 받으면, 이 면역감시 시스템이 약화될 수 있다. 그러면 그런 시스템은 더 이상 손상된 멜라닌세포를 식별할 수 없으며, 멜라닌세포가 무제한 증식해 치명적인 암이 되지 못하게 하는 주요 메커니즘은 거의 상실된다.

우리는 피부암 '유행'의 한가운데에 있다. 피부암 발생의 증가를 유행이라고 부르는 것은 정확하지 않다. 피부암 발생률은 20세기 초 이래로 꾸준히 증가해왔다. 이 암의 발생률이 증가하는 것은 오직 더 많은 사람이 과도하게 일광욕을 하기 때문이다. 피부암 발생률이 20세기 초 이래로 꾸준히 증가해왔기는 하지만, 갈색으로 그을린 피부가 바람직하다고 여겨졌던 1960년대까지는 아니었다. 오늘날의 사람들은 산업혁명 전 대부분이 땅을 경작했던 우리의 선조들보다 실제로 바깥에서 더 적은 시간을 보낸다. 연중 내내 바깥에서 일함으로써 아마도 선대들은 갈색으로 그을린 피부 형태로 햇볕에 붉게 그을리는 것에 대한 내성의 구축에 도움을 받았을 것이다.

보다 근래에, 특히 1970년대와 1980년대에 심하게 햇볕에 붉게 그을리는 것이 궁극적인 여름철 선탠의 전제조건으로 여겨졌던 때 사람들은 햇볕에 붉게 그을릴 가능성이 더 많아졌다. 설상가상으로 UVB만 차단하는 자외선 차단제의 사용이 아마도 흑색종의 증가에 기여하였을 것인데, 그러한 차단제가 깊숙이 침투하는 UVA에 대한 대량 노출을 촉진하였기 때문이다. 햇빛에는 UVB보다 UVA가 100~1,000배 더 많다. 게다가 비흑색종 피부암은 사망률이 매우 낮다는 점을 명심하면 도움이 된다. 미국에서 이러한 암으로 1년에 약 1,200명이 목숨을 잃는다.

> 규칙적이고 적당한 햇빛 노출을 받으면 악성 흑색종을 일으킬 가능성이 더 낮다. 새 연구에 따르면 흑색종은 적도 지역들에서보다 유럽과 북미에서 유병률이 더 높다고 하며, 이는 다시금 규칙적인 햇빛 노출이 흑색종을 예방할 수 있다는 점을 시사한다. 최소한 적당한 햇빛 노출은 흑색종 위험을 증가시키지 않을 것이다.

안전한 선탠과 같은 것은 없다. 갈색으로 그을린 피부는 흑색종의 주요 원인으로 생각되는 햇볕에 붉게 그을리는 것으로부터 사람을 보호한다. 또한 햇빛 노출을 완전히 피하는 것이 규칙적으로 적당한 햇빛 노출을 받는 것보다 더 위험하다. 햇볕에 붉게 그을리는 것을 피한다면 햇빛 노출의 효과는 가능성 있는 위험을 훨씬 능가할 것이다. 독립적인 과학 연구에서 햇빛이 많은 기후에서 살거나 햇빛이 그리 많지 않은 기후에서 살지만 햇빛에 몸을 노출시키면 UVB 조사로 인해 비타민 D의 생성이 증가해 심신을 쇠약하게 하고 치명적인 많은 질환의 위험을 낮추는 데 도움이 되는 것으로 나타났다. 결장암, 전립선암과 유방암(합쳐서 매년 11만5,000명 이상의 목숨을 앗아간다)은 일부 경우에 규칙적이고 적당한 햇빛 노출로 예방할 수 있다. 규칙적이고 적당한 햇빛 노출을 받는 사람들은 그렇지 않은 사람들보다 악성 흑색종에 걸릴 가능성이 더 낮다. 그리고 체내 암을 포함해 많은 흔한 질병 및 질환에 대한 햇빛의 효과를 지지하는 모든 연구를 잊어서는 안 된다.

선탠은 피부에 대해 흡연과 같다. 아니다. 선탠으로 피부가 갈색으로 변하는 것은 자연스런 현상이다. 그것은 햇볕에 붉게 그을리는 것에 대한 신체의 천연 방어기전이다. 흡연은 신체가 병이 남으로써 거부하는 부자연스런 습관이다.

그러면 피부암은 무엇인가?

우리의 신체는 서로 다른 조직(전립선, 유방과 결장)을 구성하는 세포들이 질서정연하게 성장하고 분열하며 스스로 교체될 때 정상적으로 기능한다. 간혹 세포는 너무 급속히 분열하고 무제한 증식하며, 이는 암을 유발할 수 있다. 이러한 과정이 피부의 세포에서 발생하면 피부암을 초래한다. 여러 유형의 피부암이 있으나, 그들은 모두 2가지의 넓은 범주로 분류된다: 비흑색종 피부암과 흑색종.

비흑색종 피부암. 현재까지 가장 흔한 유형의 비흑색종 피부암은 기저세포암종(basal cell carcinoma)과 편평세포암종(squamous cell carcinoma)이다('암종'은 암을 의미하는 의학용어이다). 기저세포암종은 표피에 있는 기저세포에서 발생하고 가장 흔한 유형의 비흑색종 피부암이다. 이 암종은 대개 코, 얼굴, 귀 꼭대기와 손등처럼 햇빛에 가장 많이 노출되고 햇볕에 붉게 그을리기가 가장 쉬운 피부 부위들에서 발생한다. 흔히 기저세포암종은 매끄럽고 '진주색'을 띤 약간 볼록하게 나온 병변으로 나타난다. 때로 이 암종은 반흔과 비슷하고 누르면 단단하게 느껴진다. 기저세포암종은 크기가 확장되고 주변 조직으로 퍼질 수도 있으나, 이들 세포가 신체의 기타 부위로 퍼지는 경우는 드물다.

편평세포암종도 과도한 양의 햇빛에 가장 흔히 노출되는 표피 부위들에서 발생한다. 종종 이 암종은 단단하고 붉은 돌출 병변으로 나타난다. 종양은 건조하고 가려우며 비늘로 덮인 느낌이 들거나, 출혈을 일으키거나, 혹은 딱지가 생길 수 있다. 편평세포암종은 아주 간혹 인근 림프절로 퍼진다(림프절은 감염 및 암 퇴치 면역세포를 생성하고 저장한다). 또한 이 암종은 붉게 그을렸거나, 화학물질에 노출되었거나, 혹은 X선 치료를 받은 피부 부위들에서 나타날 수도 있다.

이 두 유형의 비흑색종 피부암은 장기적인 햇빛 노출에 의해 유발되는 것으로 생각된다. 오랜 기간에 걸쳐 그러한 노출이 일어나면 피부 세포 자체에 손상을 일으켜 결국 피부 세포가 무제한 복제를 시작할 수 있다. 또한 오랜 기간에 걸친 햇빛 노출은 피부의 면역계를 둔감화할 수 있어 면역계가 암성 피부 세포를 인식하고 그에 대항하지 못할 것이다.

마지막으로, 연구자들은 손상된 세포를 바로잡거나 자살(세포자멸사)하도록 유도하는 역할을 하는 '품질관리' 유전자, 즉 p53 유전자를 살펴보아 왔다. 과도하고 장기적인 햇빛 노출에 의해 p53 유전자 체계가 손상될 수 있다는 증거가 축적되고 있다. 사람들은 각각의 부모로부터 하나씩 물려받아 p53 유전자를 두 개 가지고 있다. p53 유전자 하나가 손상되면, 피부 세포는 병이 나고 비정상적으로 증식하여 광선각화증(actinic keratosis)이란 비늘로 덮인 전암성 병변을 형성한다. p53 유전자 두 개가 다 손상되고 더 이상 적절히 기능할 수 없으면, 피부 세포는 무제한 복제하기 시작해 비흑색종 피부암이 될 수 있다. p53 유전자는 그렇게 중요해 〈사이언스〉 저널의 편집자들에 의해 올해의 분자로

선정되었고 〈뉴스위크〉의 표지에도 등장했다.

비흑색종 피부암을 일으킬 가능성은 소아, 청소년 또는 젊은 성인 시절에 햇빛 노출이 시작되었을 경우에 더 크다. 이러한 초년 시절에 피부는 특히 햇볕에 붉게 그을리기 쉽다. 또한 생애에서 더 일찍 피부 세포가 손상될수록 그러한 세포가 돌연변이 상태에서 복제할 가능성이 더 길다는 단순한 사실도 있다. 아울러 그 두 번째 p53 유전자를 손상시킬 시간도 더 많다.

기억하겠지만 어린 나이부터 강한 햇빛에 노출된다고 모두가 비흑색종 피부암을 일으키는 것은 아니다. 일부 사람은 이 질환에 대한 유전적 소인이 있다. 이 때문에 동일한 피부 유형을 가지고 있고 동일한 양의 햇빛에 노출되는데도 일부 사람은 비흑색종 피부암에 걸리지만 다른 일부는 그렇지 않은 것이다. 또한 지방이 많은 식사로 인해 비흑색종 피부암을 포함해 다양한 암에 취약할 수 있다고도 생각된다.

아울러 색소성 건피증(xeroderma pigmentosum)과 같은 DNA 복구 효소 결핍 질환을 앓는 사람들도 피부암을 일으킬 위험이 훨씬 더 높다. 색소성 건피증은 극히 드문 피부 질환으로 환자는 햇빛 노출에 매우 민감하다. 이 질환에서는 유전자의 DNA 복구 체계에 결손이 있어 피부 세포가 UV 조사에 대해 과민성을 보인다. 색소성 건피증이 있는 사람들은 피부의 조기 노화와 여러 피부암을 일으킨다. 이 질환은 대개 유아기에 환아가 피부가 붉어지고 비늘로 덮이며 주근깨가 생기는 등 심한 피부 문제를 보일 때 진단된다. 피부암은 보통 소아기 초기에 나타나며, 만성적인 눈 문제도 그렇다. 이 질환을 치유하는 방법은 없으며, 유일하게 취할 행동은 햇빛을 피하는 것이다.

혹색종. 흑색종은 다른 이야기이다. 드물기는 하지만 흑색종은 비흑색종 피부암보다 훨씬 더 치명적이다. 전체 피부암의 5% 이하를 차지하는 흑색종은 피부암으로 인한 사망의 대다수를 초래해 연간 약 8,600명의 미국인이 이 암으로 사망한다. 미국에서 흑색종 신규 환자의 수는 지난 8년 사이 그리 변화하지 않았다. 전반적으로 평생 흑색종에 걸릴 위험은 대략 백인에서 50명 중 1명, 흑인에서 1,000명 중 1명, 히스패닉에서 200명 중 1명이다.

흑색종은 진피와 표피 사이에 위치해 보다 깊이 있는 색소 생성 세포인 멜라닌세포에서 발생한다. 멜라닌세포가 암성, 즉 악성이 되면 무제한 증식하고 공격적으로 주변 건강한 조직에 침입한다. 흑색종은 피부에 머무를 수도 있으나, 보다 흔히 혈액 또는 림프계를 통해 뼈 그리고 뇌, 폐와 간을 포함해 장기로 퍼진다(즉 전이된다). 흑색종은 때로 이형성 모반(dysplastic nevus)처럼 기존 점 또는 기타 피부 잡티에서 발생하나, 흔히 표가 없는 피부에서 나타난다. 흑색종은 신체 어느 부위에서도 발생할 수 있지만, 남성에서는 거의 흔히 등 상부에서 나타나고 여성에서는 대개 다리에서 관찰된다.

흑색종은 모든 인종의 사람들에서 나타나지만, 피부가 흰 사람들과 점이 아주 많은 사람들에서 가장 흔하다. 흑색종은 대개 경계가 불규칙하고 고르지 않은 편평한 갈색 또는 흑색 점과 비슷하다. 보통 이러한 점은 대칭을 이루지 않는다. 흑색종 병변은 흔히 직경이 6밀리미터 이상이다. 점의 형태, 크기 또는 색깔에 있어 어떠한 변화도 흑색종을 시사할 수 있다. 흑색종은 덩어리지거나 둥그러질 수 있고, 혹은 색깔이 변하거나, 딱지가 생기거나, 분비물이 흘러나오거나, 출혈될 수도 있다.

흑색종에는 수많은 위험요인이 있다. 과도한 햇빛 노출은 그 하나에 불과하다. 그러나 이미 알다시피 흑색종은 햇빛에서 시간을 보내지 않는 사람들에서 발생하고 흔히 햇빛에 그리 노출되지 않는 신체 부위들에서 관찰된다. 햇빛 조사 이외의 위험요인들 중 일부는 다음과 같다.

- 유전. 가족 구성원 중 2명 이상에서 흑색종이 있었던 사람은 흑색종에 걸릴 가능성이 훨씬 더 많다.

- 이형성 모반. 이러한 종류의 점은 보통의 점보다 흑색종이 될 가능성이 더 많다.

- 보통의 점이 많은 경우. 신체에 점이 50개 이상이면 흑색종을 일으킬 가능성이 증가하는데, 흑색종은 대개 보통의 점에 있는 멜라닌세포에서 시작되기 때문이다.

- 면역계의 약화. 일부 기타 유형의 암, 장기 이식 후 처방받은 일부 약물(예로 사이클로스포린), 또는 에이즈에 의해 면역계가 약화된 사람들은 흑색종을 일으킬 위험이 더 높다.

- 흑색종 병력. 이미 흑색종을 일으킨 적이 있는 사람들은 재발할 위험이 높다.

- DNA 복구 체계의 결손. 앞서 설명하였듯이 극히 드문 피부 질환인 색소성 건피증이 있는 사람들은 DNA 복구 체계에 결손이 있는 경향이 있고 흑색종을 일으킬 위험이 더 높다.

이에 따라 우리는 햇빛 노출과 흑색종 간의 관계를 생각하게 된다. 피부를 갈색으로 만드는 유형의 정상적인 햇빛 노출은 흑색종을 초래하지 않는 듯하다. 세드릭 및 프랭크 갈랜드(Cedric and Frank Garland) 박사와 에드 고햄(Ed Gorham) 박사가 선구적으로 실시한 수많은 연구에 따르면 바깥에서 일하는 사람들은 안에서 일하는 사람들보다 흑색종의 발병률이 더 낮다. 미국이 수세기 동안 시민들이 대부분의 시간을 바깥에서 지낸 시골의 농업 기반 국가였다는 사실에도 불구하고, 흑색종은 당시에 매우 드물어 1950년대까지는 이 질환에 관한 별도의 통계 자료도 없었다.

그러면 어찌된 일인가? 왜 흑색종 발생률은 급속히 증가하고 있고 30년 이상 매년 2%씩 그렇게 되어온 것인가? 그 대답은 놀랍다. 즉 그건 사람들이 일하는 시간에 햇빛에 덜 노출되기 때문일 수 있다. '햇볕에 붉게 그을리는 것'은 흑색종의 위험요인이다. 사람들은 요즈음 (젊으나 늙으나 마찬가지로) 바깥에서 덜 일하므로 이전 세대들보다 규칙적인 햇빛 노출을 덜 받기 때문에, 바깥으로 나가 햇빛을 받을 때 피부가 갈색으로 그을리기보다는 붉게 그을릴 위험이 높다.

흑색종의 증가에 대한 또 하나의 설명은 한층 더 놀라울지도 모른다. 즉 1950년대에 시작된 자외선 차단제의 사용이다. 이 말을 듣고 당신이 자외선 차단제를 쓰레기통에 던져버리기 전에 분명히 해둘 것은 아마도 흑색종의 증가를 촉진한 자외선 차단제는 UVB 광선만 차단한 종류일 것이라는 점이다. 앞서 자세히 설명하였듯이 1990년대 말까지는 UVB만 차단하는 자외선 차단제가 전부였으며, 1940년대 이래로 사정은 그랬다. 지난 몇 년 사이 이러한 종류의 자외선 차단제는 UVB 및 UVA 광선을 모두 차단하는 제품을 선호함에 따라 단계적으로 판매 중단됐다.

앞서 설명하였듯이 자외선 차단제는 애초에 사람들이 햇볕에 붉게 그을리는 것을 피하고 따라서 선탠을 하거나 야외 오락을 즐기면서 햇빛에서 더 많은 시간을 보낼 수 있도록 하기 위해 개발됐다. 이러한 초기 자외선 차단제는 피부를 붉게 그을리는 UVB 광선을 차단하였지만, UVA 광선은 차단하지 못했다. 당시에 UVA 광선은 피부를 붉게 그을리는 뚜렷한 증상을 일으키지 않았기 때문에 해로운 것으로 생각되지 않았다. 흑색종의 증가는 부분적으로 다음과 같은 사실에 기인할 수 있다: UVB만 차단하는 자외선 차단제의 사용으로 인해 사람들은 대량의 UVA를 받았는데, UVA는 깊숙이 표피와 진피에 침투하여 멜라닌 세포를 손상시키고 면역관용(immune tolerance)을 유발한다.

이제 UVA는 흑색종을 일으키는 부분적인 원인이라는 사실이 알려져 있고 코스메슈티컬(cosmeceutical, 약리 화장품) 업계는 UVB 및 UVA 광선을 모두 차단하는 소위 광범위 자외선 차단제를 도입한 상태이다. 햇볕에 붉게 그을리는 것을 방지하려면 항상 광범위 자외선 차단제를 사용해야 한다. UVA와 UVB를 모두 차단한다고 분명히 설명하는 자외선 차단제를 골라야 하는데, 시장에는 여전히 불일치가 존재하기 때문이다. 아울러 어떤 자외선 차단제도 완전한 보호를 제공할 수 없다는 점도 알아야 한다.

이 모든 것을 염두에 둔 채, 다시금 흑색종은 대개 햇빛에 노출되지 않는 신체 부위들에서 발생하고 햇빛에서 그리 시간을 보내지 않는 사람들에서 관찰된다는 사실을 명심하는 것이 중요하다. 이들 두 요인은 햇빛 노출이 이 심각한 질환의 위험요인이 '아닐' 수 있다는 점을 시사한다.

귀향

지난 몇 년 사이 나온 연구로 마침내 흑색종이 왜 그렇게 침습적이고, 신속히 퍼지는 데 극히 효율적이며, 놀라울 정도로 강력할 수 있는지라는 미스터리가 풀리기 시작했다. 퍼지는 데 시간이 걸리고 그렇게 하는 데 서투를 수 있는 기타 암세포들과 달리, 흑색종은 멀리 있는 조직 및 장기에 도달하여 해를 입히는 방법을 배울 필요가 없다.

암성 세포가 한 곳에서 다른 곳으로 이동하는 과정, 즉 전이는 대개 암세포가 많은 장벽을 넘어야 하는 매우 비효율적이고 다단계를 거치는 과정이다. 먼저 암세포는 인근 조직에 침입하고 혈류 또는 림프계로 가야하며, 그러면 거기에 편승해 멀리 있는 부위로 간 다음, 거기서 내려 새로운 집락들을 형성한다. 흑색종은 스위치를 젖히는 것처럼 이러한 여정을 완전히 이해하는 듯하며, 이제 우리는 그 방법을 안다. 밝혀진 바와 같이 멜라닌세포는 암세포로 전환되면서 즉시 휴면 세포 과정을 깨워 몸을 통해 신속히 이동하도록 한다.

이와 같은 각성 과정의 열쇠는 슬러그(Slug)라는 유전자가 쥐고 있다. 여기서 당신에게 내가 앞서 논의한 '스나일(Snail)' 유전자가 떠오른다면 당신이 맞다. 이는 세포 기능을 조절하고 아이러니한 이름을 가진 그저 또 하나의 유전자이다.

슬러그는 멜라닌세포가 자궁에서 발육하는 인간 배아에서 돌아다니도록 하는 데 중요한 역할을 한다. 이들 멜라닌세포는 발육하는 배아의 중뇌에서 시작해 배아의 발육 중 피부를 포함해 멀리 있는 부위들로 이주한다. 그러나 슬러그 유전자는 일단 멜라닌세포가 그들의 목적지에 도착하면 영원히 꺼진다. 그런데 2005년에 연구자들은 멜라닌세포가 악성이 되면 슬러그를 재활성화한다(유전자를 다시 킨다)는 사실을 발견했다. 이에 따라 세포는 즉시 퍼지는 능력이 생기며, 특히 뇌로의 경우가 그렇다. 세포는 자신이 왔던 곳으로 다시 '귀향하는' 셈이다. 유전자는 그야말로 세포에게 귀향하도록 명령하며, 또한 암세포에게 그렇게 하도록 길잡이를 제공한다. 이 때문에 흑색종은 매우 치명적일 수 있다. 슬러그를 다시 켜는 파워로 인해 흑색종은 전신에 퍼지는 데 있어 상당한 이점을 갖는다.

피부 유형, 암 위험과 자가진단

멜라닌 색소는 햇빛의 손상 효과로부터 피부 세포를 보호하기 때문에, 일부 사람은 다른 일부보다 피부암 발병률이 더 높다. 피부가 더 흰(색소가 덜해 덜 보호받는) 사람들은 피부가 더 검은(색소가 더해 더 보호받는) 사람들보다 피부암 발병률이 더 높다. 과학자들은 피부를 멜라닌 함량에 따라 6가지 서로 다른 유형으로 분류하고 있다.

나의 피부 유형은?	
당신의 피부 유형을 몰라 피부암에 걸릴 상대적인 위험도 모른다면, 다음 표를 참조한다.	
피부가 항상 붉어지지만 절대 갈색으로 변하지 않고, 흰 피부이며, 빨강 또는 금발 머리이면서 주근깨가 있다(백색증 환자[albino], 빨강 머리인 사람 일부, 그리고 일부 스칸디나비아 사람 및 켈트족).	제1형 피부
피부가 쉽게 붉어지지만 거의 갈색으로 변하지 않으며, 흰 피부이다(북유럽 출신 사람들, 독일인, 그리고 일부 스칸디나비아 사람 및 켈트족).	제2형 피부
피부가 가끔 붉어지고 서서히 갈색으로 변한다(지중해 및 중동 출신 사람들).	제3형 피부
피부가 드물게 붉어지고 항상 갈색으로 변한다(동아시아 출신 사람들과 일부 인도인 및 파키스탄인).	제4형 피부
피부가 좀처럼 붉어지지 않고 항상 갈색으로 변하며, 중간에서 검정까지의 피부를 하고 있다(아프리카 출신 사람들, 동남아시아인, 그리고 일부 인도인 및 파키스탄인).	제5형 피부
피부가 절대 붉어지지 않고 검게 그을린다('푸른색이 감도는 검정 [blueblack]' 피부를 가진 사람들, 아프리카 출신 사람들, 그리고 타밀족과 같은 검은 피부의 아시아인).	제6형 피부

제1형 피부를 가진 사람들은 피부암 위험이 가장 높고 제6형 피부를 가진 사

람들은 그 위험이 가장 낮다. 제1형이나 제2형 피부를 가지고 있고 소아, 청소년 또는 성인 시절에 과도한 양의 햇빛에 노출된 사람은(여러 번 심하게 햇볕에 붉게 그을린 것을 포함해) 피부암 위험이 가장 높은 그룹에 속하므로 검사를 받아야 한다. 일부 사람, 주로 매우 흰 피부이거나 빨강 머리이고 주근깨가 있는 사람들은 절대 피부가 갈색으로 변하지 않는데, 이는 제1형 피부이다. 제1형 피부를 가진 사람들의 피부가 갈색으로 변하지 않는 이유는 그들의 피부 속 멜라닌세포가 보호 색소인 멜라닌을 생성할 수 없기 때문이다. 그들의 피부는 햇빛 조사로부터 보호받지 못하므로, 그런 사람들은 햇볕에 붉게 그을리는 것을 포함해 햇빛 손상에 매우 취약하고 따라서 피부암 위험이 가장 높다.

피부암의 특성들 중 하나는 기타 모든 암과 달리 피부암은 보인다는 점이다. 만일 모든 사람이 자가진단을 통해 초기에 피부암을 발견하는 데 경각심을 가진다면, 비흑색종 피부암으로 인한 사망률은 거의 제로로 내려갈 것이다. 피부암을 초기에 잡아내는 방법은 알려져 있으며, 그것은 그 중증도를 감소시키는 비결이다. 그래서 피부암의 조기 발견 및 치료에 대한 열쇠는 거의 당신이 쥐고 있다. 공황 혹은 과잉반응을 보일 필요는 없으나, 경각심을 가지고 뭘 살펴봐야 하는지 알아야 한다.

여성이 정기적으로 유방 자가진단을 해야 하듯이, 각자가 피부암의 조기 징후가 있는지 주기적으로 자신의 피부를 체크해야 한다. 이를 얼마나 자주 하는지는 각자의 위험요인에 달려 있다. 자신 또는 가까운 친척에게 피부암 병력이 있거나 기타 위험요인(피부가 희고 쉽게 붉어지며 어릴 적에 햇빛 노출을 많이 받은 경우 등)이 자신에게 해당되는 사람은 한 달에 한 번 자신의 피부를 검사해야 한다. 그렇지 않은 경우에는 6개월에 한 번씩이면 아마도 충분할 것이다. 매일 스스로 체크하는 것은 비생산적인데, 피부암의 징후일 수 있는 미묘한 변화를 알아채지 못할 수 있기 때문이다.

피부암의 적신호는 새로운 증식물 혹은 치유되지 않는 궤양처럼 피부 외양의 변화이다. 비흑색종 피부암일지도 모르는 다음과 같은 경고 징후를 살펴본다.

- 작고, 매끈하며, 빛나고, '밀랍 같아' 보이는 망울
- 단단하고 붉은 망울
- 출혈되거나 표면에 딱지가 생기는 망울
- 거칠거나, 건조하거나, 가렵거나, 혹은 비늘로 덮인 편평하고 붉은 부위
- 점차 더 커지는 반흔유사 증식물

피부에 위와 같은 변화의 어느 것이라도 보이면 즉시 주치의의 진료를 받아 원인을 알아내야 한다.

흑색종의 징후는 어떤가? 아주 드물지만 위험한 유형의 피부암인 흑색종은 일반적으로 얼룩덜룩하고 밝은 갈색에서 검정색을 띠는 불규칙한 형태의 편평한 점으로 시작된다. 흑색종은 대개 직경이 최소 6.4밀리미터 정도이다. 점은 표면에 딱지가 생기고 출혈될 수 있다. 흑색종은 대개 등 상부, 몸통, 배꼽, 다리의 뒤쪽, 하퇴, 머리, 혹은 목에 나타난다. 또한 생식기 부위에서도 발견될 수 있다. 크기, 형태나 색깔이 변하는 점, 새로운 점, 혹은 괴상하거나 흉하게 보이거나 커지기 시작하는 점이 있으면 의사의 진료를 받아야 한다. 통증은 피부암의 지표가 아니라는 점을 기억해야 한다. 꽤 진행된 단계에 이르러서야 비로소 피부암은 아프거나 따끔거릴 것이다. 이러한 사실을 보아도 합당한 의심이 들면 곧 의사의 진료를 받아야 한다.

흑색종의 경고 징후
흑색종의 경고 징후를 기억하는 가장 효과적인 방법은 다음과 같은 ABCD 체크리스트를 사용하는 것이다.

□ A(Asymmetry, 비대칭성): 한쪽 절반이 다른 쪽 절반과 같지 않다.

□ B(Border irregular, 불규칙한 경계): 들쭉날쭉하거나 둘레를 구분하기가 힘든 경계

□ C(Color varied, 다양한 색깔): 한 부위에서 다른 부위 사이에 색깔이 다양해, 갈색 및 밤색 색조, 흑색, 때로 백색, 적색 혹은 청색을 띤다.

□ D(Diameter lager than 6mm, 6밀리미터 이상의 직경): 직경이 연필 지우개의 직경인 6밀리미터보다 더 크다.

정기적으로 피부를 자가진단하면 신체에서 정상이 무엇인지에 익숙해질 것이다. 검사 도중 의심스러운 것을 발견하면 당장 의사의 진료를 받는다. 피부암은 더 일찍 발견할수록 치료 프로그램이 더 간단하고 성공적으로 해소될 가능성이 더 크다. 의사는 증식물이 의심스러워 보인다고 생각하면 생검을 지시할 것이다. 이러한 간단한 진료실 절차에서는 환자에게 국소마취제를 투여하고 의심 조직의 전부나 일부를 제거해 현미경 하에서 검사한다.

피부암이 진단되면 다양한 치료 대안이 있다. 의사의 목표는 암을 전부 제거하거나 파괴하면서도 가능한 한 반흔을 작게 남기는 것이다. 수술의 종류로는 냉동수술(cryosurgery, 액화질소로 냉동시켜 파괴한다), 레이저 수술(레이저 빔을 사용하여 증식물을 도려내거나 기화시킨다), 소파술(curettage) 및 전기건조법(electrodesiccation: 스푼 모양의 날을 사용하여 증식물을 긁어낸 다음 전기 바늘로 주변 조직을 파괴한다)이 있다. 간혹 방사선 치료나 화학요법처럼 기타 치료가 단독 또는 병용요법으로 사용될 수 있다.

비흑색종 피부암과 흑색종에 대한 정확한 치료 및 추적검사는 암의 위치와 크기, 반흔형성의 위험, 환자의 연령, 건강과 병력 등 다양한 요인에 달려 있다. 이 모두는 너무 복잡해 이 책에서 전부 설명할 수 없다. 피부암 치료에 관한 정

보에 있어 아주 좋은 자료원은 국립암연구소(NCI)이다. www.cancer.gov/CancerInformation/CancerType/skin이란 주소로 그 웹사이트에 들어가면 된다.

피부암을 살펴보는 방법

자가진단을 하기에 좋은 시간은 샤워나 목욕을 한 후이다. 조명이 좋은 방에서 전신이 다 보이는 거울과 손거울을 사용해 몸을 검사한다. 전신을 비춰주는 거울이 없다면 옷가게의 조명이 좋은 탈의실에 비치된 3방향 거울을 이용한다. 어디에 모반, 점과 잡티가 있는지 그리고 그것들은 어떤 모양인지를 아는 것으로 시작한다. 새로운 어떤 것, 즉 점의 크기, 감촉 또는 색깔 면에서 변화 혹은 치유되지 않는 궤양이 있는지를 체크한다. 기타 일부 요령은 다음과 같다.

- 등, 배꼽, 둔부 사이와 생식기를 포함해 모든 곳을 체크한다(기억하겠지만 흑색종은 흔히 햇빛에 노출되지 않는 신체 부위들에서 발생한다).
- 몸의 전면과 후면을 거울에 비춰 검사한 다음 양팔을 올려 좌우 측면을 살펴본다.
- 팔꿈치를 구부려 손바닥, 손과 아래팔의 위쪽 및 아래쪽, 그리고 위팔을 주의해서 살펴본다.
- 다리의 앞쪽과 뒤쪽을 살펴본다.
- 앉아 발가락 사이를 포함해 발을 면밀히 검사한다.
- 얼굴, 목과 두피를 검사한다. 필요하다면 빗이나 헤어드라이어를 사용하여 머리카락을 젖혀 더 잘 관찰할 수 있도록 한다.

연령과 과다노출

유감스러운 사실은 햇빛으로 인한 피부 손상은 거의 모두 소아기와 젊은 성인기에 발생한다는 것이다. 30세 이상인 사람이라면 비흑색종 피부암 및 흑색종 위험에 기여하였을지도 모를 햇빛 손상의 대부분이 이미 일어난 상태이다. 하지만 이러한 사람이라도 향후 햇빛 노출을 얼마나 받을지에 대해 신중하면 어느 정도 피부암 위험을 감소시킬 수 있다. 생애 초기에 햇빛에 노출시키고 피부를 붉게 그을린다고 꼭 피부암에 걸리는 것은 아니지만, 그럴 가능성은 더 높다.

　그러므로 30세 이후로는 조기 발견에 집중해야 한다. 또한 보다 젊은 가족 구성원에게 장기적인 햇빛 노출과 간헐적으로 햇볕에 붉게 그을리는 것으로 인한 피부 손상의 위험에 대해 교육하는 것도 중요하다. 그들에게 햇빛 노출의 효과를 안전하게 얻을 수 있는 방법, 즉 아래에 설명된 쉬운 해결방안을 설명해준다. 70세 이상인 사람들이라면 햇빛을 피함으로써 피부암을 예방하려 하는 것에 대해 걱정할 필요가 없다. 햇빛에서 많은 시간을 보낸 이 연령의 사람들에서는 손상이 일어난 것은 거의 확실하다. 피부암 발견과 관련해 경각심을 가지는 외에, 노인들이 우려해야 하는 것은 건강한 수준의 25-비타민 D 수치를 성취하고 유지할 정도로 충분히 햇빛을 받고 있는지여야 한다. 노인들은 피부암으로보다는 골다공증으로 인한 비타민 D 결핍 관련 고관절 골절로 사망할 가능성이 훨씬 더 많다.

　30세 이하이고 자신의 생애에 무방비 햇빛 노출을 다량으로 받은 사람은 좋은 건강의 유지에 필요한 수준 이상의 UV 노출을 피해야 한다. 이러한 사람은 햇볕에 붉게 그을리지 않도록 하고 분별 있는 햇빛 노출을 위해 내가 제안하는 해결방안의 한계 이내로 유지하는 것이 특히 중요하다.

분별 있는 햇빛 노출을 위한 홀릭의 해결방안: 추산하고, 노출시키며, 보호한다

　다음은 엄청난 가치가 있는 질문이다: 어떻게 위험과 보상, 즉 피부암의 위험과 UVB 노출의 보상 사이에 존재하는 미세한 균형을 관리할까? 분별 있는 양의 햇빛 노출을 받고 비타민 D를 충분히 만들어 좋은 건강을 유지하기 위해 홀릭의 해결방안을 사용하는 방법을 소개하면 다음과 같다.

1. 당신이 햇볕을 쐬게 될 특정한 조건에서 피부가 연분홍색으로 변하는 데까지(1의 최소홍반선량, 즉 1MED까지) 얼마나 오래 걸리는지를 추산한다.

2. 다음으로 자외선 차단제를 바르지 않은 채 그러한 시간 길이의 25~50% 정도로 팔과 다리를 노출시킨다. 나는 그 정도의 햇빛 노출을 주 2~3일 받으면 신체가 건강을 유지하기에 충분한 비타민 D를 만들 수 있다고 추산했다.

3. 이러한 양의 햇빛 노출을 받은 후에는 SPF(자외선 차단지수)가 최소 15, 가급적 30인 광범위 자외선 차단제를 발라 피부를 보호한다. 이는 과다노출을 방지하고 피부암 위험과 주름을 줄여줄 것이다. 햇빛에 피부를 더 많이 노출시킬수록 비타민 D가 더 많이 만들어진다. 따라서 수영복을 입고 있으면 좋은 건강에 필요한 최소량의 비타민 D를 만들기 위해 1MED의 25~50% 선량을 얻는 경우보다 세션 당 시간이 덜 걸릴 것이다. 기억하겠지만 그러한 선량이 최소 25%인 한 신체의 어느 부위를 햇빛에 노출시키든 상관없다. 나는 얼굴을 노출시키도록 추천하지는 않는데, 얼굴은 어쨌든 신체의 전체 체표면적에서 9%밖에 차지하지 않는다. 자외선 차단제의 라벨에 설명되어 있는 지시사항을 따라 올바른 양을 사용하도록 한다. SPF는 피부가 보호를 받지 않는 경우에 비해 특정 제품이 UVB 노출로 인해 피부가 붉어지는 것을 방지하는 시간의 길이를 말한다. 예를 들어 보호가 없으면 피부가 붉어지기 시작하는 데 20분이 걸리는 사람인 경우에 SPF15 자외선 차단제를 바르면 15배 더 오래, 즉 5시간 정도 피부가 붉어지는 것을 방지하게 된다(햇빛 노출 후 붉어진 피부가 보이려면 최대 24시간이 걸릴 수 있기는 하지만 말이다). SPF 보호를 유지하기 위해서는 자외선 차단제를 4시간마다 그리고 수영 후에는 항상 다시 바르는 것이 중요하다. 제품 라벨에 설명된 SPF를 얻으려면 수영복을 입은 성인은 대개 4온스(113그램)짜리 용기

에 담긴 자외선 차단제의 1/4을 듬뿍 사용하여 자신의 몸을 가려야 한다. 연구들은 사람들이 자외선 차단제를 충분히 바르지 않는다는 점을 일관되게 보여주는데, 이는 그들이 생각하는 만큼 보호를 받고 있지 못하다는 의미이다.

홀릭의 해결방안이 어떻게 적용되는지 예를 들어보자. 가령 당신이 뉴욕에 살고 롱아일랜드의 해변을 자주 찾는다고 하자. 당신이 꽤 흰 피부(제2형 피부)를 가지고 있고 7월 정오에 해변에서 반시간 햇빛 노출을 받아야 24시간 후 피부가 분홍색으로 변한다고(최근에 햇빛에서 그리 시간을 보내지 않았기 때문에) 추산한다면, 당신은 햇빛에서 5~10분(그리고 최대 15분) 보낸 후 자외선 차단제를 발라야 한다. 이렇게 해도 피부가 붉게 그을리지는 않을 것이다. 당신이 수영복을 입고 있고 신체의 75%를 햇빛에 노출시키고 있다면, 자외선 차단제를 바르지 않은 채 보내는 시간은 2~3배 감소할 수 있어 2분 또는 5분 그리고 최대 10분 줄어든다. 더 적은 시간에 그리고 더 적은 횟수의 노출로 더 많은 비타민 D를 만들면 왜 아니 좋겠는가? 당신이 피부가 검은 흑인이고 롱아일랜드 해변의 바깥 햇빛에서 여러 시간을 보내야 피부가 붉게 그을린다면(조금이라도 붉게 그을린다면), 햇빛에서 반시간을 보낸 후 자외선 차단제를 바른다. 이들 두 피부 유형의 사이에 속해 한 시간 햇빛 노출을 받으면 24시간 후 피부가 분홍색으로 변하는 사람들은 15~30분의 햇빛 노출이면 충분할 것이다.

비타민 D를 만들기 위해 해변에서 시간을 보낼 필요는 없다. 점심시간에 바깥에서 앉거나 걷기만 해도 된다. 그러나 오전 10시와 오후 3시 사이에 피부를 직사광선에 노출시켜야 한다. 고위도에서 겨울철에는 비타민 D를 만들 수 없다. 그러나 미국 북동부에 살고 5월에서 10월 사이 위와 같은 지침을 따르는 사람은 겨울 내내 지속시켜 주는 충분한 비타민 D를 만들 것이다. 비타민 D는 체지방에 저장되어 있다가 신체가 필요로 하는 겨울에 분비된다. 그러나 비만인 경우에는 이러한 과정이 훨씬 덜 효율적인데, 신체가 비타민 D를 집요하게 계속 보유하기 때문이다. 5월에서 10월 사이 위와 같은 양의 햇빛을 받지 못하는 사람이라면, 겨울철에 알약 보충제와 실내 선탠 시설(이에 관한 지침은 264페이지를 참조한다)처럼 대체 형태의 비타민 D를 고려한다.

항상 상황에 따라 당신의 추산을 조정하라. 예를 들어 오전 10시 혹은 오후 4시에 해변에 있다면 햇빛이 덜 강하므로 자외선 차단제 없이 햇빛에서 더 오래 지낼 수 있다. 당신의 경험에 기초해 그 시간에 1MED 선량을 받는 데 1시간이 걸리리라고 추산한다면, 당신은 자외선 차단제를 바르지 않은 채 햇빛에서 약 15~30분을 보낼 수 있다. 기억하겠지만 나는 당신이 경미하게 햇볕에 붉게 그을리라는 것이 아니라, 그저 당신이 1MED 선량을 받는 데 얼마나 걸릴지를 추산하고 그에 따라 분별 있는 햇빛 노출의 시간을 계산하라고 권유한다.

당신이 플로리다처럼 햇빛이 연중 내내 비치는 기후에서 산다면 어떨까? 적용되는 원칙은 동일하다. 당신의 피부 유형과 연중 시기에 따른 시간 길이로 햇빛 노출을 주 당 2~3번 받도록 해야 한다. 황금시간대인 오전 10시에서 오후 3시 사이를 활용하도록 한다. 플로리다에서 오전 7시에 비치는 햇빛은 연중 일부 시기에 비타민 D를 만들 정도로 강한 것처럼 보이지만, 이 시간에 그 광선은 비타민 D를 많이 만들 정도로 UVB가 풍부하지 않다.

홀릭의 분별 있는 햇빛 노출 표

당신이 얼마만큼 햇빛을 필요로 하는지 알아내기 위해 사용할 수 있는 정확하고 편리한 두 번째 방법은 나의 연구에 기초해 내가 만든 표를 이용하는 것이다. 이들 표는 기후가 서로 다른 지역 및 서로 다른 피부 유형에 맞춰 분별 있는 햇빛 노출 시간을 제공한다.

먼저 당신이 알아야 하는 가장 중요한 사실은 당신이 어떤 피부 유형을 가지고 있고 어떤 위도 범주에 속하는지이다. 240페이지에 나와 있는 표의 설명을 읽어 당신의 피부 유형을 확인한다. 다음 표들을 위해 나는 세계를 4가지 주요 기후 지역으로 나누었다: 열대, 아열대, 중위도 및 고위도. 세계 지도(그림 6)나 미국 지도(그림 7)를 참조하여 당신이 사는 지역 또는 당신이 햇빛 노출을 받을 지역들을 알아낸다.

또한 표 1~5를 이용하면 당신이 사는 지역을 확인하고 당신의 피부 유형 및 지역과 연중 시기에 따라 얼마만큼의 햇빛 노출이 당신에게 분별 있는 수준인지를 알아내는 데 도움이 될 수 있다.

당신이 피부에서 비타민 D를 만들 수 있는 연중 모든 시기에 신체 체표면적의 25~50%를 1MED의 25~50%에 해당하는 선량에 주 당 2~3번 노출시킨다(250페이지에서 시작되는 표 1 ~5를 참조한다).

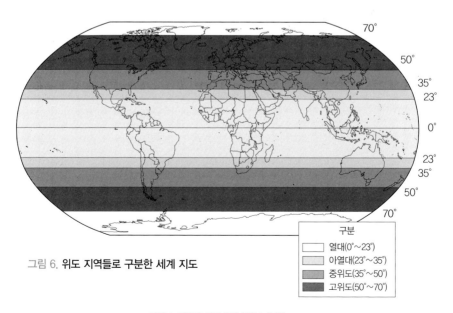

그림 6. **위도 지역들로 구분한 세계 지도**

구분

☐	열대(0°~23°)
☐	아열대(23°~35°)
▨	중위도(35°~50°)
■	고위도(50°~70°)

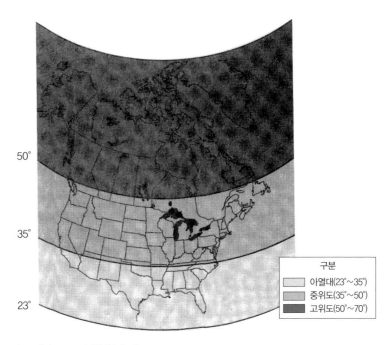

그림 7. 위도 지역들로 구분한 북미 지도

표 1. 미국 및 캐나다 도시들의 위도와 지대

도시, 주	위도	지대
올버니, 뉴욕	42	중위도
앨버커키, 뉴멕시코	35	아열대
애머릴로, 텍사스	35	아열대
앵커리지, 알래스카	61	고위도
애틀랜타, 조지아	33	아열대
오스틴, 텍사스	30	아열대
베이커, 오리건	44	중위도
볼티모어, 메릴랜드	39	중위도
뱅거, 메인	44	중위도
버밍햄, 앨라배마	33	아열대

비즈마크, 노스다코타	46	중위도
보이시, 아이다호	43	중위도
보스턴, 매사추세츠	42	중위도
버펄로, 뉴욕	42	중위도
캘거리, 앨버타(캐나다)	51	고위도
칼스배드, 뉴멕시코	32	아열대
찰스턴, 사우스캐롤라이나	32	아열대
찰스턴, 웨스트버지니아	38	중위도
샬럿, 노스캐롤라이나	35	아열대
샤이엔, 와이오밍	41	중위도
시카고, 일리노이	41	중위도
신시내티, 오하이오	39	중위도
클리블랜드, 오하이오	41	중위도
컬럼비아, 사우스캐롤라이나	34	아열대
콜럼버스, 오하이오	40	중위도
댈러스, 텍사스	32	아열대
덴버, 콜로라도	39	중위도
디모인, 아이오와	41	중위도
디트로이트, 미시건	42	중위도
더뷰크, 아이오와	42	중위도
덜루스, 미네소타	46	중위도
이스트포트, 메인	44	중위도
엘센트로, 캘리포니아	32	아열대
엘패소, 텍사스	31	아열대
유진, 오리건	44	중위도
파고, 노스다코타	46	중위도
플래그스태프, 애리조나	35	아열대
포트워스, 텍사스	32	아열대
프레즈노, 캘리포니아	36	중위도

그랜드정션, 콜로라도	39	중위도
그랜드래피즈, 미시건	42	중위도
아브르, 몬태나	48	중위도
헬레나, 몬태나	46	중위도
호놀룰루, 하와이	21	열대
핫스프링스, 아칸소	34	아열대
휴스턴, 텍사스	29	아열대
아이다호폴즈, 아이다호	43	중위도
인디애나폴리스, 인디애나	39	중위도
잭슨, 미시시피	32	아열대
잭슨빌, 플로리다	30	아열대
주노, 알래스카	58	고위도
캔자스시티, 미주리	39	중위도
키웨스트, 플로리다	24	아열대
킹스턴, 온타리오(캐나다)	44	중위도
클래머스폴즈, 오리건	42	중위도
녹스빌, 테네시	35	아열대
라스베이거스, 네바다	36	중위도
루이스턴, 아이다호	46	중위도
링컨, 네브래스카	40	중위도
런던, 온타리오(캐나다)	43	중위도
로스앤젤레스, 캘리포니아	34	아열대
루이스빌, 켄터키	38	중위도
맨체스터, 뉴햄프셔	43	중위도
멤피스, 테네시	35	아열대
마이애미, 플로리다	25	아열대
밀워키, 위스콘신	43	중위도
미니애폴리스, 미네소타	44	중위도

모빌, 앨라배마	30	아열대
몽고메리, 앨라배마	32	아열대
몬트필리어, 버몬트	44	중위도
몬트리올, 퀘벡(캐나다)	45	중위도
무스조, 서스캐처원(캐나다)	50	중위도
내슈빌, 테네시	36	중위도
넬슨, 브리티시컬럼비아(캐나다)	49	중위도
뉴어크, 뉴저지	40	중위도
뉴헤이븐, 코네티컷	41	중위도
뉴올리언스, 루이지애나	29	아열대
뉴욕, 뉴욕	40	중위도
놈, 알래스카	64	고위도
오클랜드, 캘리포니아	37	중위도
오클라호마시티, 오클라호마	35	아열대
오마하, 네브래스카	41	중위도
오타와, 온타리오(캐나다)	45	중위도
필라델피아, 펜실베이니아	39	중위도
피닉스, 애리조나	33	아열대
피어, 사우스다코타	44	중위도
피츠버그, 펜실베이니아	40	중위도
포트아서, 온타리오(캐나다)	48	중위도
포틀랜드, 메인	43	중위도
포틀랜드, 오리건	45	중위도
프로비던스, 로드아일랜드	41	중위도
퀘벡, 퀘벡(캐나다)	46	중위도
롤리, 노스캐롤라이나	35	아열대
리노, 네바다	39	중위도
리치필드, 유타	38	중위도

리치먼드, 버지니아	37	중위도
새크라멘토, 캘리포니아	38	중위도
세인트존, 뉴브런즈윅(캐나다)	45	중위도
세인트루이스, 미주리	38	중위도
솔트레이크시티, 유타	40	중위도
샌안토니오, 텍사스	29	아열대
샌디에이고, 캘리포니아	32	아열대
샌프란시스코, 캘리포니아	37	중위도
새너제이, 캘리포니아	37	중위도
산후안, 푸에르토리코	18	열대
산타페, 뉴멕시코	35	아열대
서배너, 조지아	32	아열대
시애틀, 워싱턴	47	중위도
시리브포트, 루이지애나	32	아열대
수폴즈, 사우스다코타	43	중위도
시트카, 알래스카	57	고위도
스포캔, 워싱턴	47	중위도
스프링필드, 일리노이	39	중위도
스프링필드, 매사추세츠	42	중위도
스프링필드, 미주리	37	중위도
시러큐스, 뉴욕	43	중위도
탬파, 플로리다	27	아열대
톨레도, 오하이오	41	중위도
토론토, 온타리오(캐나다)	43	중위도
털사, 오클라호마	36	중위도
빅토리아, 브리티시컬럼비아(캐나다)	48	중위도
버지니아비치, 버지니아	36	중위도
워싱턴, DC	38	중위도

위치타, 캔자스	37	중위도
윌밍턴, 노스캐롤라이나	34	아열대
위니펙, 매니토바(캐나다)	49	중위도

표 2. 비타민 D 생성을 위한 안전하고 효과적인 햇빛 노출(분 단위): 열대 위도(약 0~25도, 예로 호놀룰루, 자메이카, 미국령 버진 제도)

연중 시기	11~2월	3~5월	6~8월	9~10월
오전 8~11시				
제1형 피부	10~15	5~10	3~5	5~10
제2형 피부	15~20	10~15	5~10	10~15
제3형 피부	20~30	15~20	10~15	15~20
제4형 피부	30~45	20~30	15~20	20~30
제5~6형 피부	45~60	30~45	20~30	30~45
오전 11시~오후 3시				
제1형 피부	5~10	3~8	1~5	3~8
제2형 피부	10~15	5~10	2~8	5~10
제3형 피부	15~20	10~15	5~10	10~15
제4형 피부	20~30	15~20	10~15	15~20
제5~6형 피부	30~45	20~30	15~20	20~30
오후 3~6시				
제1형 피부	10~15	5~10	3~5	5~10
제2형 피부	15~20	10~15	5~10	10~15
제3형 피부	20~30	15~20	10~15	15~20
제4형 피부	30~45	20~30	15~20	20~30
제5~6형 피부	45~60	30~45	20~30	30~45

표 3. 비타민 D 생성을 위한 안전하고 효과적인 햇빛 노출(분 단위): 아열대 위도(약 25~35도, 예로 마이애미, 샌디에이고, 로스앤젤레스)

연중 시기	11~2월	3~5월	6~8월	9~10월
오전 8~11시				
제1형 피부	15~20	10~15	5~10	10~15
제2형 피부	20~40	15~20	10~15	15~20
제3형 피부	30~60	15~30	10~20	15~30
제4형 피부	45~75	30~34	15~30	30~45
제5~6형 피부	60~90	45~60	30~45	45~60
오전 11시~오후 3시				
제1형 피부	10~15	5~10	1~5	5~10
제2형 피부	15~30	10~20	5~10	10~20
제3형 피부	20~30	15~25	10~15	15~25
제4형 피부	30~45	20~30	15~20	20~30
제5~6형 피부	40~60	30~40	20~30	30~40
오후 3~6시				
제1형 피부	15~20	10~15	5~10	10~15
제2형 피부	20~40	15~20	10~15	15~20
제3형 피부	30~60	15~30	10~20	15~30
제4형 피부	45~75	30~45	15~30	30~45
제5~6형 피부	60~90	45~90	30~45	45~60

표 4. 비타민 D 생성을 위한 안전하고 효과적인 햇빛 노출(분 단위): 중위도(약 35~50도, 예로 한니스, 뉴욕, 샌프란시스코)

연중 시기	11~2월	3~5월	6~8월	9~10월
오전 8~11시				
제1형 피부	0	15~20	10~15	15~20
제2형 피부	0	20~30	15~20	20~30
제3형 피부	0	30~40	20~30	30~40
제4형 피부	0	40~60	30~40	40~60

| 제5~6형 피부 | 0 | 60~75 | 40~60 | 60~75 |

	오전 11시~오후 3시			
제1형 피부	0	10~15	2~8	10~15
제2형 피부	0	15~20	5~10	15~20
제3형 피부	0	30~40	15~20	30~40
제4형 피부	0	30~40	20~25	30~40
제5~6형 피부	0	40~60	25~35	40~60

	오후 3~6시			
제1형 피부	0	15~20	10~15	15~20
제2형 피부	0	20~30	15~20	20~30
제3형 피부	0	30~40	20~30	30~40
제4형 피부	0	40~60	30~40	40~60
제5~6형 피부	0	60~75	40~60	60~75

표 5. 비타민 D 생성을 위한 안전하고 효과적인 햇빛 노출(분 단위): 고위도(약 50~75도, 예로 앵커리지, 스톡홀름)

연중 시기	10~3월	4~5월	6~8월	9월
	오전 8~11시			
제1형 피부	0	20~25	15~20	20~25
제2형 피부	0	25~40	20~30	25~40
제3형 피부	0	30~50	25~40	30~50
제4형 피부	0	45~60	30~50	45~60
제5~6형 피부	0	60~90	50~60	60~90
	오전 11시~오후 3시			
제1형 피부	0	10~20	5~10	10~20
제2형 피부	0	15~25	10~15	15~25
제3형 피부	0	20~30	15~20	20~30
제4형 피부	0	30~40	20~30	30~40

제5~6형 피부	0	40~60	30~40	40~60
오후 3~6시				
제1형 피부	0	20~25	15~20	20~25
제2형 피부	0	25~40	20~30	25~40
제3형 피부	0	30~50	25~40	30~50
제4형 피부	0	45~60	30~50	45~60
제5~6형 피부	0	60~90	50~60	60~90

선탠 베드는 당신에게 적합한가?

이상적이라면 우리 모두가 특히 겨울에 대비해 비축할 수 있는 시기인 봄에서 가을 사이에 옷을 벗어던지고 바깥으로 나가 하루에 수분 동안 건강에 충분한 비타민 D를 만들기 위해 요구되는 양의 햇빛을 받을 시간과 기회가 있을 것이다. 유감스럽게도 사실은 그렇지 않으며, 실생활은(사무실의 복장 규정은 말할 것도 없고) 이러한 목표를 방해하는 경향이 있다.

매일 약 100만 명의 미국인이 더 나은 모습 및 건강을 위해 실내 선탠 시설을 찾는다. 나는 선탠 자체를 옹호하는 사람은 아니지만, 건강과 활력을 위해 요구되는 비타민 D를 만드는 데 UVB 노출이 중요하다는 사실을 믿는다. 바깥에 나가 햇빛을 받을 기회가 없거나 보다 사적이고 제어된 환경을 선호하는 사람이라면, 실내 선탠 시설이 천연 햇빛을 대신할 수 있는 대안이다.

내가 미쳤을까? 세계보건기구(WHO)가 작년에 선탠 베드를 발암물질로 공식 등재하였다는 사실을 내가 모르는 것일까? 그리고 국제암연구기관(IARC)이 선탠 베드를 암 위험이 최고인 범주로 격상시켰다는 사실도? 당국들이 사실상 선탠 시설과의 전쟁을 선포한 상황에서 선탠 베드의 효과를 칭찬하다니 나는 어떤 종류의 의사인가?

나는 현실주의자이다. 나는 많은 사람이 계속해서 실내 선탠 시설을 찾으리라는 점을 아는데, 그들이 선탠 후의 모습과 기분을 좋아하기 때문이다. 하지만 나는 우려도 이해한다. 선탠 베드는 그것을 안전하게 사용하는 방법을 모르는 사람들에 의해 남용될 수 있으며, 특히 평생 피부를 손상시킬 위험이 높은 젊은 이가 그렇다. 또한 나는 모든 사실을 알고 있는 사람이라면 실내 또는 실외에서 UVB 노출을 즐길 선택을 할 권리가 있다고 생각한다. 앞서 거론한 기관들이 선탠 베드가 비소 및 머스터드 가스(화학전에 사용되는 독가스)와 동등하다고 말하는 것은 터무니없고 솔직히 무책임한 행동이다. 포화지방과 나트륨에 대해서도 같은 말을 할 수 있을까? 그러지 못할 것이 분명하다. 우리는 적당한 양의 UVB를 필요로 하듯이 생존을 위해 그것들이 필요하다. 그리고 그것이 메시지이다: 적당히. 나는 이 책의 첫 페이지 이래로 그 점을 납득시켜 왔다. 그러니 이 모두를 염두에 둔 채, 실내 선탠을 하기로 한다면 선탠 기술을 책임감 있게 사용하도록 한다.

고맙게도 실내 선탠 업계는 실내선탠협회(ITA)의 노력을 통해 품질관리 조치를 취하고 그 운영요원에게 교육과 인증을 제공함으로써 나름의 역할을 하고 있다. 명심할 것은 인공 UV 광선과 같은 것은 없다는 점이다. UVB 광자(에너지 꾸러미)는 그것이 태양에 의해 생성되든 형광등이 있는 선탠 베드에 의해 생성되든 광자이다. 실내 선탠 시설에서 노출되는 광선이 햇빛에서 받는 것과 동일하다는 사실은 천연 햇빛을 받는 경우와 동일한 주의를 기울여야 한다는 점을 의미한다. 천연 햇빛의 경우와 마찬가지로, 실내 선탠 장비를 사용할 때에는 비흑색종 피부암 및 피부의 조기 노화와 연관이 있는 종류의 과다노출 가능성이 있다.

요컨대 적절한 장비가 구비되어 있는 실내 선탠 시설을 이용하도록 한다. 한 때 실내 선탠 시설은 고강도 UVB 광선을 발산하는 장비를 사용했다. UVB 광선이 기저세포 및 편평세포 피부암과 연관이 있는 것으로 나타나자 업계는 UVA 만 발산하는 '고압' 램프로 전환했는데, 그러한 램프는 피부를 붉게 그을리지 않기 때문에 안전하다고 여겨졌다. 그런 다음 UVA 광선이 흑색종과 주름을 촉진하고 아울러 비흑색종 피부암의 위험을 증가시킬 수 있는 것으로 밝혀졌다. 그러자 근래의 추세는 천연 햇빛을 재현해 UVA 및 UVB를 균형 있게 발산하는(94~97.5%의 UVA와 2.5~6%의 UVB) 저압 및 중간압 램프를 지향하고 있다. 실내 선탠 시설을 이용하기 전에 저압 램프가 구비되어 있는지를 확인한다(둥근 등이 아니라 형광등이 있는지 살펴본다). 고압 램프를 사용하는 시설은 피해야 하는데, 그러한 램프는 피부 손상과 일부 유형의 암을 일으킬 가능성이 있을 뿐만 아니라 어떤 종류의 비타민 D 효과도 제공하지 못하기 때문이다.

도움이 필요할 경우에는 국제 스마트 탠 네트워크와 같은 업계 협회에 의해 직원이 인증된 시설을 이용한다. 자격 있는 직원은 다음과 같이 해줄 것이다.

- 당신의 피부 유형 및 노출 시간 차트를 놓고 당신과 세심하게 논의하고 당신이 항상 이러한 정보에 접근하도록 한다.
- 적당하게 피부를 갈색으로 변하게 하고 피부가 분홍색이 되거나 특히 붉어지지 않도록 해줄 노출 계획을 추천한다.
- 당신에게 UV 노출 이상 반응을 유발할지도 모를 요인을 당신과 논의한다(일부 약물, 피임약, 화장품, 혹은 비누는 햇빛에 민감한 반응을 일으킬 위험을 증가시킬 수도 있다).
- 당신에게 FDA 승인 안경류를 사용 설명서와 함께 제공한다.
- 당신에게 첫 선탠 경험을 안내한다.

직원 및 장비 제조사의 지침을 따른다. 얼굴에 자외선 차단제를 바른다. 권장 노출 시간을 초과해서는 안 된다. 햇빛에 대개 노출되지 않는 부위들이 여전히 분홍색으로 변할 수 있다는 점을 알아야 하며, 이 때문에 0.75MED 선량으로 되어 있는 권장 시간보다 적게 보내는 것을 고려한다. 실내 선탠 노출 시간은 FDA 및 연방거래위원회(FTC) 지침에 기초하는데, 그러한 지침은 세션 당 1MED 선량의 75%에 상당하는 UV 노출을 허용한다. 이는 꽤 후한 편인데, 충분한 비타민 D(경구로 4,000~1만IU의 비타민 D를 복용하는 것에 상당하는 양)를 얻는 데는 1MED 선량(피부가 분홍색으로 변하는 데 걸리는 노출 시간)의 25~50%만으로도 족하기 때문이다.

당신이 UVB 조사의 잠재적인 위해에 대해 우려하고 선탠에 관심이 없다면, 그저 1MED 선량의 25%(약 4,000IU의 비타민 D)만으로도 UVB 노출의 모든 건강 효과를 볼 수 있다. 실내 선탠 시설을 이용하는 가장 대중적인 이유의 하나는 겨울에 카리브해와 같은 열대 지역 방문을 예상하여 '기본 선탠(base tan)'을 하는 것이다. 나는 그건 영리한 행동이라고 생각는데, 왜인지를 설명하겠다.

내가 분명히 하였듯이 나는 선탠을 옹호하는 사람이 아니나, 피부 건강 및 피부를 강한 햇빛으로부터 보호하는 조치의 중요성을 믿는다. 실내 선탠 시설에 가서 피부에 멜라닌 함량을 늘리면 햇볕에 붉게 그을리는 것으로부터 어느 정도 자연스런 보호를 받을 것이다. 여행을 떠나기 최소 1개월 전에 실내 선탠 시설을 방문해 피부에 멜라닌 함량을 늘리기 시작하며, 주 당 3번의 세션을 한다. 열대 또는 아열대 지역에 도착하면 적절한 조치를 취하여 햇볕에 붉게 그을리지 않도록 한다. 피부 유형에 따라, 휴가 전 선탠 시설에서 노출로부터 얻는 보호는 자외선 차단지수가 2나 3(SPF2 또는 SPF3)인 자외선 차단제를 사용하는 것에 맞먹는다. 이는 '기본 선탠'을 하지 않았을 경우보다 2배나 3배 더 오래 바깥에서 지낼 수 있다는 의미이다.

일부 사람은 집에서 사용하기 위해 선탠 장비를 구입하기도 한다. 나는 당신의 주요 목표가 비타민 D를 만들고 심리적 건강을 향상시키는 것이라면 이렇게 하는 편이 낫다고 생각한다. 지침과 주의사항은 업소 시설이나 천연 햇빛에서 준수해야 하는 경우와 동일하다. 장비에 대한 접근이 용이하기 때문에 유혹에 빠질 수 있는 과다노출을 피하는 것이 특히 중요하다. 다시금 당신의 장비는 저압 또는 중간압 램프를 사용하는 제품, 즉 UVA 및 UVB 광선을 균형 있게 발산해 천연 햇빛을 가장 근사하게 재현하는 제품이어야 한다.

유의: UVA 광선만 발산하는 선탠 베드는 피부에서 아무 비타민 D도 생성하지 '못할' 것이다. 시중에는 비타민 D의 증가를 돕는다고 주장하도록 승인된 단 하나의 램프가 있는데, 이러한 스퍼티 선램프(Sperti lamp)에 대한 자세한 정보는 www.sperti.com에서 얻을 수 있다. 나와 동료들은 이 램프가 피부에서 비타민 D를 만드는 데 매우 효율적이란 사실을 입증했다. 다리나 배를 3~5분만 주 당 3번 노출시키면 효과적일 수 있다. 보스턴대학에 재직하였고 현재는 에모리대학에서 자신의 실험실을 운영하는 빈 탕프리차(Vin Tangpricha) 박사와 우리 연구팀은 2007년 비타민 D를 흡수할 수 없는 낭포성 섬유증(cystic fibrosis) 환자들이 노출 8주만에 25-비타민 D의 수치를 현저히 증가시킬 수 있었다고 보고했다.

대부분의 사람은 미용 이유로, 다시 말해 더 나은 모습 및 건강을 위해 선탠 시설을 이용한다. 나는 이러한 종류의 장비를 광범위하게 사용하여 UV 조사가 건강에 미치는 효과를 시험한다. 실내 선탠 장비를 어떻게 치료적으로 사용할 수 있는지를 가장 극명하게 보여준 예들의 하나에서 나는 중증 크론병을 앓고 있고 비타민 D 결핍인 한 여성의 극심한 뼈 통증을 완화시켰다. 그녀는 수술로 장의 90%를 제거한 상태라 어떤 양의 경구 비타민 D를 복용해도 장이 뼈를 건강하게 유지할 정도로 비타민 D를 흡수할 수 없었다. 골연화증(제3장 참조)이란 질환에 의해 유발된 그녀의 뼈 통증은 선탠 베드에서 제조사의 노출 지침을 따라 주 당 3번의 세션을 한 덕분에 한 달만에 완화됐다.

식사에서 비타민 D를 흡수하는 데 곤란을 겪는 사람은 주치의와 상담해 실내 선탠 세션이 비타민 D 결핍의 교정에 도움이 될지를 알아본다. 소장을 통한 비타민 D의 흡수를 어렵게 하는 가장 흔한 질환 3가지는 크론병, 염증성 장 질환과 낭포성 섬유증이다.

UVB 광선을 발산하는 램프는 원래 1930년대에 질환을 치료하기 위해 개발됐다. 하지만 오늘날 우리가 선탠 베드라고 알고 있는 그런 램프는 훨씬 더 나중에까지 자리를 잡지 못했다. '선탠 업계의 아버지'로 인정받는 사람은 스위스의 기술자 프리드리히 볼프(Friedrich Wolff)이다. 수십 년 전에 운동선수들을 대상으로 자외선의 유익한 효과를 연구하다가 볼프는 피부가 갈색으로 변하는 부작용에 주목하고는 실내 선탠 업계를 창설하기에 이르렀다. 독일 및 동유럽의 건강 휴양 시설을 흉내 내어, 볼프는 1978년 자신의 유럽 기술을 미국으로 가져왔고 마치 열대 지역에서 값비싼 휴가를 보내고 방금 돌아온 것처럼 보이고자 하는 사람들의 욕망을 활용해 한 업계를 탄생시킨 것이다.

이제 비타민 D가 건강에 매우 중요하다는 새로운 정보를 알고 있으므로, 나는 당신이 실내 선탠 시설을 몸을 구릿빛으로 만드는 곳이 아니라 비타민 D의 생성을 촉진하는 치료를 받는 곳으로 여기길 바란다. 나와 동료들이 두 그룹의 보스턴 사람들, 즉 선탠을 받은 그룹과 그렇지 않은 그룹을 연령과 성별 면에서 매칭시켜 비교한 결과, 선탠 그룹은 25-비타민 D의 혈중 수치가 45ng/mL 정도나 되었고 이는 다시금 수많은 건강 문제의 위험을 현저히 감소시킨 것으로 생각된다. 그러나 선탠 시설을 방문한 적이 없는 대조군은 25-비타민 D의 수치가 18ng/mL 범위에 불과해 건강을 최대로 보호하기 위해 요구되는 수치를 훨씬 밑돌았다.

실내 선탠 지침

- 정보를 구한다. UV 노출의 찬반양론과 그것을 사용하고 자신을 보호하는 방법을 알아본다.

- 저압 또는 중간압 램프를 사용한다. 둥근 등이 아니라 형광등이 있는 베드를 찾는다. 시설에서 일하는 종업원에게 그 시설의 램프가 저압(UVA와 UVB를 균형 있게 발산하는 제품)이라는 점을 확실히 아는지 물어본다. 고압 램프는 UVA만 발산하며, 이 광선은 피부에 깊숙이 침투해 피부암과 주름을 유발하고 면역계를 변경시킬 수 있다. 정의상 형광등은 UVB를 발산하는 반면 둥근 고압 램프는 UVA를 발산한다.

- 상식을 발휘하고 절제한다. 이 장의 지침을 참조해 당신이 얼마만큼의 UV 노출을 필요로 하는지 알아본다. 실내 선탠 시설은 열대 지역의 햇빛에 맞먹는 UV 광선을 발산한다는 점을 명심한다. 노출을 제조사가 권장하는 노출 시간의 50% 또는 내 지침에 따라 규정된 시간(둘 중 더 적은 쪽)으로 제한한다. 얼굴을 보호하고 입술에 자외선 차단제를 바른다.

- 오일 사용의 결과를 안다. 오일을 피부에 바르면 피부의 맨 위 층(UVA와 UVB를 반사하는 작은 거울과 같은 역할을 하는 각질층)이 납작해지고 그렇지 않으면 피부에서 반사되었을 많은 UVA 및 UVB 광선의 투과가 증가한다. 그러한 제품을 사용한다면 UV 노출 시간을 최소 30% 줄인다.

- 고글이나 안경을 쓴다. 시설이 편안하게 맞는 안경류를 제공하는지 확인한다. 시설이 고글을 제공한다면 매번 사용 후 고글을 멸균시켜 눈 감염의 확산을 방지하는지 확인한다. 고글이 멸균되어 있지 않다면 나름의 고글을 하나 구입한다.

- 자신의 병력을 고려한다. 루푸스를 치료받고 있거나 입술포진을 일으키는 경향이 있으면, 천연 햇빛에 의한 경우와 마찬가지로 이들 질환이 실내 선탠 램프의 UV 조사에 대한 노출을 통해 활성화될 수 있다. 예를 들어 포진 바이러스 보균자인 경우에 입술과 음부처럼 이환 부위에 대한 UV 노출은 바이러스의 활동을 유발해 포진을 초래할 수 있다. 또한 항생제, 항히스타민제, 신경안정제, 이뇨제, 또는 피임약과 같이 일부 약물을 복용할 경우에 피부가 UV 조사에 더 민감할 수 있다. 운영이 잘되는 실내 선탠 시설이라면 고객의 병력, 약물 및 치료에 대한 정보를 파일로 보관할 것이다. 직원이 파일을 최신으로 유지하는 데 도움을 주도록 한다.

진화와 적응의 작동

우리는 인체에게 그것이 때로 받는 것보다 더 많은 신뢰를 주어야 한다. 사람들은 스트레스의 첫 징후에 오그라들거나, 부서지거나, 혹은 정지되지 않는다. 대신 인체는 '과부하의 원칙(overload principle)'으로 작동하는데, 외부의 힘을 받으면 더 강해짐으로써 적응한다는 것이다. 이러한 현상의 예는 인체에서 많다.

자주 웨이트 리프팅을 해도 근육이 파열되고 뼈가 부러지지는 않으며, 그들은 더 커지고 보다 강력해져 더 무거운 부하를 처리할 수 있다. 매일 아침 달리기를 하더라도 심장과 폐가 폭발하거나 붕괴되지는 않으며, 그들은 보다 효율화되고 폐활량은 확장된다. 스트레칭 운동을 해도 인대와 건이 파열되지는 않으며, 그들은 보다 유연해진다.

피부의 햇빛 노출도 마찬가지이다. 규칙적으로 적당한 햇빛 노출을 받으면 피부는 멜라닌을 생성하여 태양 광선을 흡수함으로써 적응해 향후 붉게 그을리는 것으로부터 자신을 보호한다. 또한 그것은 DNA 복구 효소가 행동에 나서도록 한다. 이것이 외부 스트레스에 대한 인체의 자연적인 적응이다. 물론 갑작스럽고 극심한 신체 활동에 노출되면 근골격계나 심장에 손상을 입을 수 있는 것과 동일하게, 오랜 기간 노출되지 않다가 갑작스럽고 극심하게 강한 햇빛에 노출되면 피부가 붉게 그을릴 것이다.

또한 피부는 오직 강한 햇빛에 저항하기 위해서만 진화하지는 않았으며, 신체가 태양 광선을 사용하여 생존에 필요한 비타민 D를 생성하는 도관이기도 하다는 사실을 기억한다. 아울러 피부에는 효소들로 이루어진 완전한 DNA 복구 체계가 있어 손상된 DNA를 복구하고 그것을 건강하고 새로운 물질로 대체한다. 나와 동료들은 피부가 적당한 햇빛에 노출되면 피부의 DNA 복구 프로그램이 향상되는지를 확인하는 연구를 하고 있는데, 나는 그리리라고 추정한다. 요컨대 신체는 햇빛의 효과를 수용하도록 고안됐다. 햇빛은 반드시 피부에 해롭다고 제안하는 것은 그 환경에 적응하는 인간 종의 능력을 과소평가하는 것이다.

햇빛 반대 운동가들은 비흑색종 피부암의 원인과 흑색종의 원인을 구분하는 것은 문제를 흐리는 것이라고 주장한다. 즉 그들은 사람들이 모든 햇빛을 피하고 햇빛공포증을 가져야 한다고 주장한다. 이는 어느 정도의 햇빛 노출이 생존과 건강에 필요하다는 사실을 무시하는 것이다. 잠재적으로 치명적인 흑색종을 유발하는 양(피부를 붉게 그을리는 양)의 햇빛 노출은 엄격히 피해야 하나, 적당하고 규칙적인 햇빛 노출은 비타민 D의 주요 공급원이자 거의 치명적이지 않고 쉽게 치료되는 비흑색종 피부암과 연관되어 있으므로 저버려서는 안 된다. 그러한 햇빛 노출을 저버리면 보다 심각하고 치명적인 다양한 질환을 일으킬 위험이 증가한다.

일부 사람은 햇빛 노출과 실내 선탠 시설의 이용을 너무 많이 즐겨 햇빛 노출의 모든 잠재적인 효과를 선호하면서 비흑색종 피부암의 위험을 무릅쓸 것이다. 다른 일부는 비타민 D 수치를 만들고 유지하기 위해 필요한 최소량의 UVB 노출만 받기로 할 수도 있다. 이러한 선택은 각자에게 달려 있다. 그러나 우리는 다음과 같은 사실은 확실히 안다. UVB에 무제한 노출시키면 잠재적으로 해롭다. 하지만 일체의 UVB를 거부해도, 식사 및 보충 공급원으로부터 비타민 D를 충분히 섭취하여 신체의 비타민 D 요구량을 충족시키지 않는다면 심각한 건강 문제를 초래할 수 있다.

분별 있는 햇빛 노출을 위한 홀릭의 해결방안은 적절한 비타민 D 수치를 유지하기 위해 당신이 얼마만큼의 햇빛 노출을 필요로 하는지에 대한 지침이다. 그러한 지침이 어떻게 이루어지는지 보자. 우선 당신의 피부가 햇볕에 경미하게 붉어지는 데(피부가 분홍색이 될 때, 즉 1MED 선량의 노출) 얼마나 오래 걸릴지를 추산한 다음, 주 당 2~3번 그러한 시간의 25~50%로 신체의 25%(예로 팔과 다리)를 노출시킨다. 다시 말해 당신이 햇빛에서 피부가 분홍색이 되는 데 30분이 걸린다면(나의 경우에 여름철 케이프 코드 해변에서 정오에 그러듯이), 주 당 2~3번 햇빛에서 8~15분을 보낸 후 SPF30 자외선 차단제를 바르면 된다. 당신이 선탠 시설을 방문하기로 한 경우에도 이러한 지침을 사용하되, 제조사가 권장하는 최대 노출 시간의 50%를 초과해서는 안 된다.

제9장

단계 2: 칼슘으로 뼈 만들기

칼슘과 비타민 D의 역동적인 2인조가 생명을 지탱할 수 있다

거의 모든 사람이 우유업계의 캠페인 슬로건을 되뇔 수 있다: '그건 몸에 이롭다.' 이러한 이로움의 대부분은 우유에 함유된 칼슘에 달려 있다는 점은 분명하다. 칼슘은 인체에서 가장 풍부한 미네랄로, 존재하는 양의 99% 이상이 뼈와 치아에서 발견된다. 건강한 뼈의 성장과 유지를 위해서는 충분한 칼슘 섭취가 필수이며, 칼슘 침출을 식이 섭취로 균형을 맞추지 못하면 골다공증과 같은 골 질환을 일으킬 위험이 있다. 그러나 칼슘이 뼈에만 중요한 것은 아니며, 칼슘은 신경 기능, 혈액 응고, 근육 건강과 기타 측면에도 관여한다.

그리고 자신을 적절히 인도해줄 부모가 없는 고아처럼, 칼슘은 비타민 D의 도움이 없다면 체내에서 적절히 작용할 수 없다. 칼슘과 비타민 D는 특수한 관계를 가지며, 이와 같은 관계는 골 강도를 만들고 유지하는 능력에서 신경근육 기능과 지적 능력에 이르기까지 신체의 모든 것에 관여한다. 나는 이미 앞의 장들에서 이러한 것들을 언급하였으나, 여기서 위와 같은 칼슘과 비타민 D의 연관성에 대해 자세히 살펴보고 비타민 D 섭취만큼이나 칼슘 섭취에도 주의를 기울이라고 촉구할 것이다.

비타민 D와 뼈 건강 사이에 단절된 고리

햇빛에는 구루병과 같은 골 질환을 예방하고 치료하는 비밀스런 성분이 포함되어 있다는 사실을 발견한 것과 이 모두가 UVB라는 단일 광선에서 인체 건강에 이르기까지 왜 그리고 어떻게 작용하는지를 이해한 것은 분명히 별개였다. 과학자들이 피부에서 생성되는 비타민 D가 수많은 긍정적인 건강 효과에 영향을 미칠 수 있는 메커니즘을 발견하는 데는 수십 년이 걸렸다.

비타민 D의 복잡한 생물학적 경로와 기타 생리학적 과정에 대한 영향을 파악하는 데 그렇게 오래 걸린 이유의 하나는 그저 비타민 D를 추적할 도구가 없었다는 것이다. 1960년대 중반이 되어서야 새로운 실험실 기술이 등장함으로써 연구자들이 방사능 표지가 달린 물질을 사용해 비타민 D의 복잡한 작용을 추적하는 기회를 맞이했다. 1969년에서 1971년 사이 내가 위스콘신대학의 헥터 드루카(Hector F. DeLuca)가 이끈 유명한 실험실에서 스스로 이름을 떨치면서, 나를 포함한 연구자들은 비타민 D의 대사 과정을 이해하는 데 대단한 진전을 이루고 있었다. 1971년쯤 비타민 D가 체내에서 순차적인 변환을 거치는 과정에서 불활성 대사산물을 수반하고 마침내 신장이 순환형(25-비타민 D)을 활성형 비타민 D(1,25-비타민 D)로 전환한다는 사실이 분명해졌다. 이러한 연구 결과들은 리버사이드 소재 캘리포니아대학의 앤소니 노먼(Anthony W. Norman)과 그의 동료들 그리고 영국 케임브리지대학의 에곤 코디섹(Egon Kodicek)과 그의 동료들을 포함해 기타 연구팀들에 의해 확인됐다.

이 모든 비타민 D 대사산물을 분리하고 그 분자 구조를 확인한 성과는 수십 년 동안 비타민 D 과학자들을 곤경에 빠뜨렸던 최대의 미스터리를 잠재우는 데 도움이 됐다: 도대체 어떻게 비타민 D가 칼슘 침착에 영향을 미쳐 강한 뼈를 만들까? 1950년대 초 스웨덴 연구자인 아비드 칼슨(Arvid Carlsson)은 모두가 깜짝 놀랍게도 비타민 D가 칼슘을 신체가 필요로 하는데도 오히려 뼈에서 제거할 수 있다는 점을 발견했다. 동시에 노르웨이 생화학자인 라그나르 니콜레이슨(Ragnar Nicolaysen)은 다년간 동물을 대상으로 서로 다른 식사를 시험해왔었는데, 음식으로부터 칼슘의 흡수는 알려지지 않은 어떤 '내인성 인자'에 의해 유도된다고 결론지었다. 그는 이 내인성 인자가 장에게 신체가 칼슘을 필요로 한다는 메시지를 보낸다고 생각했다. 그러한 메시지는 활성형 비타민 D인 것으로 밝혀졌다. 비타민 D의 정체가 풀리자, 비타민 D의 활성화를 추적하는 실험들에서 대답들이 나오기 시작했다.

일단 우리가 활성형 비타민 D 그리고 그것이 어떻게 장기와 혈류를 통해 일련의 복잡한 전환을 거치게 되는지를 파악하자, 우리가 그저 또 다른 비타민을 다루고 있지 않다는 점이 분명해졌다. 우리는 '비타민 D'가 어떻게 신체에 작용하는지와 관련해 종전에는 모호하고 복잡했던 상황을 풀고 있었다. 그리고 우리가 막 풀고 해석하기 시작하던 그 심오한 효과 때문에, 우리는 곧 그것이 호르몬 범주에 속한다는 사실을 깨달았다. 우리는 비타민 D의 활성형인 1,25-비타민 D를 가려내자마자 그것을 칼슘 대사를 조절하는 호르몬으로 재분류하였는데, 칼슘 대사는 신체가 어떻게 칼슘을 적절한 수준으로 유지하는지를 말한다(이에 관해서는 아래에서 더 설명한다). 이를 계기로 비타민 D와 신체 내분비계 및 칼슘 조절 간의 관계를 이해하였을 뿐만 아니라, 비타민 D가 어떻게 면역계의 조절에서부터 건선과 같은 피부 질환을 초래하는 피부 세포 증식의 억제에 이르기까지 수많은 생물학적 과정의 긍정적인 변화에 영향을 미칠 수 있는지를 이해하게 됐다.

제1장에서 자세히 설명하였듯이 호르몬은 체내에서 생성되는 독특한 물질이다. 말 자체는 '자극하다'라는 의미인 그리스어 동사 'horman'에서 유래했다. 내부 신호로 작용하는 호르몬은 대사의 다양한 측면뿐만 아니라 세포 및 조직 성장에서 혈당, 심박수, 혈압과 심지어 생식계의 활동에 이르기까지 기타 많은 기능도 조절한다. 정의상 호르몬은 하나의 장기에서 생성된 다음 혈류를 통해 표적 장기로 운반되고, 거기서 특정한 생물학적 작용을 일으킬 수 있다. 비타민 D의 활성형을 호르몬으로 재분류하게 된 것은 다음과 같은 증거에 기초한다: 1,25-비타민 D는 신장에서 생성되고, 신장에 의해 혈류로 분비되면 혈류를 타고 소장으로 이동할 수 있어 소장의 세포핵에 축적되며, 거기서 식이 칼슘 흡수의 효율성을 조절한다. 1975년 애리조나대학의 마크 하우슬러(Mark R. Haussler)는 장의 세포핵에서 활성형 비타민 D 대사산물과 결합하는 단백질 수용체의 발견을 확인했다.

이제 비타민 D가 장과 연관되어 있으므로, 과학자들은 칼슘 조절의 메커니즘에 초점을 맞추었다. 그 결과 식사에서 칼슘의 수치가 올라감에 따라 체내에서 활성형 비타민 D 호르몬의 양은 떨어지고 그 반대로도 마찬가지라는 사실이 밝혀졌다. 이러한 순환 상호작용(feedback loop) 패턴은 활성형 비타민 D가 호르몬이며, 특히 칼슘을 조절하는 호르몬이란 생각을 더욱 확인해주었다.

다음 초점은 이 특수한 호르몬이 어떻게 신체의 나머지 내분비계와 연관이 있는지를 알아내는 것이었다. 나와 동료들은 부갑상선에서 생성되는 호르몬(부갑상선 호르몬)이 혈중 활성형 비타민 D 호르몬의 수치를 적절히 유지하는 데 중요하다는 사실을 발견했다. 칼슘이 필요하면 부갑상선이 자신의 호르몬을 신장으로 보내 비타민 D 호르몬의 생성을 촉발한다. 그러면 생성된 호르몬은 다시 장을 유도하여 음식에서 혈액으로 칼슘을 전달하도록 한다. 칼슘 섭취가 너무 낮아 정상적인 기능을 지원할 수 없을 경우에는 비타민 D와 부갑상선 호르몬이 모두 저장된 칼슘을 뼈에서 동원하는 과정을 촉발한다(아비드 칼슨이 50년 전에 발견하였듯이).

이와 같은 과정은 그들이 조골세포(osteoblast)라는 골 형성 세포에게 신호하여 그 표면에 랑클(RANKL, receptor activator of NF-kappaB ligand)이란 단백질을 발현하도록 함으로써 일어나는데, 랑클은 골수에서 단핵구(monocytic cell, 백혈구의 일종)에 부착하는 자석 역할을 한다. 이러한 밀접한 관계로 인해 다핵 거대세포가 탄생하고 이들 세포는 산과 효소를 분비하여 뼈를 분해해 거기에 저장된 칼슘을 혈류로 방출한다.

사람들은 자신의 일상 기능들에서 칼슘의 역할을 불신하거나 그저 모르는 경우가 너무 흔하다. 칼슘은 골격 및 심장 근육 수축, 혈관 확장 및 수축, 호르몬과 효소의 분비, 그리고 신경계 전체의 자극 전달에 필요하다. 전체 신체 칼슘의 1% 이하가 이들 기능을 지지하는 데 필요하지만, 신체는 혈액, 근육, 조직과 세포간 액에서 칼슘의 농도를 일정하게 유지하려 노력한다. 나머지 칼슘(99%)은 뼈와 치아에 저장되며, 거기서 그 구조를 지지한다. 그리고 앞서 설명하였듯이 뼈 자체는 흡수(오래된 뼈의 분해)와 새로 형성된 뼈 콜라겐 기질로의 칼슘 침착이 끊임없이 이루어지면서 계속해서 재형성을 겪는다. 골 흡수 및 침착 사이의 균형은 나이에 따라 변화한다. 성장하는 소아에서는 골 형성이 흡수를 초과하는 반면, 초년 및 중년 성인기에서는 두 과정이 비교적 대등하다. 노년 성인에서, 특히 폐경후 여성과 60세 이상 남성 사이에서는 골 분해가 형성을 초과해 골소실이 초래되어 시간이 흐르면서 골다공증의 위험이 증가한다.

우리는 모두 물을 필요로 하듯이 생존하기 위해 칼슘을 필요로 한다. 그러나 소위 항상성(homeostasis)이라 하여 일정한 균형이 이루어져야 한다. 사실 체내에서 칼슘 이온의 항상성은 많은 생리학적 과정을 위한 무게중심으로 생각할 수 있다. 혈액에 칼슘이 너무 적으면(저칼슘혈증[hypocalcemia]이란 상태), 연조직 세포(특히 칼슘에 의존하여 작용하는 신경과 근육)가 기능장애를 일으킨다. 신경근육계 전체가 비정상적으로 흥분될 것이며, 자극이 자발적으로 촉발될 수 있다. 사실 이는 호흡계 근육을 포함해 근육이 통제 불가능하게 수축하므로 신체를 경련에 빠뜨린다. 이러한 상황에서 사람은 호흡하지 못해 사망할 수 있다. 또한 적절히 박동하기 위해 칼슘에 의존하는 심장도 그 율동을 상실해 치명적인 결과를 초래할 수 있다.

반면 혈액에 칼슘이 너무 많으면(고칼슘혈증[hypercalcemia]이란 상태), 장기가 석회화되어 결국 작동을 멈춘다. 이는 특히 신장인 경우에 사실이다. 혈관이 석회화되어 유연성이 떨어지므로 뇌졸중 및 심근경색 위험이 증가할 것이다. 과도한 칼슘 이온은 신경계에 반대의 영향을 미쳐 신경계를 비정상적으로 억제해 우울증, 변비와 혼동을 유발한다. 칼슘이 너무 많아도 너무 적은 것만큼 위험할 수 있다.

그래서 체내 칼슘의 수치를 일정하고 건강한 수준으로 유지하는 것이 얼마나 중요한지를 알 수 있다. 또한 비타민 D가 골의 무기질화가 일어나도록 적절한 수치의 혈청 칼슘 및 인을 간접적으로 유지함으로써 어떻게 건강한 뼈를 촉진하는지도 알 수 있다. 비타민 D는 혈중 칼슘의 수치를 조절한다. 식사에 칼슘이 충분하지 않으면 뼈에서 칼슘을 끌어올 것이다. 비타민 D의 수치가 높아도(식사나 햇빛으로부터) 칼슘이 충분히 존재하지 않으면 실제로 뼈를 탈무기질화한다.

대부분의 미국인이 그렇듯이 당신이 비타민 D 결핍이라면 신체가 뼈에서 칼슘을 빼앗을 것이다. 그에 따라 당신은 골감소증이나 골다공증을 일으키고 골밀도가 심하게 낮아 골절 위험이 증가한다. 그러나 비타민 D 결핍인 상태는 또한 칼슘이 뼈로 유입되지 못하게 한다. 그 결과 그저 디저트용 젤리 같은 콜라겐 기질만 남게 되며, 그것은 젤리와 물처럼 수화될(hydrated) 것이다.

욱신거리면서 아픈 뼈 통증을 호소하는 여성들은 때로 그러한 통증을 이해할 수 없는 의사들을 만난다. 의사가 환자의 뼈를 거의 어디든 누르면 환자는 흔히 아파서 움찔할 것인데, 의사가 표면에 무기질화된 뼈가 없는 부위를 누르기 때문이다. 그건 그저 디저트용 젤리 같은 물질이며, 현저한 불편을 유발한다. 뼈를 덮는 막은 신경종말로 가득 차 있어, 그 밑에 무기질화된 뼈가 없고 대신 물렁물렁한 '젤리'가 있을 경우에 의사가 거기를 누르면 막을 압박하고 신경종말을 흥분시켜 통증을 초래한다. 젤리처럼 콜라겐 기질이 뼈를 덮는 골막 아래에서 확장되어 욱신거리면서 아픈 뼈 통증을 유발한다. 환자들이 엉덩이에서 통증을 느끼면서 앉아 있거나 뼈가 욱신거리면서 아픈 상태로 침상에 누워 있을 때, 의사들이 즉시 비타민 D 결핍을 생각해내기는 아주 어려울 수 있다. 그러나 그것이 바로 문제를 일으키는 원인인 경우가 흔하다.

이와 같은 칼슘 조절과 비타민 D 간의 놀라운 관계를 이해함으로써 과학과 의학에서 많은 새로운 문이 열렸다. 골 질환을 앓는 사람들에게 치료 코스를 변경시킨 외에, 그것은 원인 질환으로 인해 칼슘 조절 장애를 겪는 사람들에게 새로운 길을 열었다. 예를 들어 갑상선이나 신장을 잃어 더 이상 혈중 칼슘 수치를 조절할 수 없는 환자들의 치료가 갑자기 가능해졌다. 활성형 비타민 D 호르몬을 상업적으로 합성하는 능력이 생겼으므로, 우리는 이들 환자를 활성형 비타민 D와 칼슘으로 치료할 수 있었다. 그 효과는 현저해, 고통스러운 근육 연축, 경련과 만성 골 질환에 종지부를 찍었다.

뼈라는 저축계좌

　칼슘은 남녀에게 모두 핵심 미네랄이지만 여성의 건강에 특히 중요하다. 35세 이후로 대부분의 남녀는 칼슘과 비타민 D의 섭취가 나빠져 뼈에서 칼슘을 소실하기 시작한다. 그러나 여성의 경우에 폐경기 중 소실의 속도가 급속히 증가한다. 그러므로 칼슘이 뼈에서 침출되지 않도록 식사를 통해 칼슘 요구를 충족시키는 것이 필수적이다. 여성이 주요 골격 문제를 피하려면 이 시기에 충분한 수치를 유지하는 것이 중요하다. 잘 알려지지 않은 사실이 생애 나중에 겪는 골다공증의 정도가 주로 초기 성인기까지 만들어진 골량의 정도에 의존한다는 것이다. 이 때문에 여성의 경우에 소아기서부터 강한 뼈를 기르는 것(규칙적인 칼슘 섭취를 요함)이 우선사항이 되어야 한다. 80세까지 남성의 25%가 고관절 골절을 입게 된다. 이 때문에 남성도 마찬가지로 자신의 뼈 건강을 우려해야 한다. 남성은 근육량이 더 많기 때문에 여성보다 골밀도가 더 높으나, 그들도 역시 골량을 잃을 것이다. 사실 12%의 남성이 자신의 평생에 골다공증성 골절을 입게 된다.

　태어날 때 당신은 '뼈라는 저축계좌'를 받는다. 여기가 바로 신체가 칼슘을 저장하는 곳이다. 당신은 생애의 첫 30~35년 동안 이 계좌에 저축을 할 수 있다. 그 시점 이후로 그 계좌는 퇴직금이 되며, 신체는 칼슘이 필요하면 언제나, 특히 골 재형성에 관한 한 식사 공급원 또는 뼈에서 칼슘을 얻을 수 있다. 물론 당신은 은행계좌가 가득 차 있고 신체가 그 저축액을 가능한 한 적게 사용하길 바랄 것이다. 당신은 정말로 그 계좌를 비상금으로 보유하고 식사와 보충에 의존하여 필요한 칼슘을 얻고 싶어 한다. 그러나 당신이 중년에 결국 쥐꼬리만 한 계좌를 받아든다면 뼈가 대가를 치르게 된다.

　충분하고 지속적인 칼슘 공급이 이루어지지 않으면 뼈는 더 약해지고 밀도가 더 떨어지며 미세한 구멍들이 생긴다(다공이란 상태). 이러한 다공성 뼈가 골다공증을 초래하는 것이다. 현재 1,000만 명의 미국인(그 중 80%가 여성이다)이 골다공증을 앓고 있다. 게다가 3,400만 명의 미국인이 골감소증이란 골다공증의 조기 형태로 골다공증으로 진행할 수 있는 골 소실을 겪고 있다고 생각된다. 골다공증이든 골감소증이든 고관절, 척추, 손목, 골반 및 늑골에서 골절 위험을 증가시킨다. 골다공증은 한때 노인 여성의 문제로만 여겨졌다. 그러나 이미 지적하였듯이 골다공증은 남녀노소에서 일어날 수 있고 어리게는 12세 아이들에서도 보고되고 있다.

> 뼈가 한창 자라고 가능한 한 많은 칼슘을 필요로 하는 소아기 및 청소년기에 식이 칼슘의 거의 60%가 흡수되는 것으로 추산된다. 이 때문에 십대들은 하루에 1,300밀리그램의 칼슘을 섭취하도록 권장된다. 성인들에서는 그 흡수율이 30~40%로 하락한다.

다행히도 비타민 D와 달리 칼슘은 식사만으로도 얻기가 쉽다. 풍부한 칼슘 공급원으로는 유제품(우유, 요구르트, 치즈 등), 녹색 잎채소(케일, 에스카롤[escarole, 꽃상추의 일종], 콜라드[collard greens, 케일의 일종], 청경채 등), 대두 제품(두부 등), 견과류(특히 아몬드와 피스타치오), 콩류, 씨앗, 칼슘 강화 주스 등이 있다. 시금치는 칼슘 함량이 높지만 옥살산염(oxalate)이 많이 함유되어 있기 때문에 시금치에서 칼슘을 얻기는 어렵다. 옥살산염은 칼슘과 단단히 결합해 칼슘이 체내로 흡수될 수 없도록 한다(그렇다고 시금치가 기타 영양 효과를 제공하지 않는다는 것은 아니다). 잘 먹는다면 칼슘 보충제를 복용할 필요가 없을 것이다. 그러나 충분히 섭취하고 있지 않다고 생각되면(표 참조) 어떻게든 칼슘 보충제를 매일의 식사에 추가하도록 한다.

매일 얼마만큼의 칼슘이 필요한가?	
대상	일일 칼슘 섭취량
소아 1~3세 4~8세 9~18세	500mg 800mg 1,300mg
성인 19~50세 51세 이상	1,000mg 1,200mg
임신 및 수유 여성 19세 이하 20세 이상	1,300mg 1,000mg

탄산음료 딜레마

다년간 의사들은 탄산음료 섭취와 골다공증 위험의 증가 사이의 연관 가능성을 놓고 논란을 벌여왔다. 탄산음료를 많이 마시면 어떻게든 신체의 칼슘 수치를 변화시켜 골 질환 위험을 현저히 증가시키는 것일까?

탄산음료 음용이 골다공증과 연관이 있다는 점은 몇몇 연구자들에 의해 입증되었으나, 우리는 왜 그런지를 정확히 이해하지 못한다. 탄산음료에 함유된 인산이 이러한 상관관계를 가져온다고 하지만, 그건 탄산음료를 많이 마시는 사람들(특히 여성)이 기타 음료로부터 칼슘을 충분히 얻고 있지 못하는 단순한 사실일 수도 있다. 즉 그들은 칼슘 수치를 유지해주는 칼슘이 풍부한 우유 또는 강화 주스보다는 칼슘이 없는 탄산음료를 마시고 있는 것이다.

터프츠대학의 연구자들이 실시한 한 연구는 수천 명의 남녀를 살펴보았는데, 콜라 위주의 탄산음료를 규칙적으로(하루에 탄산음료 3개 이상) 마신 여성들은 탄산음료를 규칙적으로 마시지 않은 사람들보다 고관절의 골밀도가 거의 4% 더 낮은 것으로 나타났다. 이는 연구자들이 칼슘 및 비타민 D 섭취에 대해 보정했음에도 사실이었다. 하지만 스프라이트 또는 마운틴 듀와 같이 비콜라 음료를 마신 여성들은 골밀도가 더 낮은 것으로 보이지 않았다.

그러나 이 연구를 모호하게 하는 것, 그리고 당면한 쟁점은 카페인의 잠재적인 효과이다. 오래 전부터 카페인은 신장에서 칼슘 재흡수를 방해해 소변으로 칼슘 배설을 증가시킬 수 있다고 알려져 있다. 터프츠 연구에서 카페인 및 무카페인 콜라는 모두 낮은 골밀도와 연관이 있었다. 그리고 카페인 음료는 무카페인 음료보다 더 많은 손상을 입히는 것으로 보였다.

이와 같은 논란은 계속되겠으나, 그럼에도 불구하고 '절제'라는 메시지가 분명해야 한다. 대부분의 사람은 어떤 이유로든 체내에서 이상적인 칼슘 수치의 성취를 방해하는 듯한 이들 성분의 섭취를 절제하는 편이 좋을 것이다. 탄산음료와 카페인을 제한하면 어쨌든 영양 면에서 보다 강력하고 전반적로 건강에 유익한 성분들을 자동적으로 지향하게 된다.

칼슘 보충제

칼슘 보충제는 자신의 식사 선호로 인해 칼슘을 충분히 섭취하지 못하고 있다는 점을 두려워하는 사람들에게 아주 좋은 대안이다. 이는 유제품을 피하거나 젖당 불내성(lactose intolerance)인 사람들인 경우에 특히 사실이다. 보충제에 들어 있는 2가지 주요 유형의 칼슘은 탄산염(carbonate)과 구연산염(citrate)이다. 탄산칼슘이 보다 흔히 구입 가능하고 저렴하면서도 복용하기 편리하다.

탄산염 및 구연산염 유형은 비슷하게 잘 흡수되며, 둘 다 식후나 식전에 복용할 수 있다. 그러나 프로톤 펌프 억제제(proton pump inhibitor) 또는 H₂ 차단제를 복용하는 사람들의 경우에서처럼, 위산을 그리 만들지 못하는 사람들은 한 가지 주의사항이 있다. 이러한 상황에서는 식후에 칼슘 보충제를 복용하는 것이 가장 좋다.

보충제나 강화식품에 함유되어 있는 기타 칼슘 유형으로는 글루콘산염(gluconate), 젖산염(lactate), 인산염(phosphate) 등이 있다. 말산구연산칼슘(calcium citrate malate)은 잘 흡수되는 유형의 칼슘으로 일부 강화 주스에 들어 있다.

신체가 보충제로부터 칼슘을 얼마나 잘 흡수하는지는 부분적으로 그 보충제에서 칼슘 원소(elemental calcium)가 어떻게 농축되어 있느냐에 달려 있다. 흡수는 500밀리그램 이하의 용량에서 가장 높다. 그래서 예를 들어 보충제로부터 하루에 1,000밀리그램의 칼슘을 복용하고 싶다면, 용량을 나누어 한 번에 500밀리그램을 하루 중 서로 다른 시간에 두 번 복용하는 것이 이상적이다.

산 역류와 위식도 역류질환(gastroesophageal reflux disease, GERD)을 조절하기 위해 프리로섹(Prilosec) 또는 넥시움(Nexium)과 같은 프로톤 펌프 억제제를 복용하거나 타가메트(Tagamet) 또는 잔탁(Zantac)(작용 방식은 다르지만 동일한 효과를 보여 위에서 산의 생성을 억제하는 약물)을 복용하는 사람들은 칼슘을 충분히 얻도록 각별히 주의해야 한다. 위산은 칼슘 알약을 녹여 칼슘을 유리시켜 소장에 의해 흡수될 수 있도록 함으로써 신체의 칼슘 흡수를 돕기 때문에, 위산 수치를 저하시키면 칼슘의 적절한 흡수를 막을 수 있다. 2006년 〈미국의학협회저널(JAMA)〉에 게재된 한 연구는 프로톤 펌프 억제제를 고용량으로 장기(1년 이상) 사용하면 고관절 골절 위험이 245% 증가한다고 시사했다. 이 연구의 대상자들은 모두 50세 이상이었는데, 연구자들은 이미 골다공증 위험이 있는 사람들에서 그 효과가 특히 과도하게 나타났다고 지적했다.

그러나 칼슘 알약을 식후에 복용하면 위에서 음식이 갈아지면서 칼슘 알약도 그러할 것이므로 위산이 필요하지 않다. 이 때문에 나는 환자들에게 칼슘 알약을 식후에 복용하라고 말한다.

칼슘 보충제를 복용하는 일부 사람은 가스 참, 복부 팽창, 변비, 또는 이들 증상의 병발을 경험한다. 이들 증상은 칼슘 용량을 하루 내내 분산시키거나, 보충제를 식후에 복용하거나, 혹은 사용하는 보충제의 브랜드를 바꾸면 흔히 해소될 수 있다. 나이가 들수록 보다 젊었을 때(그리고 음식을 허겁지겁 깔끔히 먹어도 위장관 문제를 일으키지 않았던 때) 그랬던 것만큼 위산을 충분히 생성하기가 어려워진다. 때문에 칼슘 보충제를 식후에 복용하는 것이 가장 좋다.

칼슘과 '아울러' 비타민 D가 들어 있는 보충제는 한층 더 좋은 대안인데, 비타민이 일단 간과 신장에서 활성화되면 칼슘의 흡수를 증가시키고 기타 건강 효과를 제공하기 때문이다. 비타민 D는 칼슘이 혈류와 뼈에 보다 쉽게 흡수되도록 도우므로 식사로부터 칼슘의 흡수에 '필수적'이다.

위산을 중화하는 효능 때문에 탄산칼슘은 일반약으로 판매되는 여러 제산제 제품에 들어 있다. 그래서 이들 약물은 위산을 억제하고 생체이용 가능한 칼슘을 제공하는 2가지 목적에 도움이 된다. 칼슘을 씹고 있다는 사실은 그것이 쉽게 흡수되도록 만드는 것이다.

칼슘 결핍의 위험이 있는 사람들과 이유
폐경후 여성: 에스트로겐 저장량이 낮아 적절한 칼슘 대사 및 조절이 약화된다.
채식주의자: 유제품을 피하고 주로 채소를 섭취하면, 채소의 일부에는 피틴산염(phytate)과 옥살산염(oxalate)을 포함해 칼슘의 흡수를 억제하는 것으로 알려진 화합물이 있어 이중고가 된다.
단백질과 염분이 많이 포함된 식사를 하는 사람들: 나트륨과 단백질의 섭취가 높으면 칼슘 배설이 증가한다.
젖당 불내성인 사람들: 유제품의 소화에 문제가 있어 이들 제품을 피하는 사람들은 자주 칼슘 결핍이고 골밀도가 더 낮은 것으로 나타난다.

식사 요인

가공식품이 수많은 삶의 중심에 자리하는 우리 식사 습관의 일반적인 상태를 고려한다면, 나는 많은 미국인이 왜 칼슘 요구를 충족시키지 못하는지와 관련해 그럴듯한 설명은 단순히 좋은 영양의 결핍이라고 생각한다.

더욱이 건강식을 하는 것은 거의 알려져 있지 않지만 피부암을 예방하는 매우 중요한 방법이다. 1995년 〈국제암저널(IJC)〉에 발표된 한 연구는 저지방 식사를 하는 사람들은 고지방 식사를 하는 사람들보다 피부암에 걸릴 가능성이 90% 더 낮다고 보고했다. 반면 지방이 높은 식사는 UV 노출과 피부암 발생 사이의 기간을 단축시키고 발생하는 종양의 수를 증가시킨다. 위의 연구에 따르면 식사 효과의 정도는 섭취한 지방의 양 및 종류와 거의 직접적인 관련이 있다(포화지방은 피부암과 매우 밀접한 관련이 있는 것으로 보인다).

불행하게도 지금까지 1세기 동안 미국의 식사는 지방이 더 높아져왔으며, 특히 더욱 건강에 해로운 포화지방이 그렇다. 이는 피부암과 아울러 당뇨병 및 심장질환의 발생률이 상승한 이유를 부분적으로 설명할 수 있다. 미국인의 평균적인 식사는 포화지방이 약 16%이지만, 대부분의 유자격 영양사는 포화지방이 그러한 비율의 1/3 이내이어야 한다고 말한다. 설상가상으로 고지방 함량을 옹호하는 체중감량 프로그램들의 유행을 쫓는 추세가 있었다(그 중 아마도 가장 잘 알려진 것이 앳킨스 다이어트일 것이다).

이들 다이어트가 장기적으로 체중 감량의 유지를 돕는 데 실제로 효과적인지는 차치하고라도, 포화지방이 높은 식사는 생명을 위협하는 다양한 건강 문제를 초래하고 아마도 피부암을 촉진할 수 있으며 기타 모든 유형의 암은 말할 것도 없다. 그렇다고 당신이 추구하는 결과를 성취하기 위해 꼭 전통적인 '다이어트'를 할 필요는 없다. 포화지방이 더 낮은 식품을 지향하기 시작하고 지방이 과도하게 함유된 식품을 제한하거나 퇴출시키려 하면 된다. 지방은 일반적으로 가공식품(대개 염분과 당이 많이 함유된 식품이기도 하다)과 마블링이 있는 고기에 존재한다. 이런 식의 식사를 지지하는 여러 훌륭한 식사 계획이 나와 있다.

완벽한 식사를 구체적으로 다루는 것은 이 책의 범위를 벗어나나, 건강식이라면 다량의 신선한 과일과 채소, 고급 단백질(여기서 '고급'은 포화지방은 낮지만 자연산 연어의 경우처럼 건강에 좋은 단일불포화 지방이 높다는 의미이다), 그리고 전곡(whole grain)이 요구된다고 말해두겠다.

칼슘 증량의 효과: 일관된 체중 감량

미국인들의 44~87%가 칼슘을 충분히 섭취하지 못하는 것으로 추산된다. 여기에는 소아가 포함되는데, 그들은 적절한 성장과 발달에 중요한 이 미네랄이 심하게 부족하다. 불행히도 칼슘 결핍의 경우에 대개 아무 뚜렷한 증상이 없으며, 사람들은 칼슘 결핍 상태로 다년간을 지낸 후 눈에 띄는 문제를 일으킬 수 있다. 칼슘 결핍으로 인해 나타날 수 있는 대부분의 증상은 혈중 칼슘 수치가 낮을 경우에만 관찰될 것이다. 인체는 혈중 칼슘 수치를 일정하게 유지하는 데 (흔히 골 강도가 약화되는 대가를 치르면서) 아주 능숙하기 때문에, 대부분의 사람은 뼈가 현저히 약화되어 골절을 일으킬 때까지 아무 결핍 증상을 경험하지 못하게 된다.

칼슘 증량의 효과는 칼슘 수치의 정상화와 건강한 생리학적 과정의 보장을 돕는다는 분명한 이유를 훨씬 뛰어넘는다. 최근의 여러 연구는 칼슘 섭취의 증가와 일련의 질환에서 구체적인 건강 효과 사이의 연관성을 입증했다.

월경전 증후군. 앞서 지적하였듯이 뉴욕 소재 성누가-루스벨트병원센터의 수전 다이-제이콥스(Susan Thys-Jacobs) 박사는 칼슘 보충을 받은 여성들에서 월경전 증후군 증상이 50% 감소한 데 비해 위약군에서는 30% 감소에 그쳤다고 밝혔다. 다이-제이콥스 박사는 "기타 아무 약물도 이 모든 증상을 효과적으로 조절하지 못한다"고 결론지었다. 2,000명 이상의 여성을 대상으로 한 역학 연구에 기초해 또 다른 보고서는 칼슘 및 비타민 D 섭취와 월경전 증후군 위험 사이에 강한 연관성이 있다고 밝혔다. 저자들은 "칼슘과 비타민 D의 섭취가 높으면 월경전 증후군의 위험이 감소할 수 있다"는 결론을 내렸다.

체중 감량. 크레이턴대학, 테네시대학 및 퍼듀대학에서 이루어진 기타 연구들은 칼슘 섭취의 증가와 체중 감량 사이의 연관성을 입증했다. 연구자들의 하나인 마이클 제멜(Michael Zemel) 박사는 칼슘이 비만과 연관된 대사 장애에서 핵심적인 역할을 하며, 아울러 고칼슘 다이어트가 신체 지방 세포들의 체중 감량을 가져오는 호르몬의 분비를 일으킨다고 보고했다. 이는 우유업계가 자신의 제품이 허리를 잘록하게 만드는 데 도움이 된다고 주장하는 근거가 되며, '그건 몸에 이롭다'는 슬로건을 강화한다.

고혈압. 임상시험들은 또한 낮은 칼슘 수치를 고혈압과 연관시키고 있다. 아르헨티나 연구에 따르면 임신 중 칼슘을 복용하는 여성들은 아이들이 향후 혈압 문제를 일으킬 위험을 저하시킬 수 있다고 한다. 록펠러대학에서 실시된 연구들은 칼슘 보충제가 임신 중 모체와 태아에게 모두 일반적으로 유익하다는 점을 보여줬다.

결장암. 노스캐롤라이나대학과 코넬대학의 연구자들은 칼슘이 결장암의 예방과 연관이 있다고 했다.

뇌졸중. 하버드 과학자들은 칼슘의 증가와 뇌졸중의 예방 사이에 연관성을 보고했다.

콜레스테롤. 텍사스대학 사우스웨스턴 의료센터의 연구자들은 칼슘을 증가시키면 나쁜 LDL 콜레스테롤이 저하될 수 있다는 사실을 입증했다.

엑스 인자

건강 서적을 읽다보면 반드시 '엑스' 인자(ex factor), 즉 운동이 언급된다. 운동의 효과에 대해서는 이제 당신도 잠재의식적일지라도 이미 알고 있을 테니 깊이 설명하지 않겠다. 또한 체중 조절, 기분, 심혈관 건강과 대사에서 운동의 효과라는 주제도 꺼내지 않겠다. 그러나 신체 활동은 뼈 및 근육 건강이란 주제와 직접적인 관련이 있다고 하겠다. 신체 운동, 특히 체중 부하 운동은 건강에 유익한 부하를 뼈에 가하여 뼈를 강하게 유지하고 한층 더 강하게끔 한다. 근육도 단련시켜 민첩하고 순발력도 좋게 한다.

규칙적으로 운동하는 젊은 남녀는 그렇지 않은 사람들보다 일반적으로 더 높은 정점의 골량을 달성한다. 운동은 근력, 근육 협동과 균형을 유지할 수 있도록 해주며, 이는 다시 낙상 및 관련 골절의 방지에 도움이 된다. 이는 노인들과 골다공증을 진단받은 사람들에게 특히 중요하다. 당신이 선택하는 운동은 복잡하거나, 지루하거나, 혹은 지나치게 어렵거나 힘들 필요가 없다. 뼈에 가장 좋은 운동은 중력에 대항해 움직이게끔 하는 종류로, 설사 그것이 현대적인 유형의 요가 및 매트 필라테스에서처럼 그저 자신의 체중에 대항해 움직이고 저항 밴드를 사용하는 것이든 말이다. 기타 예로는 웨이트 트레이닝, 하이킹, 조깅, 계단 오르기, 테니스, 댄싱, 그리고 워킹 등이 있다. 지면을 끊임없이 내리치면 엉덩이와 등 하부에서 근력 향상으로 이어지고 골밀도가 유지되거나 증가한다. 이들 두 곳은 골절 위험이 가장 높은 부위이다.

그러니 그저 당신이 좋아하는 것을 골라 보다 자주 하도록 한다.

제10장

단계 3:
안전하게 보충한다
대체 계획으로 보충하는 방법

내가 강연을 마칠 때면 언제나 맨 먼저 벌어지는 일들의 하나는 참석자들이 현지 약국으로 몰려가 큰 통의 비타민 D 보충제를 사는 것이다. 이야기를 듣고 일어나는 현상을 이해하고는 종교를 얻는 것이다. (내 강연의 하나를 듣고자 하면 나의 웹사이트[주소는 뒤표지 참조]에 들어가면 된다.)

예를 들어 나는 남아프리카공화국에서 한 제약사를 위해 강연을 하게 되었고 청중 속에는 그 회사의 회장이자 CEO가 앉아 있었다. 강연이 끝난 후 즉시 그는 나가더니 자신과 자기 가족을 위해 1,000IU 정제로 된 비타민 D를 구입했다. 일단 사람들이 이야기를 듣고 비타민 D의 섭취를 증가시킬 경우에 부정적인 측면은 없고 긍정적인 측면이 현저하다는 사실을 이해하면, 모두가 따른다. 그러나 많은 의사에게는 모두가 늘 당연시하는 이 단순한 비타민에 그 모든 건강 효과가 있을 수 있다는 점이 이해가 되지 않는다. 여전히 회의론이 상당하다.

의료계에 비타민 D 결핍의 유행이 서서히 초래하는 결과를 납득시키는 원동력은 비타민 D의 건강 효과를 홍보하는 주류 언론 매체였다. 여기에는 〈피트니스〉, 〈보그〉와 〈틴 보그〉, 〈월스트리트저널〉, 심지어 〈인콰이어러〉와 같은 대중적인 잡지 및 신문의 보도가 포함된다(인쇄물로나 이들 출판물의 대표자에 의한 TV 출연으로 모두). 이에 따라 일반대중에서 의사들까지 인식의 물결이 일었으며, 미디어가 이러한 정보를 보도하면서 시청자와 독자들은 의사들에게 25-비타민 D의 검사를 요청하게 됐다. 일부 사람은 주저하면서 회의적인 의사들을 만난다. 환자들이 검사를 고집한 후에야 의사들은 마지못해 검사를 지시하고 아마도 (상당히 놀랍게도) 자기 환자들이 비타민 D 결핍이란 사실을 알 것이다. 그러면 의사들은 진료실을 찾는 모든 환자를 대상으로 검사를 시작한다.

또한 나와 동료들은 우리가 의사들에게 한두 환자를 대상으로 25-비타민 D 검사를 지시하라고 설득시킬 수 있으면 결과가 모두 결핍으로 돌아온다는 점을 안다. 이에 따라 의사들이 납득하는 경우가 흔하다. 그들은 종교를 얻으며, 이제 모든 환자를 대상으로 검사를 지시한다. 그들은 비타민 D 결핍이 주요 건강 사안이란 사실을 깨닫는다. 우리가 비타민 D에 대한 이러한 메시지를 확산시키는 데에는 아직 갈 길이 머나, 그러한 메시지를 받는 의사들은 정말로 그것을 인식한다.

나는 햇빛이 대부분의 사람에게 비타민 D의 주요 공급원이라는 점을 확고히 옹호하지만, 분별 있는 햇빛 노출에서 얻는 비타민 D의 부족을 보충하기 위해 비타민 D의 보충을 허용한다. 햇빛으로부터는 비타민 D를 과다 투여할 수 없기 때문에, 그러한 부족이 있을지도 모를 '만약'의 경우에 대비하기 위해 보충제를 복용하는 데에는 아무 문제가 없다. 더욱이 나는 무방비로 자신을 햇빛에 노출시키지 않으려는 사람들이 일부 있다는 점을 안다. 이러한 선택은 개인적인 두려움에 근거할 수도 있고, 혹은 건강 관련 이유로 햇빛을 받을 수 없는 독특한 상황에서 내려질 수도 있다. 예를 들어 유난히 햇빛에 민감하게 하는 일부 항생제 또는 고혈압 약물을 복용하는 사람들은 아예 햇빛을 피하기로 하고 보충을 선택할 수도 있다. 또한 보충제는 바깥에 나가 햇빛을 받으면 비교적 신속히 피부가 붉게 그을리는 문제를 안고 있는 제1형 피부를 가진 사람들과 피부를 전혀 햇빛에 노출시킬 수 없는 희귀 질환인 색소성 건피증(xeroderma pigmentosum)이 있는 사람들에게도 유용할 수 있다.

보충제는 형편없는 영양 습관에 대한 해결책이 되지 못하므로 균형 잡힌 식사를 하는 것이 중요하다는 점을 항상 기억한다. 그렇지 않으면 영양 보충제는 효과적이지 못할 것이다.

고위도에 살지만 여름철에 바깥에서 많은 시간을 보내는 사람은 겨울에 비타민 D 보충제를 복용할 필요가 없을 수도 있으나, 복용하면 반드시 25-비타민 D의 수치가 연중 내내 건강한 수준으로 유지될 것이다. 25-비타민 D가 충분한지 알아보려면 자신의 상태를 혈액검사로 체크할 수 있다. 요청에 따라 의사는 소량의 혈액을 뽑아 실험실로 보내 검사를 의뢰한다(앞서 설명하였듯이 의사가 1,25-비타민 D라고도 알려진 활성형 비타민 D의 수치가 아니라 25-비타민 D의 수치를 검사하도록 한다). 혈중 25-비타민 D의 수치는 30~100ng/mL 범위이어야 한다. 20ng/mL 이하는 결핍이며, 21~29ng/mL 사이는 부족이다.

시대에 뒤진 과학과 불충분한 권장지침

1995년 의학원(Institute of Medicine, IOM)이 내가 일원이었던 내부 위원회를 구성하였을 때, 우리는 국립과학원(NAS)과 의학원의 식품영양위원회로부터 발표된 문헌에 근거해 비타민 D 섭취에 관한 권장지침을 만들라는 요청을 받았다. 우리는 2년 동안 숙의했다. 로버트 히니(Robert Heaney) 박사, 베스 도슨-휴즈(Bess Dawson-Hughes) 박사, 코니 위버(Connie Weaver) 박사, 보니 스페커(Bonny Specker) 박사와 나는 칼슘과 비타민 D 분야의 전문가이었다. 우리는 아직 발표되지 않은 우리 자신의 연구에 기초해 우리의 권장지침이 아마도 불충분할 것이라는 점을 당시에도 깨달았다. 즉 우리의 미발표 연구로부터 우리는 권장지침이 우리가 제안한 수준보다 더 높아야 한다는 점을 알았지만, 우리는 발표된 연구들에만 근거해 권장지침을 만들어야 했다.

그 당시에는 아주 적합한 것이란 근본적으로 아무것도 없었다. 1940년대와 1950년대에 발표된 대부분의 문헌을 보면 소아에게 100IU의 비타민 D를 투여하면 구루병을 예방할 것이라고 하였으므로, 그 용량을 200IU로 두 배 올리면 소아에서 구루병의 예방에 효과적이면서도 안전할 것이라고 생각됐다. 그러나 구루병은 비타민 D 결핍의 가장 심한 발현이며, 우리는 이제 구루병을 훨씬 뛰어넘어 비타민 D 결핍의 영향에 대해 훨씬 더 진전된 지식을 갖추고 있다. 의학원이 새 권장지침을 발표한 1997년 이전의 권장량은 모든 사람에게 100IU였다. 사실 1997년 의학원은 비타민 D에 대해 '딱히' 일일 권장량을 설정하기에는 근거가 불충분하다고 판단했다. 대신 소위 충분한 섭취량(adequate intake, 당시에 25-비타민 D의 건강한 혈중 수치로 인식된 수준을 유지하는 데 충분한 섭취량)이 설정됐다. 그러한 권장지침은 이 책을 쓸 때까지도 변화되지 않은 상태이다. 다행히도 새로 구성된 위원회가 조만간 새 권장지침을 발표할 계획이다.

우리는 적어도 어느 정도 기여를 하였다고 생각했는데, 1995년 이전에 발표된 문헌에 기초해 50~69세 성인에게 유익하기 위해서는 최소 400IU 그리고 70세 이상의 사람들에겐 600IU가 필요하다는 점을 보여줄 수 있었기 때문이다. 그러나 이제 많은 전문가는 25-비타민 D의 혈중 수치를 건강에 유익하다고 생각하는 수준, 즉 30ng/mL 이상으로 유지하기 위해서는 소아와 성인 모두 하루에 최소 1,000IU(가급적 하루에 2,000IU)의 비타민 D가 필요하다는 점에 동의한다.

1997년 이래 비타민 D에 관한 우리의 관점을 변화시킬 훌륭하고도 놀라운 연구가 수많이 등장하였음에도 정부가 계속해서 충분하지 못한 일일 권장량을 옹호하는 것은 다소 수치이다. 그러한 권장지침이 공식적으로 바뀌려면 시간이 걸릴 듯하다. 나는 수많은 과학 연구가 권위 있는 동료 전문가 평가(peer-reviewed) 저널들에 발표되고 있는 상황에서 새로 구성된 의학원 위원회가 금년에 소아와 성인에 대해 비타민 D 섭취의 현저한 증가를 제안하리라 생각한다. 우리는 이미 미국소아과학회(AAP)처럼 의료계 내의 단체들이 비타민 D 결핍의 유행과 그것이 영유아에게 미치는 결과에 주의를 환기시키는 최근의 연구 결과들에 비추어 자체 권장지침의 변경을 공개적으로 발표하는 것을 목격했다.

또한 불충분한 정부 권장지침은 식품 및 복합비타민 업계도 위축시키고 있는데, 제조사들이 계속해서 안전한 상한선과 관련해 시대에 뒤진 의학원의 권장지침에 기초해 강화 및 보충 수준을 결정하기 때문이다. 그러한 상한선은 1세까지 소아에게 1,000IU 그리고 1세 이상 소아와 모든 성인에게 2,000IU이다. 대부분의 유럽 국가들은 아직도 대부분의 식품에 대해 비타민 D로 강화하는 것을 금지하고 있다. 그건 1950년대에 유아의 비타민 D 중독이 우유를 비타민 D로 과다 강화한 데 기인했다는 주장 때문인데, 그러한 주장은 옳지 않은 것으로 판명됐다. 대중이 들고 일어난 결과, 유럽 정부들은 유제품을 비타민 D로 강화하는 것을 금지했다. 그들은 심지어 피부 크림에 비타민 D를 함유시키는 것을 불법화하기까지 했다.

나의 의견으로는 당신이 하루에 5,000IU의 비타민 D를 아마도 영원히 쉽게 복용할 수 있다고 생각한다. 나는 보통 하루에 1,000~2,000IU의 비타민 D를 복용하도록 추천하며, 그 정도면 400IU의 비타민 D가 함유된 복합비타민과 함께 복용할 경우에 충분할 것이다. 나는 개인적으로 하루에 2,700IU의 비타민 D를 복용하는데, 400은 복합비타민에서, 또 다른 2,000은 단독형 비타민 D로부터, 나머지 300은 3잔의 우유에서 얻는다. 봄, 여름과 가을에 나는 자외선 차단제 없이 일정 시간 사이클을 한 다음 자외선 차단제를 바른다. 로버트 히니 박사와 함께 실시한 나의 연구에 따르면 당신은 하루에 최대 1만IU의 비타민 D를 최소 5개월 동안 독성 없이 복용할 수 있다.

비타민 D 중독이 되려면 아마도 하루에 3만~5만IU의 비타민 D를 시간, 달수 혹은 연수 면에서 오랜 기간 복용해야 할 것이다. 전형적인 비타민 D 중독 사건은 부주의로 일어나며, 대개 수십만 이상에서 수백만 IU까지를 매일 오랫동안 섭취했어야 발생한다. 비타민 D 중독은 세계적으로 가장 드문 건강 문제의 하나이다. 사르코이드증(sarcoidosis)과 같은 육아종 질환(granulomatous disorder)이 있는 사람만 주의하면 된다. 사르코이드증은 희귀 자가면역질환으로 여러 세포가 작게 뭉쳐 형성된 염증 조직('육아종')이 특징이며, 대개 폐를 침범해 호흡을 방해할 수 있지만 때로 피부, 뇌와 기타 장기에서 생기기도 한다.

얼마나 그리고 언제 복용하는가

물론 알약으로 비타민 D를 섭취하는 데 있어 주요 문제는 알약 복용을 기억해야 한다는 점이다. 요즘에는 정 당 또는 캡슐 당 1,000IU나 심지어 2,000IU가 들어 있는 보충제를 찾아보기가 쉽다. 몇 년 전만 해도 이렇지 않았다. 기타 비타민이 있는 곳이면 보충제를 쉽게 찾을 수 있다. 전국적인 브랜드라면 어느 제품이든 좋다. 티스푼 당 500IU가 함유된 보충액(Wellesse사)도 나와 있는데, 이러한 제품은 소아와 알약을 복용하길 원하지 않거나 알약을 삼키기가 곤란한 성인에게 이상적이다.

1세 이상은 누구나 400IU가 함유된 복합비타민 외에 매일 1,000IU의 보충제를 복용해야 한다. 그렇게 하면 모두 합쳐 보충제, 복합비타민과 식사 공급원으로부터 매일 1,500~2,000IU의 비타민 D를 섭취하게 된다. 그러면 더할 나위 없이 좋고 딱 맞다. (칼슘과 비타민 D를 함유한 우유 또는 오렌지 주스를 마셔 칼슘을 포함시키는 것을 잊어서는 안 된다.) 의사가 검사해 결핍이라고 판명한 사람은 의사의 진료 하에 용량을 하루에 5,000~6,000IU로 올릴 수 있다. 다시금 이는 복합비타민에 추가되는 것이므로, 그러한 사람은 보충제 형태로 하루에 최대 6,400IU를 2~3개월 동안 섭취하게 된다. 결핍의 정도에 따라 의사는 일정 기간 동안 고용량의 비타민 D로 보다 공격적인 치료를 처방할 수도 있다. 나는 빈 비타민 D 탱크를 채우기 위해 5만IU의 비타민 D_2로 주 당 1번 8주 동안 치료한다(이는 하루에 6,000IU를 복용하는 것에 상당한다). 그런 다음 채워진 탱크를 유지하기 위해 2주마다 1번 5만IU를 투여한다(이는 하루 3,000IU에 상당한다).

또한 비타민 D_2를 복용하든 혹은 비타민 D_3를 복용하든 상관없다는 점을 기억해야 하는데, 비타민 D_3가 현재 시중에서 가장 흔한 유형이긴 하지만 말이다. 비타민 D_2는 의약품으로 구입 가능한 유일한 유형이다. 아울러 언제 또는 어떻게 복용해야 하는지를 걱정할 필요도 없다. 비타민 D 보충제는 식후나 식전에 또는 우유와 함께 복용해도 된다. 일반인들의 생각과 달리 비타민 D 보충제를 기름진 음식과 함께 복용할 필요는 없다.

이미 복용 중인 복합비타민 및 기타 보충제를 복용할 때 비타민 D 보충제를 함께 복용해 이 알약을 매일 복용함으로써 일상화하도록 한다. 노화는 신체가 식사나 보충제로부터 비타민 D를 흡수하는 능력에 영향을 미치지 않는다. 그리고 하루에 1회 1,000~2,000IU의 큰 용량보다는 더 작은 용량을 보다 더 자주 복용한다고 이점은 없다. 또한 이는 하루에 1회 1,000IU의 비타민 D를 복용하거나 주 당 1번 7,000IU의 비타민 D 보충제를 복용하거나 상관없다는 의미이기도 하다. 효과는 동일할 것이지만 후자는 비실용적인 방법이라고 생각되는데, 복용을 잊을 가능성이 더 많기 때문이다. 하루만 복용을 잊는다면 다음날 2개의 알약을 복용하면 된다.

나는 모든 사람에게 하루에 최소 1,000IU의 비타민 D(가급적 2,000IU)와 함께 400IU의 비타민 D가 함유된 복합비타민을 연중 내내 복용하도록 추천한다. 이는 체내에 비타민 D의 축적을 일으키지 않을 것이며, 이렇게 일상화하면 겨울에 복용을 잊을 가능성이 줄어든다. 신생아인 경우에 첫돌까지 하루에 최소 400IU 그리고 최대 1,000IU를 추천한다. 후자의 용량은 더할 나위 없이 안전하고 400IU에 그치는 것보다 더 유익할 수 있다. (기억하겠지만 첫돌까지 하루에 2,000IU를 섭취한 핀란드 소아들은 31년 후 제1형 당뇨병을 일으킬 위험이 78% 감소했다.) 1세에서 12세 사이의 소아에게는 하루에 최소 1,000IU의 비타민 D를 복용하도록 추천한다. 나의 모든 추천사항을 연령 및 상태 별로 분류한 표가 다음 페이지에 나와 있다.

비타민 D 결핍을 바로잡는 데는 시간이 걸린다. 혈중 수치는 하루아침에 올라가지 않는다. 내 경험으로 보면 하루에 1,000IU의 비타민 D를 복용하는 건강한 성인은 5~6주 후 최고의 혈중 수치에 이를 수 있다. 내가 중증 결핍 환자들을 5만IU의 비타민 D$_2$로 주 당 1번 8주 동안 치료하면, 혈중 수치가 첫 주쯤 증가하기 시작해 치료 4주에서 6주 사이쯤 안정화된다.

섭취하는 비타민 D$_2$ 또는 비타민 D$_3$가 100IU 증가할 때마다 25-비타민 D의 혈중 수치는 1ng/mL씩 올라간다.

"보충제만 복용하면 어떻겠습니까?"

이것이 비타민 D의 효과에 대한 새 연구 결과들을 접합 때 많은 사람이 보이는 태도이다. 그들의 이유는 비타민 D 보충제를 복용함으로써 햇빛 노출의 건강 위험을 피하면서도 여전히 이 비타민의 건강 효과를 모두 누릴 수 있다는 것이다. 불행히도 그건 그리 간단하지 않다.

한 가지는 경구로 섭취하는 비타민 D는(자연 식품으로든 알약 보충제로든) 햇빛에서 얻는 비타민 D만큼 많은 효과를 제공하지 못할 수도 있다는 것이다. 햇빛에서 얻는 비타민 D는 체내에서 더 오래 유지되므로 더 지속적인 효과를 제공한다. 아울러 햇빛으로 인해 신체는 비타민 D 자체뿐만 아니라 광이성체(photoisomer)라는 비타민 D 관련 물질도 만든다. 우리는 현재 이들 광이성체에 관한 연구를 하고 있는데, 광이성체는 피부에서 만들어지고 건강 효과를 제공할 수 있지만 보충제에는 존재하지 않는다.

보충제 형태로 비타민 D를 얼마나 섭취해야 하나?	
다음은 충분한 섭취를 위한 나의 권장사항이다.	
0~1세	하루에 400~1,000IU (안전한 상한치: 하루에 2,000IU)
1~12세	하루에 1,000~2,000IU (안전한 상한치: 하루에 5,000IU)
13세 이상	하루에 1,500~2,000IU (안전한 상한치: 하루에 1만IU)
비만인 사람들	상기 용량보다 2~3배 더 많이
임신부	하루에 1,400~2,000IU (안전한 상한치: 하루에 1만IU)
수유부*	하루에 2,000~4,000IU (안전한 상한치: 하루에 1만IU)

* 아기가 자신의 모유에서 충분한 비타민 D를 얻도록 하고자 하는 수유부는 하루에 4,000~6,000IU를 복용해야 한다.

비타민 D가 풍부한 식품도 보충제도 신체가 베타 엔도르핀과 같은 기분 좋은 물질을 생성하게 하지 못할 것이라는 점을 명심해야 하는데, 그러한 물질은 햇빛을 받거나 실내 선탠 시설을 이용한 후 행복감을 느끼게 한다. 그리고 오직 햇빛만이 일일주기 리듬을 조절하고 건강한 수면-각성 주기를 유지할 수 있다.

마지막으로, 비타민 D 보충제와 달리 햇빛 노출도 선탠 베드도 비타민 D 독성을 일으킬 수 없다. 독성 수준의 비타민 D가 실수로 함유된 보충제를 복용하지 않는 한 그러기는 어렵겠지만, 비타민 D 보충제를 과다사용하면 비타민 D 독성의 위험이 있다. 반면 햇빛 또는 선탠 베드에서는 너무 많은 시간을 보내도 과다 투여할 수 없다. 비타민 D 독성은 구역, 구토, 식욕상실, 변비, 갈증 증가, 배뇨 빈도 증가, 우울증과 체중 감소를 포함해 많은 심각한 증상을 유발한다. 중독 상태가 초래하는 칼슘 수치의 상승은 신장의 석회화(신부전을 일으킴), 주요 동맥의 석회화, 혼동, 기이한 행동 등 다양한 신체 상태를 유발할 수 있다.

비타민 D 독성은 25-비타민 D의 수치가 150ng/mL 이상이고 혈중 칼슘이 높은 상태로 정의된다.

그렇다고 불안해할 필요는 없다. 비타민 D 독성은 극히 드물고 흔치 않은 상황에서만 발생한다. 여기서 나의 주요 메시지는 자연이 의도한 대로 어느 정도의 햇빛을 삶으로 들어오게 하는 것과 1년 내내 매일 보충제를 복용함으로써 비타민 D 수치를 보호하는 것이 모두 중요하다는 점이다. 분별 있는 햇빛 노출과 보충을 통해 비타민 D를 '배가'시켜도 해를 입지는 않는다.

골칫거리: 비타민 D를 더 많이 복용하려고 복합비타민을 2배 혹은 3배 증량해서는 안 된다. 이는 위험할 수 있는데, 결과적으로 기타 비타민들도 2배 혹은 3배 증량되고 그러면 높은 수치에서 유독할 수 있기 때문이다. 예를 들어 과도한 양의 비타민 A는 선천성 결함 및 골다공증과

연관이 있다.

임신 중 및 후 보충

임신부에 대한 권장지침을 보면 놀랄지도 모른다. 이 글을 쓸 당시 의학원의 권장지침(하루에 200IU의 비타민 D)은 임신 및 수유 여성에게 모두 충분하지 않다. 나와 동료들은 산전에 매일 임신부용 복합비타민(prenatal vitamin, 400IU의 비타민 D 함유)을 복용하고 2잔의 우유를 마셔 하루에 600IU의 비타민 D를 섭취한 임신부들 가운데 76%가 출산 시 비타민 D 결핍이었다고 보고했다. 그리고 그들의 신생아 중 무려 81%가 비타민 D 결핍이었다. 내 의견으로는 임신부가 25-비타민 D의 혈중 수치를 30ng/mL 이상으로 유지하기 위해서는 하루에 최소 1,400 그리고 최대 2,000IU의 비타민 D를 복용해야 한다고 생각한다. 현재 진행 중인 한 연구에 따르면 수유부는 자신이나 아기에게 독성을 일으키지 않으면서 하루에 4,000~6,000IU에 달하는 비타민 D를 복용할 수 있으며, 보다 중요하게는 이만한 양의 비타민 D를 복용해야 모유로 전달되어 아기의 요구를 충족시킨다고 시사한다.

> 오늘날의 인간 모유에는 비타민 D가 거의 함유되어 있지 않은데, 수유부들은 복합비타민에서 겨우 400IU를 섭취하고 칼슘과 비타민 D가 들어 있는 보충제에서 또 다른 400IU를 얻을지 모르기 때문이다. 이는 우리의 수렵채집인 선조들과 현저한 차이를 보이는 것인데, 그들은 하루에 수천 IU의 비타민 D를 만들었고 그러한 비타민은 모유로 가서 아기의 요구를 충족시켰다.

위의 연구는 진행 중이어서 수유부가 매일 4,000~6,000IU의 비타민 D를 섭취할 경우에 수유부나 아기에게 장기적으로 어떤 결과가 나타날지 우리는 알지 못한다. 내 경험으로 보면 위 연구가 아무 독성이 없다는 점과 그러한 양의 비타민 D를 복용해도 더할 나위 없이 안전하다는 점을 보여주리라 생각한다. 그 결과가 나올 때까지 나는 수유부가 그런 고용량의 비타민 D를 복용해야 한다는 주장을 옹호하지는 않겠으나, 임신부라면 누구에게나 섭취를 하루에 최소 2,000IU로 늘리라고 말하겠다. 대부분의 임신부가 400IU의 비타민 D가 함유되어 있을 임신부용 복합비타민을 복용하기 때문에, 보충제 형태로 1,000~2,000IU를 추가하는 것은 최소한의 양으로 여겨져야 한다. 이는 모체의 건강뿐만 아니라 태아의 건강을 위한 것이기도 하다.

미국에서 태어나는 영아들의 50% 이상이 비타민 D 결핍 또는 부족 상태로 태어난다. 그 결과 그들은 신장 및 골밀도 면에서 자신의 최대 잠재력에 도달하지 못할 것이다. 유아기와 소아기에 비타민 D를 충분히 공급받지 못하면 그들의 상태는 악화될 수 있다. 여기서 주범 중 하나는 오늘날 인간 모유에서 비타민 D 결핍이며, 이는 수유부 자신의 비타민 D 결핍에 의해 유발된다. 그 함유량은 아주 적다. 인간은 바깥에서 대부분의 삶을 살도록 진화했다. 오랜 세기에 걸쳐 농경사회의 사람들은 바깥에서 시간을 보내며 하루에 수천 유닛의 비타민 D를 만들었다. 따라서 이러한 비타민 D는 아기의 요구를 위해 모유에 저장될 수 있었다. 산업혁명 이래로 인체는 거의 실내에서 살고 특히 우리의 삶에서 햇빛을 퇴출시킨 삶으로의 전환에 적응하도록 진화하지 못했다.

앞서 지적하였듯이 연구들은 임신 중 비타민 D 결핍을 아기가 성인기에 정신분열병을 일으킬 위험의 증가와 연관시키고 있다. 이는 비타민 D가 태아에서 발육하는 뇌와 심리 기능에 얼마나 중요한지를 보여주는데, 비타민 D가 생애의 아주 초기에 인간의 건강한 발달을 보호하도록 돕는 복잡한 메커니즘을 모두 우리가 완전히 이해하지 못할 수도 있지만 말이다. 한 가지는 분명하다: 비타민 D 수용체가 인간 배아에 존재한다. 그리고 임신 중 비타민 D 결핍은 태아의 성장 및 칼슘 대사뿐만 아니라 태아 면역계의 발달에 문제를 일으키는 위험인자인 것으로 입증됐다. 또한 비타민 D는 임신부가 심각한 합병증인 전자간증(preeclampsia)을 일으킬 위험을 감소시킨다는 사실도 잊어서는 안 된다. 아울러 비타민 D는 출산을 보다 수월하게 하고 제왕절개의 필요성을 감소시킬 수도 있다.

밤에 머리에서 땀이 나는 것은 신생아에서 비타민 D 결핍의 전형적인 징후들 중 하나이다.

여러 연구가 임신 중 비타민 D를 복용하는 여성들은 자신의 유아도 상기도 감염 및 천명 질환으로부터 보호한다는 사실을 입증했다. 또한 모체와 태아에서 모두 낮은 25-비타민 D의 수치는 신생아의 저체중 위험 및 아기의 제1형 당뇨병 등 자가면역질환 및 천식 발병 위험과도 연관이 있다. 2009년 여름 〈임상 및 실험알레르기(CEA)〉 저널에 게재된 핀란드 보고서에 따르면 임신 중 비타민 D의 복용은 5세 소아들에서 천식 및 알레르기 비염과 반비례 관계라고 한다. 즉 임신 중 비타민 D를 복용한 여성들에서 태어난 아기는 5세가 될 때 알레르기 및 천식을 앓을 가능성이 더 적었다.

일부 전문가는 비타민 D 결핍과 자폐증 사이에 연관성이 있다고까지 하나, 현재 이 둘이 관련되어 있다는 증거는 없다. 더 많은 임상시험을 통해 과학적인 방법의 엄격한 잣대로 그러한 연관성을 더 살펴볼 필요가 있다. 그러나 뇌에도 비타민 D 수용체가 있으며, 비타민 D 결핍은 근육 기능 불량과 연관되어 있다. 따라서 자폐아에게 충분한 양의 비타민 D를 공급하도록 하는 것이 중요하다. 자폐아는 흔히 실내에 머물며, 비타민 D 결핍은 무기력, 근육 쇠약과 우울한 기분을 유발한다.

제2장에서 나는 공룡의 멸종에 관한 이야기를 비타민 D 결핍에 초점을 두어 바꾸어 말했다. 나는 수태한 암컷들이 심한 비타민 D 결핍으로 독자 생존 가능

한 알을 낳는 데 곤란을 겪었을 것이라고 가정했다. 시간이 흐르면서 새끼를 낳을 수 있는 건강한 공룡의 숫자 감소는 생존에 더 이상 도움이 되지 않는 혹독한 환경에서 그들이 직면한 기타 문제들을 악화시켰을 수 있다.

공룡과 달리 인간은 앞선 두뇌와 기술을 개발하는 능력에 의해 상황, 조건 및 일부 경우에 환경에 의해 제기된 문제를 피해갈 수 있었다. (이 마지막 주제는 인간의 영향이 어떻게 환경을 변화시켰냐는 점과 인간이 어떤 기술 또는 명석한 전략을 사용하든 인간도 언젠가 공룡과 비슷한 운명에 직면할지도 모른다는 점을 놓고 점점 더 논란의 대상이 되고 있지만 말이다.) 예를 들어 인간은 인구들을 지탱하기 위해 대량의 깨끗한 물을 원거리의 건조한 지역으로 수송하는 방법을 알아냈고, 농업 기술을 터득하였으며, 영양을 증가시키기 위해 식품을 강화할 수 있다. 그리고 인간은 여성이 어떤 이유로든 자연 분만을 할 수 없는 경우처럼 생명을 위협하는 상황이 일어날 때 의학으로 생명을 연장하고 중재하는 방법을 개발했다.

제왕절개(Caesarean section)는 로마제국 이래로 있어 왔지만, 그 명칭은 제왕절개를 이 수술적 분만 기법에 의해 태어나지도 않은 줄리어스 시저와 잘못 연관시키고 있다. 과거에 제왕절개는 태아, 모체나 둘 다의 건강 또는 위험 때문에 자연 분만이 가능하지 않을 경우에 사용하는 최후의 분만 방법이었다. 그러나 지난 10년 사이 제왕절개는 진통이 온 후 질로 아기가 나오기를 기다리기보다는 분만 일정을 조정하고자 하는(그리고 자연 분만의 고통을 감내하고자 하지 않는) 여성들 사이에 인기가 좋다. 세계보건기구(WHO)는 제왕절개 출산율이 어느 나라에서도 15%를 초과하지 않도록 권장하고 있지만, 미국에서 제왕절개에 의한 출산율은 자료가 가용한 마지막 해인 2006년에 31.1%였다.

그러나 이와 같은 추세는 반전될지도 모르는데, 새 연구들이 제왕절개와 관련된 기타 위험을 지적하기 때문이다. 제왕절개는 주요 수술이므로, 마취제의 사용, 호흡곤란, 병원에 더 오래 머물러야 할 필요성, 그래서 산모와 아기 모두 원내 감염을 일으킬 위험이 있는 등 추가로 통상적인 관련 위험을 수반한다.

질식 분만을 계획하는 여성들에게 제왕절개가 필요하다는 소식은 항상 반가운 것만은 아니다. 그들이 비타민 D 결핍이 원인일 수 있다는 말을 들을 것 같지는 않으나, 그건 바로 그것일 수도 있다.

2008년 앤 메어우드(Anne Merewood)와 하워드 보크너(Howard Bauchner) 박사 그리고 나의 연구팀은 25-비타민 D의 수치가 낮은 여성들은 제왕절개를 받을 가능성이 더 많다는 점을 시사하는 획기적인 연구를 보고했다. 그러한 결과는 분만 후 72시간 이내에 여성들의 25-비타민 D 수치를 살펴본 더 큰 연구의 일부였다. 그 연구에서 이전에 제왕절개를 받은 여성은 없었고 제왕절개 출산율은 17%였다. 이들 여성의 36%가 비타민 D 결핍이고 23%가 중증 결핍인 것으로 밝혀졌다. 우리는 25-비타민 D의 수치가 낮은 여성은 그 수치가 높은 여성보다 제왕절개로 출산할 가능성이 '4배' 더 높다고 결론지었다.

그 연관성은 무엇인가? 어떻게 이럴 수 있는가? 비타민 D는 출산과 아무 직접적인 관계가 없지 않은가?

이의 배경이 되는 이유는 실제로 매우 간단하며, 그 이유를 알려면 잠시 공룡 이야기를 되돌아보면 된다. 출산은 견뎌내야 할 어느 정도의 힘을 필요로 한다. 정상 출산을 하려는 여성은 진통을 겪어야 하며, 이는 수 시간이나 수 일 지속될 수 있다. 여성의 생식 기관에 가해지는 이러한 외상으로 인해 근력과 복부 파워가 요구된다. 그렇다고 해도 여성이 출산하기 위해 운동선수가 되어야 한다면 우리가 아는 인류는 존재하지 못할 것이다. 윗몸일으키기를 거의 할 수 없는 수많은 여성이 매일 출산한다. 그러나 내가 출산 중 사용되는 뚜렷한 근육만 말하는 것은 아니다. 자궁 자체는 근육으로 이루어져 있으므로, 사람(또는 그런 이유로 공룡을 포함한 척추동물)이 전반적으로 비타민 D 결핍이면 자궁이 약해지고 그 근력의 일부를 잃을 수 있다. 그리고 자궁을 포함해 여성의 출산 근육이 약하면 아기를 질로 분만하는 능력을 방해할 수 있다.

전자간증의 억제

여성이 계획에 없는 제왕절개를 받게 될 수 있는 이유의 하나는 전자간증을 진단받는 것이다. 전자간증은 임신 중 가장 흔하지만 보다 심각한 합병증으로, 임신 중기 및 후기에 갑작스런 체중 증가, 체액 잔류, 고혈압과 부종이 특징이다. 이 합병증은 여성이 출산한 후에도 한동안 지속될 수 있다. 시력 변화와 두통을 포함한 기타 증상은 급속히 진행되는 환자들에서 항상 나타나는 것은 아닐 수 있다. 전자간증은 전체 임신의 5~8%에서 발생하고 조산의 15%를 일으킨다. 이 합병증은 임신 중 가장 당황스런 수수께끼의 하나이고 치유법이 없다. 환자는 모체 및 태아의 생명과 건강을 위협하는 추가 합병증을 막기 위해 의사의 모니터링을 받을 뿐이다. 때로 상태는 의사가 분만을 유도할 정도로 악화될 수 있다.

피츠버그대학 보건과학대학원의 리사 보드나(Lisa Bodnar) 박사와 함께 나와 동료들은 전자간증의 발생은 임신 초기에 25-비타민 D의 수치가 낮게 측정된 여성들에서 '5배 더 높았다'고 보고했다. 또한 우리는 임신부들에서 25-비타민 D의 수치가 약간만 낮게 측정되어도 이 합병증을 일으킬 가능성이 2배가 될 수 있다고 강조했다. 출산 전에 비타민을 복용한 여성들조차도 결핍 위험이 높은 것으로 나타났다. 출산 전에 복용하는 비타민에는 적절한 보충에 충분한 비타민 D가 함유되어 있지 않다는 점을 고려한다면 이는 놀라운 사실이 아니다.

아이가 충분히 섭취하도록 한다

미국소아과학회(AAP)는 이제 출생부터 소아기까지 모든 소아가 매일 최소 400IU의 비타민 D를 섭취하도록 권장한다. 대부분의 소아는 비타민 D 강화 영아용 조제분유, 우유 또는 오렌지 주스를 3~4차례 먹으면 이 정도의 양을 섭취할 수 있으나, 모유만 먹는 영아들은 추가로 최소 400IU의 보충제가 필요할 것이다. 앞서 언급하였듯이 Wellesse사는 향을 첨가한 비타민 D 보충액을 시판하는데, 이는 영아용 조제분유, 우유 또는 오렌지 주스와 혼합할 수 있다. 이 보충액은 티스푼 당 500IU를 공급한다. 또한 비타민 D가 함유된 복합비타민을 선택할 수도 있다. 어느 것을 선택할지에 대해서는 소아과 전문의와 상담한다. 나는 400IU는 최소한의 양이고 총 1,000IU는 권장해야 한다고 생각한다는 점을 명심한다.

영아를 직사광선에 노출시켜도 되나, 자신도 그러하듯이 항상 아기의 얼굴을 보호해야 한다. 아기가 첫돌이 되면 보충제 형태로 하루에 최대 1,500IU의 비타민 D로 단계적인 증량을 해도 좋다. 이는 강화 우유, 영아용 조제분유, 복합비타민과 분별 있는 햇빛 노출에 추가하여 할 수 있다. 아기가 정제나 캡슐을 삼키게 하기가 곤란한가? 그러면 그것을 갈아 한 컵의 우유 또는 주스와 섞거나, Wellesse사 등이 시판하는 비타민 D 보충액을 구입한다.

식사에 비타민 D 담기

나는 이제 식사로 충분한 양의 비타민 D를 얻기는 거의 불가능하다는 점을 분명히 하였지만, 그 결함의 보완을 돕기 위해 더 많은 강화 식품 및 음료가 시판될 가능성이 있다는 점을 지적해야겠다. 식사에서 비타민 D의 최고 공급원은 연어(가급적 자연산), 버섯, 강화 오렌지 주스 및 우유, 강화 시리얼, 강화 식빵과 강화 요구르트이다. 버섯은 비타민 D의 공급원일 것 같지 않아 보일지도 모르나, 어느 정도의 비타민 D를 천연으로 함유할 뿐만 아니라 재배업체들은 이제 그러한 비타민 D 함량을 향상시키기 위해 제품을 자외선 빛에 노출시키고 있다. 미닛메이드를 소유한 코카콜라와 협력해 나는 미닛메이드가 시판하는 인기 있는 오렌지 주스 브랜드에 들어 있는 비타민 D 함량에 관한 연구를 하였는데, 그 브랜드는 소아와 성인에서 모두 25-비타민 D의 혈중 수치를 올릴 수 있는 것으로 나타났다. 아래에 비타민 D의 공급원을 보여주는 표가 있다.

공급원	비타민 D 함량
연어, 자연산 생물	~600–1,000IU/99g 비타민 D_3
연어, 양식 생물	~100–250IU/99g 비타민 D_3, 비타민 D_2
연어, 통조림	~300–600IU/99g 비타민 D_3
정어리, 통조림	~300IU/99g 비타민 D_3
고등어, 통조림	~250IU/99g 비타민 D_3
참치, 통조림	~236IU/99g 비타민 D_3
대구 간유	~400–1,000IU/티스푼 비타민 D_3
표고버섯, 생물*	~100IU/99g 비타민 D_2
표고버섯, 햇빛 건조	~1,600IU/99g 비타민 D_2
계란 노른자	~20IU/노른자위 비타민 D_3 또는 D_2
햇빛/UVB 조사(즉 햇빛 또는 형광 등이 있는 선탠 베드나 스퍼티 램프로부터 UVB 조사)	~2만IU. 이는 수영복을 입고 1MED(최소홍반선량)에 노출시키는 것에 상당한다. 따라서 팔다리를 0.5MED에 노출시키는 것은 ~3,000IU의 비타민 D_3를 섭취하는 것에 상당한다.
강화 식품	
강화 우유	100IU/227g 대개 비타민 D_3
강화 오렌지 주스	100IU/227g 비타민 D_3

영아용 조제분유	100IU/227g 비타민 D_3
강화 요구르트	100IU/227g 대개 비타민 D_3
강화 버터	56IU/99g 대개 비타민 D_3
강화 마가린	429IU/99g 대개 비타민 D_3
강화 치즈	100IU/85g 대개 비타민 D_3
강화 아침식사 시리얼	~100IU/1인분 대개 비타민 D_3
강화 식빵	~100IU/1인분 대개 비타민 D_3
의약품 및 보충제 공급원	
비타민 D_2(ergocalciferol)	5만IU/캡슐
Drisdol(비타민 D_2) 보충액	8,000IU/cc
복합비타민	400IU 비타민 D_2 또는 D_3
비타민 D_3	400, 800, 1,000 및 2,000IU

주: 비타민 D_2가 비타민 D_3보다 덜 효과적이라는 우려 때문에, 보충제 및 비타민 제조사들은 비타민 D_2 대신 비타민 D라는 용어를 사용하고 있다.

* 버섯은 빛 노출에 따라 서로 다른 수치의 비타민 D를 제공할 수 있는 유일한 천연 식품 공급원의 하나이다. 또한 버섯 재배업체들은 버섯을 자외선 빛에 더 많이 노출시킴으로써 제품의 비타민 D 함량을 향상시킬 수 있다. 일반적으로 표고버섯에 비타민 D 함량이 가장 높다(요리한 한 컵의 표고버섯에는 약 45IU의 비타민 D가 함유되어 있는 데 비해 요리한 한 컵의 양송이버섯에는 12IU만 함유되어 있다). 식료품점에 가면 자외선 빛에 노출된 양송이버섯(crimini mushroom, 또는 baby portabella라고도 함)을 찾아보는데, 이 버섯에도 비타민 D의 함량이 높을 것이기 때문이다.

제11장

특수 치료

비타민 D 결핍의 기타 원인

우리는 하루라도 비만 유행에 관한 또 다른 보고를 접하지 않고 지나가는 날이 없다. 또한 살 빼는 또 다른 비법이라며 목소리를 높이는 수많은 출판물이 잡지 가판대에 진열되지 않고 지나가는 주가 없다. 그것도 신속히! 힘들이지 않고! 재미있게! 살빼기가 그렇게 쉽다면 비만 인구가 허리둘레와 함께 계속해서 증가하지 않을 것이다.

비만 관련 질환들은 이제 전체 의료비 지출의 거의 10%를 차지해, 지난 10년 사이 2배 증가했다. 비만율이 단 8년만에 37% 증가할 수 있었다는 것은 믿기 어렵지만 그게 바로 1998년과 2006년 사이 벌어진 일이며, 이에 따라 무려 미국 성인 인구의 1/3이 비만에 속한다. 왜 그렇게 짧은 기간에 비만율이 치솟은 것일까? 그러한 기간에 정말로 무엇이 일어나 믿기지 않을 만큼 쉽게(솔직히 힘들임 없이) 수많은 사람이 비만이란 새롭고 위험한 낙인이 찍힐 정도로 갑자기 체중이 증가한 것일까?

우리의 몸이 진화적 관점에서 변화하지 않은 것은 분명하다. 그건 우리가 일어나 보니 90대 후반에 더 이상 음식을 적절히 대사할 수 없는 몸을 하고 있더라는 것과 같지는 않으나, 분명히 우리는 뭔가 국면을 전환시키는 것을 하고 있었다. 이 모두가 왜 그리고 어떻게 일어났는지에 관한 그러한 총체적 논의는 이제 또 다른 책을 위한 주제이다. 요컨대 현재 우리 사회는 너무도 막대한 문제를 안고 있어 그 문제를 더 이상 흔하지 '않은' 것으로 여길 수 없다. 즉 비만은 오늘날 기타 산적한 건강 문제들을 야기하는 흔한 건강 문제이다. 그리고 그 중 하나가 비타민 D 결핍이다.

이 장에서는 비타민 D 결핍을 악화시키는 원인 질환들에 대해 설명한다. 햇빛 노출, 식사와 보충을 차치하고라도, 비타민 D의 수치를 최적으로 유지하기가 매우 어려운 경우가 일부 있다.

비만이란 중대한 사안

비만 문제로 시작하는 것이 타당하다. 그건 막대한 문제이며, 보편적이리만큼 수많은 사람에서 일어난다. 그건 성인만 해당되지 않는다. 정말이지 현 세대의 미국 아이들은 소아기 비만의 급속한 증가로 인해 기대수명이 그들의 부모보다 더 짧을 수 있는 것으로 보고됐다. 2005년 〈뉴잉글랜드의학저널(NEJM)〉에 발표된 이 보고서는 소아기 비만이 수명을 5년이나 단축시킬 수 있다고 지적하기까지 했다. 분명히 사망을 일으키는 것은 비만 자체가 아니라 그에 동반하는 질환과 합병증이다: 제2형 당뇨병, 심장질환, 뇌졸중, 신부전과 암. 또한 상기 보고서는 대략 77세인 성인의 평균 기대수명을 비만 유행을 감안해 이미 조정하였다고 했다. 조정된 기대수명은 비만이 없을 경우보다 최소 4~9개월 더 짧다. 비만은 사고, 살인과 자살을 '합친' 것보다 더 크게 이미 평균 수명을 단축시키고 있다. 우리는 사실상 자신을 죽이고 있는 셈이다.

나는 앞서 우리가 어떻게 비타민 D를 지방에 저장하도록 진화하였는지를 설명했다. 이러한 저장으로 인해 우리는 비타민 D를 만드는 것이 거의 불가능한 (햇빛으로부터 비타민 D의 활발한 합성이 봄까지 동면에 들어가는) 긴 겨울철에 풍부한 공급량을 확보할 수 있다.

그러나 인간은 그렇게 많은 양의 과도한 지방을 보유하도록 진화하지 않아, 그러한 지방은 인체의 대사와 호르몬 균형에 부정적인 영향을 미치기 시작한다. 생각과는 달리 과체중인 사람은 지방 함량이 더 높다고 해서 25-비타민 D의 수치가 더 높지도 않다. 그들은 수치가 더 낮은데, 여분의 지방이 비타민 D를 흡수하고 보유해 이 영양소가 골 형성과 세포 건강에 쓰일 수 없기 때문이다. 지방이 계속 재활용되어 비타민 D가 분비될 수 있는 정상 체중의 사람과 달리, 비교적 동원되지 않는 지방 저장고를 가진 사람들은 비타민 D에 접근할 수 없다. 그러한 비타민 D는 사실상 지방조직에 갇혀 있는 셈이다. 설상가상으로 비만인 사람들은 훨씬 덜 외출하기 때문에 애초부터 흔히 비타민 D 결핍이라 악순환을 밟는다.

비만 관련 의료에 지출되는 비용은 모든 유형의 암을 합친 것에 지출되는 비용보다 거의 60% 더 높다.

비만인 사람들이 개탄할 만한 수준의 25-비타민 D 수치를 보이는 경향이 있다는 점은 노먼 벨(Norman Bell) 박사와 나의 연구팀을 포함한 기타 연구팀들에 의해 잘 입증되어 있다. 비만인 사람들은 대부분 근육 쇠약과 뼈 및 근육 통증이 있고 무기력하다. 비타민 D 결핍은 그 모든 증상과 연관이 있다.

나의 연구팀은 그 점을 입증하기 위해 연구를 실시했다. 우리는 비만 및 비비만인 사람들을 대상으로 선탠 베드에서 조사를 받도록 했다. 비만인 대상자들은 비타민 D의 혈중 수치를 정상 체중인 사람들의 50% 정도밖에 올리지 못했다. 이러한 결과가 체표면적과 아무 관련이 없다는 점을 확인하기 위해, 또한 우리는 비만 및 비비만인 사람들에게 5만IU 용량의 비타민 D_2를 경구 투여하였지만 정확히 동일한 현상이 관찰됐다. 즉 비비만인 사람들에 비해 비만인 사람들에서 비타민 D의 수치는 50% 정도밖에 오르지 않았다.

분명히 이와 같은 사람들에게 가장 효과적인 치료는 체중을 감량하는 것과 혈중 25-비타민 D의 수치를 유지하는 능력의 저하를 보상하기 위해 고용량의 비타민 D를 복용하는 것이다. 비만인 사람들은 정상 체중인 사람들보다 하루에 2~3배 더 많은 비타민 D가 필요하므로, 나는 그러한 환자들에게 하루에 3,000에서 6,000IU 사이의 비타민 D를 복용하도록 조언한다. 이러한 용량은 아무 독성 위험을 수반하지 않고 비타민 D가 인슐린 대사에 미치는 긍정적인 영향을 고려한다면 궁극적으로 체중 감량을 도울 수도 있다. 또한 근력을 향상시키고, 뼈, 근육 및 관절의 통증을 경감시키며, 사람들이 활동 수준을 증진시키도록 고무할 수 있다. 체중 감량만으로도 아마 의학적으로 다양한 측면에 영향을 미쳐 비타민 D 결핍의 모든 위험요인을 감소시킬 것이다. 앞서 논의하였듯이 대개 비만인 사람들에서 관찰되는 소위 대사 증후군은 심장질환, 뇌졸중 및 당뇨병 위험을 높이는 복부 비만을 포함한 증상들의 집합이다.

비만인 경우에 비통한 사실은 비만을 겪는 사람이라면 누구나 증언할 수 있듯이 체중 감량이 어렵다는 점이다. 유전과 환경을 차치하고라도, 그러한 상태 자체가 극복하기가 무척이나 힘든 또 하나의 장애를 추가한다. 그리고 그와 같은 장애의 일부는 비타민 D 및 칼슘과 연관이 있다. 연구들에 따르면 햇빛, UVB와 비타민 D가 음식 섭취 및 혈당의 정상화를 돕는다고 한다. 그러므로 체중의 정상화는 높은 수치의 비타민 D 및 충분한 칼슘과 연관이 있다.

식사에 칼슘이 결핍되어 있으면 칼로리를 지방으로 전환하는 효소인 지방산

합성효소가 증가한다. 높은 수치의 칼슘과 함께 충분한 비타민 D는 이 효소를 억제하는 반면, 칼슘이 낮은 식사는 이 효소를 '5배나' 증가시킨다. 이 효소의 활동이 더 많다는 것은 섭취하는 칼로리로부터 지방을 더 많이 저장한다는 것을 의미한다. 한 연구에서 유전적으로 비만인 쥐들에게 칼로리를 적당히 감소시켰지만 칼슘이 높은 먹이를 주었더니 6주 후 체지방의 60%를 소실했다. 칼슘을 보충 받은 모든 쥐는 체온 증가를 보였는데, 이는 칼로리 저장이 칼로리 '연소,' 즉 열 발생(thermogenesis) 과정으로 전환된 것을 시사한다.

이것이 의미하는 바는 칼슘과 비타민 D_2가 존재하면 신체는 이 지방 저장 효소를 억제한다는 것이다. 충분한 칼슘 및 비타민 D를 이용할 수 없으면 신체는 이 지방 저장 효소를 활성화하며, 그 결과는 많은 양의 지방이고 이는 사람이 자신의 신체에서 일어나길 바라는 모든 것에 반하는 작용을 한다. 이 때문이라도 칼슘과 비타민 D의 섭취를 증가시키면서 칼로리의 섭취를 감소시키는 데 집중하여 신체가 지방을 연료로 전환해서 체중 부하를 감소시키게끔 해야 한다. 체중 증가가 악순환처럼 느껴질 수 있는 만큼이나 체중 '감소'는 그 반대로 경험할 수 있다. 체중이 서서히 줄면 그 유익한 혜택들의 도미노 효과가 축적되고 체중 감량 노력을 더욱 촉구하도록 돕는다. 나는 체중 감량에 전념하고 그러한 과정에서 결과적으로 비타민 D의 상태를 변화시키는 사람들 사이에서 수많은 변신을 목격하고 있다. 비타민 D 결핍을 교정한 내 환자들 중 한 명은 6개월 후 13파운드(약 5.9킬로그램)가 빠졌는데, 그녀의 경우에 '마지막 10파운드'를 빼기가 그렇게 어려웠었다.

비만 수술: 잔인한 역설

2009년 여름 메이요클리닉에서 놀라운 연구가 나왔고 연합통신은 이를 '비만 수술은 골밀도를 떨어뜨려 골절을 일으킬 수 있다. 비만대사 수술(bariatric surgery) 환자들은 손이나 발에 골절을 입을 가능성이 더 많을 수 있다'라는 제목으로 보도했다.

그건 잔인한 농담인 듯하다. 왜 비만 수술이 골밀도를 더 떨어뜨릴까? 그 모든 살을 빼면 비타민 D 결핍을 포함해 비만 관련 문제가 역전되지 않을까?

이 모두에서 아이러니는 비만이 뼈를 '보호한다'고 밝혀졌다는 점이다. 왜인가? 인체는 멍청하지 않기 때문이다. 비만인 사람들은 신체가 골밀도를 증가시키지 않는다면 자신의 체중을 받아 으스러질 것이다. 하지만 우리가 아직 알지 못하는 것은 비만대사 수술 환자들이 결국 뼈의 악화를 겪는지 혹은 뼈가 새로운 신체 크기에 적응하면서 그저 이행기를 거치는지이다.

약 1,500만 명의 미국인이 극도로(병적으로) 비만인 것으로 분류되며, 이러한 비만은 100파운드(약 45킬로그램) 이상 과체중인 것으로 정의된다. 이와 같은 사람들은 다이어트와 운동만으로는 당뇨병과 기타 건강 문제를 피하는 데 도움이 되지 않으며, 이 때문에 수술이 급속히 인기 있는 대안이 되고 있다. 현재 2가지 유형의 비만 수술이 있는데, 하나는 위 봉합술을 요하는 위우회술(gastric bypass)이고 또 하나는 덜 침습적인 위 조절 밴드술(gastric banding)이다. 환자들은 원래 체중의 15~25%를 감량하는 경향이 있으며, 당뇨병이 현저히 향상된다. 미국비만대사수술학회(ASMBS)에 따르면 미국에서 지난 10년 사이 120만 명 이상이, 2009년에만 22만 명이 비만 수술을 받은 것으로 알려졌다.

의료계에 있는 우리는 오래 전부터 급격한 체중 감소는 골 교체를 가속화해 오래된 뼈의 분해가 새로운 뼈의 형성을 앞서가게 할 수 있다는 사실을 알고 있다. 최근 연구들에 따르면 위우회술 1년 후 성인 환자들 사이에 고관절 골밀도가 10%나 하락하는 것으로 나타났다. 위 조절 밴드술은 영양소가 신체로 흡수되는 방법을 그리 변화시키지 않기 때문에 골밀도를 덜 떨어뜨린다. 또한 위우회술은 칼슘의 흡수를 더 어렵게 해서 의사가 환자들에게 칼슘과 비타민 D의 섭취를 늘리도록 조언하는 것으로 알려져 있다. 환자들이 그러한 조언을 따르는지 여부는 아무도 모른다. 사람들은 100파운드의 지방을 거기에 들어 있는 모든 비타민 D와 함께 빼면 25-비타민 D의 수치가 증가하리라고 생각하겠으나, 나와 동료들은 그렇지 않다는 점을 보여줬다. 음식이 소화관을 통과하는 시간의 변화로 인해 신체가 식사에서 비타민 D를 흡수하는 능력에 또 다른 장애가 생긴다. 마찬가지로 식사의 기타 영양소들도 흡수되기 어려울 수 있다.

연구팀들은 현재 이와 같은 현상의 원인을 밝혀내고 그러한 현상이 위우회술 환자들 사이에 더 많은 골절로 이행되는지를 알아내려 하고 있다. 하나의 우려되는 관찰은 비만 수술 6년 후 수술 환자들이 대조군보다 손발 골절을 더 많이 일으켰고 그러한 골절이 수술 전의 발생률에 비해 거의 4배 증가했다는 것이다. 의문을 더하는 것은 골절이 기타 부위보다는 손발에서 일어났다는 점이다. 이들 수술 환자가 더 가벼워진 몸으로 활동을 보다 많이 하다 보니 낙상을 더 많이 하는 것일까?

수많은 십대가 골량을 만들고 있는 시기에 이 수술에 의지하기 때문에, 청소년 사이에 미치는 영향과 그들이 이 수술의 결과로 더 먼 장래에 어떻게 될지를 조사해야 할 필요가 절실하다. 아직 답변이 이루어지지 않은 질문이 하나 있다: 위우회술은 신체의 호르몬 신진대사를 변화시키되 그것이 더 이상 최적의 골 강도를 지지할 수 없을 정도로 변화시키는가?

현재까지 비만대사 수술에서는 칼슘, 인, 마그네슘과 알부민(혈액 단백질의 하나)에 대한 연례 검사를 요구하고 있다. 위와 같은 새 연구가 위우회술 환자들 사이에 비타민 D 결핍의 위험이 높다는 점을 강조함에 따라, 이러한 목록에 칼슘 대사의 주요 호르몬인 25-비타민 D 및 부갑상선 호르몬을 추가하도록 요청된다.

비만 환자의 경우처럼, 나는 위우회술을 받은 환자에게 정상인의 2~5배(매일 3,000~1만IU)로 비타민 D를 섭취하도록 추천한다. 결핍을 교정하기 위해 나는 환자에게 5만IU에 달하는 비타민 D_2를 주 당 3번 8~16주 동안 투여하여 25-비타민 D의 혈중 수치를 30~100ng/mL으로 끌어올린다. 그런 다음 5만IU의 비타민 D_2를 주 당 1번 또는 2번 투여하고 혈청 25-비타민 D의 수치를 안정화될 때까지 1~2개월마다 모니터링 한다. 한 가지 주의사항은 흔히 이들 환자가 의약품으로 시판되는 비타민 D의 젤라틴 캡슐을 소화할 수 없으므로 나는 종종 이들에게 캡슐을 잘라 개봉하여 내용물을 1잔의 탈지유에 넣고 휘저어 캡슐 없이 우유를 마시라고 조언한다는 것이다. 나는 그러한 모든 환자에게 이를 주치의와 상의하라고 당부하곤 한다. 수술 후 25-비타민 D의 수치를 건강한 수준으로 유지하면 분명히 회복을 돕고, 체중 감량을 가속화하며, 잠재적으로 참담한 뼈 약화 및 골밀도 소실을 방지할 것이다.

만성 신장 질환

이 질환은 생각만큼 드물지는 않다. 만성 신장 질환은 인구의 1/3이 앓고 있어 대략 비만인 사람들의 수와 동일하다. 이 질환은 주로 흑인들에서 관찰되고 비타민 D 결핍의 위험요인이기도 한 고혈압에 거의 기인한다. 신장 질환의 슬픈 현실은 이 질환이 5기 중 첫 3기까지 무증상으로 진행되므로 진단받을 때쯤이면 예후가 절망적일 수 있다는 점이다.

만성 신장 질환이 있는 모든 환자는 비타민 D 보충을 받아 25-비타민 D의 혈중 수치를 최소 30ng/mL으로 유지해야 하며, 최대 100ng/mL의 혈중 수치는 안전하다. 정확한 유형의 치료는 환자의 기저 비타민 D 상태에 따라 다양할 것이다. 예를 들어 혈액투석을 받는 환자들의 비타민 D 결핍을 치료할 경우에 나는 대개 경구 캡슐로 5만IU의 비타민 D₂를 주 당 1번 8주 동안 투여하며, 일단 25-비타민 D의 혈중 수치가 30ng/mL을 넘어가면 5만IU의 비타민 D₂를 2주마다 1번 투여해 비타민 D의 상태를 유지한다. 이는 국립신장재단(NKF)이 소위 KDOQI라는 지침을 통해 권장하는 치료법이다.

만성 신장 질환을 진단받는 사람에 대해서는 의사가 아마도 25-비타민 D 검사를 실시할 것이다. 그러한 사람은 수치를 안전하게 끌어올리는 방법에 대해 상의해야 하며, 수치를 올리면 분명히 유익할 것이다. 비타민 D와 관련한 만성 신장 질환에 대해 자세한 정보를 얻으려면 나의 웹사이트(주소는 뒤표지 참조) 및 국립신장재단 웹사이트(www.kidney.org)에 들어가면 된다. 3기, 4기나 5기 신장 질환이 있는 환자들인 경우에는 신장이 활성형 비타민 D를 충분히 생성할 수 없을지도 모르므로, 활성형 비타민 D(calcitriol)로 치료받거나 paracalcitriol과 1-hydroxyvitamin D₂가 들어 있는 활성형 비타민 D 유도체로 치료받아야 할 수도 있다. 그러나 이러한 환자들이라도 25-비타민 D의 혈중 수치를 30ng/mL 이상으로 유지하기 위해 비타민 D가 필요하다.

일반약 및 전문약 주의사항

비타민 D 보충제와 약물 사이에 부정적인 상호작용은 없지만, 일부 약물과 일부 허브 치료제는 신체가 25-비타민 D의 수치를 건강한 수준으로 유지하는 능력을 저해할 수 있다. 이를 설명하면 다음과 같다.

항경련제. 간질의 치료에 사용되는 약물은 궁극적으로 25-비타민 D를 파괴해, 항경련제를 사용하는 환자들은 비타민 D 결핍과 골연화증 또는 구루병을 일으킬 위험이 더 높다. 25-비타민 D의 혈중 수치를 30ng/mL 이상으로 유지하기 위해서는 흔히 2~3배의 비타민 D가 요구되며, 하루에 2,000~6,000IU의 비타민 D가 대개 필요하다. 대안은 의사의 진료 하에 혈청 25-비타민 D의 수치에 따라 5만IU의 비타민 D₂를 주 당 1번 또는 2주마다 1번 복용하는 것이다. 25-비타민 D의 수치를 30~100ng/mL 사이가 되도록 한다.

프레드니손. 마찬가지로 다양한 질환의 치료에 사용되는 항염제이자 스테로이드제인 프레드니손(prednisone)도 25-비타민 D의 파괴를 증가시킬 것이므로 환자들은 비타민 D의 섭취를 증가시켜야 한다. 아울러 칼슘의 섭취를 늘려야 하는데, 프레드니손은 장에서 칼슘의 흡수도 감소시키기 때문이다.

면역요법. 장기 이식(심장, 폐 및 신장)을 받은 사람들과 에이즈를 앓는 사람들을 포함해 면역저하 환자들에서 비타민 D의 상태를 살펴본 몇몇 연구가 있다. 이들 환자가 사용하는 약물은 비타민 D의 파괴를 증가시켜 환자들은 비타민 D 결핍의 위험이 더 높다. 환자들은 흔히 골 소실이 현저해 골다공증을 일으킨다. 따라서 면역요법을 받거나 면역이 저하된 환자들은 비타민 D의 상태를 평가받아 적절히 치료해야 한다. 종종 이들 환자가 비타민 D 결핍을 교정하기 위해서는 2배의 비타민 D가 필요하므로, 나는 대개 환자들에게 5만IU의 비타민 D₂를 주 당 1번 또는 2주마다 1번 투여하여 25-비타민 D의 혈중 수치를 30ng/mL 이상으로 유지한다. (자세한 정보를 얻으려면 나의 웹사이트[뒤표지 참조]에 들어가면 된다.)

성요한풀. 뇌기능 촉진제로 선전되는 인기 있는 허브 보충제 성요한풀(St. John's wort)은 체내에서 25-비타민 D의 파괴를 증가시킬 것이다. 이 허브를 지속적으로 복용하는 사람인 경우에 적어도 나는 하루에 최소 2,000IU의 비타민 D를 복용하고 25-비타민 D의 혈중 수치를 모니터링 하도록 추천한다. 이러한 사례는 일반약으로 판매되는 겉으로는 무해해 보이는 허브 치료제를 포함해 사람들이 복용할 수 있는 가장 단순한 것도 비타민 D를 흡수하는 능력에 영향을 미칠 수 있다는 점을 보여준다.

비만 관련 약물. 항비만제 제니칼(Xenical, orlistat)을 복용하는 환자들은 이 약물이 비타민 D(그리고 이 약물의 목적인 식이 지방)의 흡수를 감소시키기 때문에 비타민 D 결핍의 위험이 높아진다. 이들 환자에게 나는 비타민 D의 섭취를 하루에 2,000IU에서 3,000~4,000IU로 증량하도록 추천한다. 위 약물을 복용하는 사람이라면 이러한 증량에 대해 주치의와 상의하도록 한다.

콜레스티라민. 콜레스테롤 저하제인 콜레스티라민(cholestyramine)도 비타민 D의 흡수를 저해할 수 있다. 콜레스테롤을 저하시키기 위해 장기적으로 이 약물을 복용하는 사람들은 주치의와 비타민 D 섭취의 증가를 상의해야 하며, 적어도 25-비타민 D 검사를 요청해야 한다. 그러한 사람들은 콜레스티라민을 복용한 지 최소 2시간(그리고 가급적 최대 4시간) 후 비타민 D 보충제를 복용해야 한다.

비타민 D 결핍의 기타 원인

일부 사람은 신장이나 간에 유전적인 문제 또는 기능부전이 있어 신체가 건강에 유익한 활성형 비타민 D를 만들지 못한다. 알다시피 신장과 간은 체내에서 활성형 비타민 D의 생성에 핵심적인 장기이다. 일부 사람이 비타민 D 결핍을 일으킬 수 있는 이유를 더 살펴보면 다음과 같은데, 그러한 사람들은 보통의 치료계획보다 더 공격적인 치료를 요한다.

지방 흡수장애 증후군. 식이 지방을 흡수하는 능력에 장애가 있는 지방 흡수장애(fat malabsorption)를 지닌 사람들은 추가로 비타민 D를 햇빛 또는 선탠 베드 노출로부터 혹은 FDA 승인 비타민 D 생성 스퍼티 램프로부터 얻어야 할 수도 있다. 지방 흡수장애의 일부 원인은 췌장 효소 결핍, 크론병, 낭포성 섬유증(cystic fibrosis), 셀리악병(Celiac disease, 글루텐 불내성), 간 질환, 위 일부 또는 전부의 수술적 절제, 그리고 소장 질환이다. 한때 내게는 장을 절제해(겨우 61센티미터만 남음) 선탠 베드를 사용하여 비타민 D의 수치를 올리고 유지해야 했던 환자가 있었다. 지방 흡수장애의 증상으로는 설사, 기름지고 냄새나는 변 등이 있다. 낭포성 섬유증 환자들은 흔히 비타민 D를 흡수하기가 어려운데, 나와 동료들은 이들을 스퍼티 램프에 노출시키면 25-비타민 D의 혈중 수치를 올리는 데 효과적이라는 사실을 입증했다.

크론병. 크론병이 있는 환자들은, 특히 근위 소장의 크론병인 경우에 흔히 비타민 D를 흡수하기가 어렵다. 나는 크론병 환자들에서 비타민 D 결핍의 치료 및 예방에 3가지 접근방법을 취한다. 첫째, 5만IU의 비타민 D_2를 주 당 1번 또는 2번 최소 8주 동안 투여하여 비타민 D 결핍을 교정할 수 있는지 알아본다. 여기서도 환자들에게 캡슐을 절반으로 잘라 내용물을 우유, 오렌지 주스 또는 기타 일부 음료에 넣은 다음 캡슐 없이 음료를 마시는 요령을 알려준다. 둘째, 훨씬 더 높은 용량의 비타민 D를 투여한다. 우선 하루에 1회 5만IU에 달하는 용량으로 시작해 혈청 25-비타민 D의 수치가 30~100ng/mL 사이에 도달할 때까지 투여한 다음 용량을 조정하여 이러한 혈중 수치를 유지한다. 셋째 대안은 환자가 선탠 시설에 가거나 스퍼티 램프와 같은 비타민 D 생성 램프를 구입하도록 하는 것이다. 앞서 언급하였듯이 소장이 겨우 61센티미터만 남은 환자도 얼굴에 자외선 차단제를 바른 채 선탠 베드에서 선탠에 권장된 시간의 50%

로 주 당 3번 노출시키는 치료에 아주 잘 반응했다. 그녀의 뼈와 근육에서 비타민 D 결핍에 동반한 통증이 모두 사라졌으며, 3개월 후 삶의 질도 현저히 향상됐다. 그녀는 그 이후로 주 당 1번 또는 2번 선탠 베드에서 노출시킴으로써 25-비타민 D의 수치를 정상 수준으로 유지할 수 있었다.

신부전. 중증 신장 질환은 25-비타민 D를 활성형 비타민 D로 전환하는 것을 저해할 수 있다. 그러나 신장 장애가 있는 사람이라도 여전히 충분한 비타민 D를 필요로 하는데, 비타민 D의 기타 모든 건강 효과를 얻기 위해 그리고 부갑상선에서 활성형 비타민 D의 국소 생성을 지원하여 부갑상선 호르몬 수치의 조절을 돕기 위해 그렇다. 부갑상선 호르몬의 수치는 4기 및 5기 신장 질환이 있는 환자들에서 대개 증가되어 있다.

비타민 D 의존성 구루병(제1, 2 및 3형). 제1형 구루병은 신체가 25-비타민 D를 그 활성형인 1,25-비타민 D로 전환하는 능력에 영향을 미치며, 제2형은 신체가 1,25-비타민 D를 인식하는 능력을 저해한다. 제3형은 비타민 D가 작용하지 못하도록 하는 단백질을 너무 많이 만든다. 이 모든 환자는 비타민 D를 복용해야 하고 1,25-비타민 D(calcitriol)를 복용해도 유익할 수 있는데, 후자는 특히 제1형인 경우에 사실이다.

간질. 페니토인(phenytoin)과 페노바비탈(phenobarbital)처럼 항경련제를 사용한 장기적인 치료는 앞서 설명하였듯이 25-비타민 D의 파괴를 증가시킬 수 있다.

셀리악병. 인구의 최대 10%에서 무증상 셀리악병이 있는 것으로 추산된다. 이러한 사람들 가운데 많은 사람이 자신에게 문제가 있다는 사실을 처음으로 눈치 채는 시기는 자신이 비타민 D 결핍이지만 치료, 특히 보충 치료에 반응하지 않는다는 점을 알게 되는 때이다. 셀리악병 환자들은 흔히 비타민 D를 포함해 지용성 비타민을 흡수하기가 어렵다. 그리고 이들 환자가 비타민 D를 건강한 수치로 유지하기 위해 UVB를 충분히 받지 않으면, 비타민 D 보충제를 복용한다고 해도 비타민 D 결핍이 될 것이다. 비타민 D 결핍은 셀리악병 환자들에서 매우 흔하다. 나는 셀리악병 환자들이 글루텐이 없는 다이어트로 적절히 치료받고 비타민 D 결핍을 치료받으면 행복감이 현저히 상승하고, 근력이 증가하며, 뼈의 통증과 불편이 감소한다는 점을 발견했다. 나는 환자들에게 비타민 D의 초기 용량으로 5만IU의 비타민 D₂를 추천해 주 당 1번 8주 동안 복용하여 빈 비타민 D 탱크를 채우고 25-비타민 D의 혈중 수치를 30ng/mL 이상으로 올리도록 한다. 그런 다음 그들에게 5만IU의 비타민 D₂를 2주마다 1번 또는 2,000IU의 비타민 D₂ 혹은 비타민 D₃를 매일 복용하게 해서 탱크를 가득 찬 상태로 유지하도록 한다.

식사 장애. 식욕부진(anorexia) 또는 폭식증(bulimia)이 있는 사람들은 흔히 골밀도의 수치가 낮고, 골감소증(보다 심한 골다공증의 전구 질환)의 징후를 보일 수 있으며, 비타민 D의 수치가 낮을 수도 있다. 나는 이들 환자에게 5만IU의 비타민 D₂를 2주마다 1번 주치의로부터 투여 받아 비타민 D를 충분한 상태로 유지하도록 조언한다. 또한 이들에서 25-비타민 D의 혈중 수치를 모니터링 하는 것도 그 수치가 30ng/mL 이상으로 유지되도록 하기 위해 필수이다. 물론 식사 장애를 끝내는 것도 치료계획에 포함되어야 한다.

간부전. 간부전은 25-비타민 D의 생성을 감소시키며, 특히 간의 80% 이상이 파괴되었을 경우에 그렇다. 또한 간 질환이 있으면 장이 비타민 D는 물론 지방을 흡수하기가 어려우며, 보다 공격적인 비타민 D의 투여가 요구된다. 경증에서 중등도의 간 질환이 있는 환자들에서 동반되는 지방 흡수장애는 비타민 D 결핍의 주요 원인이다.

원발성 담관 간경화증. 원발성 담관 간경화증(primary biliary cirrhosis)은 담관의 파괴를 유발해 담즙이 장에 도달하지 못하도록 하는데, 담즙은 장에서 비타민 D의 흡수에 중요하다. 나는 이들 환자를 5만IU의 비타민 D로 필요에 따라 주 당 1번이나 2번 투여해 치료한다.

낭포성 섬유증. 역시 지방 흡수장애와 비타민 D 결핍을 초래하는 질환인 낭 포성 섬유증은 공격적인 비타민 D_2 치료 및/혹은 스퍼티 램프에 존재하는 광선 과 같은 UVB 광선에 대한 노출 치료를 요한다. 이와 같은 치료계획은 환자들 에서 비타민 D의 상태를 개선하는 데 유익한 효과를 보인다는 연구들에 따라 현재 낭포성섬유증재단(CFF)의 진료지침이 요구하는 치료법이다.

이상의 질환들 가운데 어느 것이라도 앓는 사람은 누구든 자신의 비타민 D 상태를 주치의와 상의해 의사의 진료 하에 고용량의 비타민 D로 문제를 바로잡 는 조치를 취해야 한다.

기타 원인. 부갑상선기능항진증이 있고 혈청 칼슘이 상승되어 있는 환자들 은 고칼슘혈증의 악화 때문에 흔히 비타민 D를 복용하지 말라는 조언을 받는 다. 그러나 이는 옳지 않다. 2건의 연구는 비타민 D 결핍을 교정하면 혈청 칼슘 의 수치를 증가시키지 않고 대신 칼슘 및 부갑상선 호르몬 수치의 감소에 도움 이 될 수 있다는 사실을 입증했다. 따라서 이들 환자에서 비타민 D 결핍을 교정 하는 것이 중요하다.

비타민 D 과민성으로 인한 비타민 D 결핍의 기타 원인으로는 사르코이드증 (sarcoidosis), 결핵과 진균 감염처럼 만성 육아종 질환(granulomatous disorder) 이다. 이러한 질환이 있는 환자들은 면역계가 비타민 D를 활성화하기 때문에 비 타민 D 결핍을 일으킬 위험이 높아진다. 이들 환자는 비타민 D 결핍을 치료받 아야 하지만 기타로는 정상이면서 결핍을 치료받는 환자들보다 훨씬 더 낮은 비타민 D를 투여 받아야 한다. 그렇지 않으면 그들은 소변 및 혈액에서 칼슘 수치가 높을 수 있다. 나는 대개 이들 환자를 충분한 비타민 D로 치료하여 25-비타민 D의 혈중 수치를 20~30ng/mL 사이로 유지한다.

제12장

몸 가리기의 퇴출

의학과 인류를 위한 또 하나의 대약진

나의 과제는 시작에 불과하다. 내가 처음으로 비타민 D를 연구하기 시작하였을 때, 나는 결코 나와 동료 과학자들이 30년이란 기간에 걸쳐 무엇을 발견하게 될지 꿈도 꾸지 못했다. 체내 비타민 D의 활성형을 분리하는 나의 첫 실험은 땅에 부분적으로 묻혀 삐져나와 있는 풍향계를 우연히 발견한 상황과 비슷했다. 그래서 나는 파기 시작하였고...더 파들어 가자 결국 그 밑에서 보물로 가득 찬 성 전체를 발굴하게 됐다.

1980년대에 나는 햇빛 노출을 자제하라는 메시지와 그로 인한 비타민 D 결핍의 유행 가능성에 대해 점점 더 우려했다. 그러나 나는 결코 우리가 세계적으로 비타민 D 결핍이 그렇게 심각한 상황을 보게 될지 혹은 갈수록 거세지는 햇빛 반대 캠페인을 우리의 연구 결과로 되미는 것이 그렇게 심한 문제, 분열 및 논쟁을 초래하게 될지(인간 의학에서 연구와 발전의 진정한 의미와는 현저히 반대로)를 상상하지 못했다. 나에게는 증거가 항상 명명백백했다. 이제 그건 정말 압도적이고 설득력이 있다.

내가 영예롭게도 받은 모든 인정에도 불구하고, 나는 내 연구와 그에 따른 권고의 일부가 피부과학 분야의 동료들 사이에 논란과 격한 논쟁의 근원이라는 점을 인정한다. 2004년 나는 보스턴대학 의료센터 피부과 교수로서의 직위를 내놓아야 했는데, 내가 거의 10년 동안 보유해온 직위였다. 분별 있는 햇빛 노출에 대한 나의 충실한 지지가 학과장의 견해와 도저히 맞지 않았다.

나는 여전히 미국피부과학회(AAD)의 많은 동료 회원과 의견이 일치하지 않는다. 피부과학 분야에서 신조들 중 하나에 이의를 제기하는 것은 부끄러운 일이나, 한번 생각해보라. 우리가 건강한 사람에게 면역을 부여하기 위해 약독화 또는 사 바이러스(Dead form of a Virus)를 접종하는 실험을 하지 않았다면 어땠을까? 우리가 대부분의 위궤양을 유발하는 원인을 탐색하면서 맵고 짠 음식에서 흔한 박테리아로 초점을 옮길 수 없었다면 어땠을까? 알렉산더 플레밍(Alexander Flemming)이 긴 주말에 걸쳐 배양한 박테리아를 곰팡이가 사멸시킨 일이 발생한 접시에 대해 재고해보지 않았다면 어땠을까? 그랬다면 우리가 오늘날 많은 질병과 질환의 치료에 사용하는 백신과 항생제는 없었을지도 모른다.

또한 의사들의 손 세척에 대한 이야기도 생각나는데, 이의 선구자는 18세기 중반의 헝가리 출신 의사 이그나즈 제멜바이스(Ignaz Semmelweis)였다. 비엔나에 있는 한 산과 클리닉에 재직하면서 제멜바이스는 치명적인 산욕열(puerperal fever)이 조산사의 보조를 받는 여성들보다 의대학생의 보조를 받는 여성들에서 현저히 더 빈번하게 발생한다는 사실을 알게 됐다. 학생들이 흔히 감염으로 사망한 사람들에 대해 부검을 실시한 다음 출산을 보조한다는 사실을 깨달은 후, 그는 엄격한 손 세척 정책을 실시토록 했다. 그러나 그건 당장 유행하지 않았다. 제멜바이스의 '이론'이 광범위하게 수용되기까지는 수십 년이 걸렸다. 전해지기로는 신경 쇠약에 걸린 후, 제멜바이스는 정신병원에 수용되어 거기서 47세의 나이로 사망했다. 그의 사망 수년 후 루이스 파스퇴르는 세균설(germ theory)을 확인하였고 손 세척은 의사들 사이에 표준이 되었다.

이 모든 것의 요지는? 인식이 가장 중요하다. 그리고 피부과학계는 오래 전부터 우리에게 '그릇된' 인식을 심어왔다.

내가 일반대중에게 『UV의 이점(The UV Advantage)』이란 책을 마지막으로 홍보하였을 때, 나는 빈번히 방어적인 입장을 취하였고 공정한 재판도 없이 끊임없이 '유죄'라는 코너에 몰렸다. 나는 증거가 방치한 우편물 더미처럼 쌓여 결국 개봉되고 관심을 받으리란 점을 알고 있었다. 그리고 그러한 증거가 진심으로 인정되지 않으면 그것을 회피한 결과는 계속해서 쌓일 진데...마치 등한시한 청구서와 도외시한 편지처럼 말이다.

햇빛은 우리의 건강에 필수적인 동반자가 되어오다가, 지난 40년 사이 부당하게(그리고 우리에게 해롭게도) 악마 취급을 받아왔다. 특히 피부과학계가 탄력을 받은 1970년대 이래로 그렇다. 아이러니하게도 이 학계(그리고 대단히 수익성 있는 자외선 차단제 업계)가 직사광선은 심각한 피부암과 사망을 일으킬 것이기 때문에 절대 노출되어서는 안 된다고 끊임없이 전하는 메시지의 증가와 비타민 D 결핍의 증가 사이에는 병행 관계가 있었다. 그 결과 슬프게도 우리는 이제 주로 비타민 D 결핍이고 인구는 터무니없이 햇빛을 두려워하게 됐다. 이 책이 그러한 상황의 변화에 도움이 되었으면 한다.

다행히도 내가 거의 25년에 걸쳐 전 세계에 비타민 D 결핍 문제를 알리려 노력한 결과 사람들(그리고 한때 나의 조언을 무시한 의사들)이 마침내 메시지를 받아들이기 시작했다. 세계 인구의 최소 절반에 걸쳐 있고 가장 많은 미진단 건강 문제들 중 하나로 남아 있는 비타민 D 결핍 및 부족은 실제적이고 매우 심각하다. 그건 태아와 성인에게 공히 중대한 건강 결과를 초래한다. 그리고 그건 우리에게 가장 불가사의하고 골치 아픈 건강 문제들의 근원에 자리할 수 있다. 지난해 그랜트 박사, 갈랜드 형제와 고햄 박사(모두 이 책에서 언급한 분들)를 포함해 일단의 비타민 D 연구자들이 서유럽에서 비타민 D 결핍으로 인한 비용을 산출해본 논문을 발표하였는데, 그들은 인구의 25-비타민 D 수치를 40ng/mL으로 올리면 연간 2,600억 달러 이상을 절감할 수 있다는 결론을 내렸다.

그건 상당한 의료비 절감이며, 인구에서 증가하는 의료 요구에 상응해 의료비가 계속해서 상승하는 미국에서도 수치는 비슷할 것으로 예상된다. 그랜트 박사는 일반 인구에서 혈청 25-비타민 D의 평균 수치를 햇빛 UVB 조사를 통해 45ng/mL로 올린다면 미국에서 조기 사망률을 연간 약 40만 명 감소시킬 수 있다고 추정했다. 이는 현저한 의료비 절감으로 이행될 것이다. 또한 그랜트 박사는 최근에 캐나다에서 낮은 25-비타민 D의 수치에 기인하는 경제적 부담 및 조기 사망률을 추산하는 연구도 주도했다. (캐나다인들에서 혈청 25-비타민 D의 평균 수치는 27ng/mL에 불과하다.) 위 연구는 캐나다인들이 25-비타민 D를 40ng/mL으로 증가시킬 수 있다면 사망률은 연간 4만 600명, 즉 18% 감소하고 경제적 부담은 연간 183억 달러, 즉 8.7% 하락할 수 있다고 결론지었다.

오래 전부터 강한 뼈 및 치아를 지지하는 데 칼슘의 동지로 여겨진 비타민 D는 역사에서 그리고 의학 서적에서 급격히 다시 정의되고 있으며, 계속해서 새로운 인정을 받아 나름의 독보적인 범주를 확보하고 기타 모든 '비타민'과 현저한 차별화를 보일 것이다. 2009년 상반기만 해도 이 비타민이 건강에 유익하다고 하는 연구가 2,270건 이상 발표됐다. 틀림없이 당신이 이 책을 읽을 때쯤이면 그 숫자는 더 높이 치솟았을 것이다. 20년 전까지만 해도 이 주제에 관해서는 소수의 연구만 발표되었는데, 내가 첫 번째 책을 썼을 때는 이러한 놀라운 폭발적 연구 증가가 일어나기 직전이었다.

과학계에서 흔히 '대약진(great leap)'이라고들 하는데, 업계를 새로운 패러다임으로 추진하는(아울러 사회를 전진시키는) 거대한 도약을 말한다. 예를 들어 항생제의 발견은 의학에서 거대한 도약이었다고 생각할 수 있다. 증기 엔진과 전구의 발명은 기타 유형의 도약들로 이어졌다. 또한 도약은 인간 유전자 풀 내에서도 이루어질 수 있는데, 인류가 유인원 조상에서 갈라져 직립 보행하게 되었을 때, 나중에 인간이 훨씬 더 세련되게, 의미 있게 또 정확하게 의사소통하기 위해 복잡한 언어를 구성하였을 때처럼 말이다.

나는 우리가 비타민 D에 대해 새로 발견한 인식은 의학에서 대약진이 된다고 생각하며, 오늘날 세계적으로 이 분야를 강건하게 연구하고 있는 수많은 연구자에게 박수를 보낸다. 그러나 피부과학계가 당황스럽게도, 인간이 아직 경험하지 못한 도약은 인체가 햇빛으로부터 약간의 도움 없이 번성할 수 있느냐이다. 인간은 아직 UVB 없이도 풍부한 공급량의 비타민 D를 만들 수 있을 정도로 진화하지 못했다. 게다가 보충제도 이용할 수 없다면 사람은 생존하기가 무척 힘들 것이다.

일부의 경우에, 심지어 의사들도 비타민 D가 심장발작 위험을 50%나 감소시킬 수 있다는 사실이 이해가 되지 않는다. 마찬가지로 비타민 D가 흔한 결장암, 전립선암 및 유방암 위험을 50%나, 독감을 포함한 감염병 위험을 90%나 저하시키고, 첫돌까지 하루에 2,000IU의 비타민 D를 섭취하는 아기에서 제1형 당뇨병 위험을 78% 감소시키며, 제2형 당뇨병 및 치매와 우울증 위험을 저하시키고, 환자들에서 오진된 섬유근육통을 소실시키며, 다발성 경화증과 기타 자가면역질환 위험을 현저히 감소시킬 수 있다는 사실도 그들에겐 이해가 되지 않는다. 의심스러워하면 나는 항상 다음과 같은 단순한 사실로 돌아간다: 체내의 모든 조직 및 세포에는 비타민 D 수용체가 있다. 그들이 영향을 미치지 않는다면 왜 거기에 있는 것일까? 우리는 아마도 체내의 모든 세포가 활성형 비타민 D에 긍정적으로 반응한다는 이해에 점차 다가가고 있어, 이루 말할 수 없이 많은 효과가 천연이든 인공 공급원이든 UVB 조사에 대한 노출과 연관되어 있을 가능성을 제기한다.

나는 비타민 D가 만병통치약이라고 시사하지는 않지만, 수천 년 동안 우리의 건강을 보장하는 데 인체가 햇빛과 가져왔던 특별한 유대에 우리가 더 이상 눈을 감아둘 수는 없다고 생각한다. 피부과학계는 계속해서 눈을 반쯤 뜬 채모든 연구를 바라볼지 모르나, 이제 당신은 지식을 갖추게 되었으므로 삶을 살아가는 방법을 결정해야 한다. 나는 동료 피부과 의사들로부터 많은 비난을 받으리라 예상하나, 그래도 괜찮다. 나는 각오가 되어 있다. 항상 그래왔다.

햇빛공포증의 홍보에 기득권을 가진 사람들은 자신들의 주장을 부정하는 동료 전문가 평가 연구들이 점점 더 자주 발표되고 있다는 점에 그리 신경 쓰지 않는다. 그들의 태도는 어차피 대부분의 사람은 이들 연구를 읽지 않는다는 것이다. 또한 주류 미디어에 이들에 관한 뉴스가 보도된다고 해도 '햇빛을 피하자!' 그리고 '몸을 가리자!'라는 또 다른 캠페인과 뒤이어 나오는 그저 강화 식품 및 우유를 더 많이 먹고 마시라는 모호한 권장지침에 의해 그러한 뉴스가 압도당할 수 있다는 태도이다. 물론 그러한 권장지침으로는 건강에 유익할 정도로 충분한 비타민 D를 얻을 수 없다.

생각해보라. 인체는 사람들이 하루의 대부분을 바깥에서 지내 피부에서 하루에 1만~2만IU를 섭취하는 것에 상당하는 양의 비타민 D를 만들었던 시기에 진화했다. 오늘날 우리는 대부분 실내에서 쭈그리고 앉아 생활하므로 아마도 몇 백 IU에 불과한 쥐꼬리만 한 양을 식사 공급원에서 얻는다. 그 정도로는 우리의 빈 탱크를 채우는 일에 약간의 진척도 이룰 수 없다(우물에 있는 소량의 물은 곧 말라버린다). 거주하는 지역에 속아서도 안 된다. 호주(세계에서 피부암의 중심지)와 같이 햇빛이 많은 지역에 사는 피부과 의사들조차도 87%가 여름에 결핍인 것으로 나타났다는 점을 기억해야 한다. 이에 따라 호주피부과학회(ACD),

호주 및 뉴질랜드 골무기질 학회(ANBMS), 골다공증호주(OA)와 호주암위원회(CCA)는 공중보건 경보를 발표하고 최적의 건강을 위해 분별 있는 햇빛 노출을 이용하는 방법에 관한 명확한 지침을 제공했다.

누구든 이 책에 실려 있는 주장과 연구를 '비과학적'이라고 일축하기는 힘들 것이다. 그것들은 모두 권위 있는 의학저널들에 발표된 동료 전문가 평가 연구들에서 인용한 것이다. 이는 연구들이 게재를 위해 제출되었을 때 의사와 과학자들로 구성된 엄격하고 양심적인 전문가 위원회가 연구들을 면밀히 검토하였다는 의미인데, 이러한 동료 전문가들은 방법론이 얼마나 타당한지, 특정 과학 분야에 대한 연구 결과의 중요성, 그리고 연구가 얼마나 잘 수행되었는지에 기초해 연구들을 신중히 판단한다. 의학저널들에 제출되는 연구들 가운데 소수만이 게재가 수락된다. 지난 5년 사이 비타민 D에 관한 수많은 연구가 발표되었다는 사실 하나만도 뭔가 중요하다는 것을 말해준다. 대단히 중요한 것 말이다.

이 때문에 나는 이 책의 끝에 아주 광범위한 참고 문헌을 실었다. 나는 당신이 모든 사실을 스스로 판단해보길 원한다. 이들 연구를 자세히 읽어보려면 국립의학도서관(National Library of Medicine) 웹사이트(키워드: pubmed)에서 논문의 제목을 검색하거나 그냥 www.pubmed.com으로 들어가면 된다. 이후 더 많은 연구가 발표되었으므로 이들 연구를 나의 웹사이트에 소개할 테니, 마음 내키는 대로 들어와 이 흥미로운 분야의 최신 지견을 접해보기 바란다.

햇빛 노출에 관해서라면 나는 찰스 슐츠(Charles Schulz)가 자신의 만화〈피너츠(Peanuts)〉에서 가장 잘 말해주고 있다고 생각한다. 그 만화에서 주인공인 리누스(Linus)는 교정에 앉아 있고 점심 도시락을 꺼내자 엄마의 메모가 나오는데, 메모에서 엄마는 그에게 "좋은 친구 사귀고, 좋은 성적 받으렴"이라고 당부하고 "햇빛에 앉아 있어야지. 약간의 햇빛은 우리가 지나치게 받지만 않으면 좋은 거야. 아마도 연중 이 시기에 하루 10분이면 적당하지"라고 지적한다. 샌디에이고에 사는 사람이라면 슐츠의 말이 딱 맞다. 희망컨대 이러한 메시지가 퍼져 이런 조언이 세계적으로 받아들여지길 바란다.

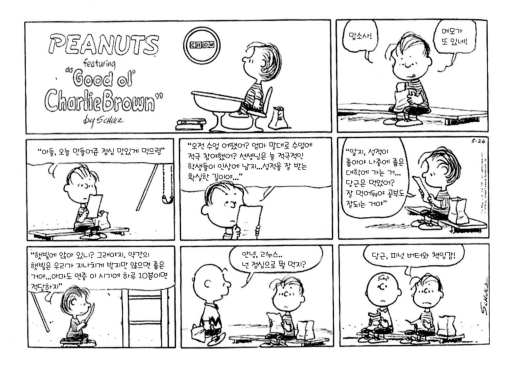

그림 8. 이 재치 있는 클래식 피너츠 만화는 1974년에 첫 선을 보였으며, 아직도 통하고 있다. 찰스 슐츠는 샌디에이고에서 살았고 엄마가 리누스에게 그 위도에서 몇 분 동안 햇빛에서 앉아 있어야 한다고 말한 것은 딱 맞는 조언이다. (Peanuts: United Feature Syndicate, Inc.)

제13장

질의응답

자주 받는 질문으로 정리한 비타민 D의 모든 것

다음은 내가 일반대중과 학계로부터 공히 자주 받는 질문에 대한 대답이다. 그 가운데 많은 대답에 앞의 장들에서 소개한 정보가 다시 실려 있으며, 간혹 그러한 정보가 있는 페이지를 표시할 것이다. 아래에서 답변한 이외의 질문이 있다면 나의 웹사이트에 접속해 거기서 질문하면 된다. 거기에도 기타 질의응답 섹션이 있다.

일반

Q. 자연산 연어처럼 비타민 D가 풍부한 식품을 요리하면 어떻게 되나요? 그 효능을 잃나요?

A. 비타민 D는 식품에서 비교적 안정적입니다. 저장, 가공과 요리는 그 효과에 거의 영향을 미치지 않습니다. 비타민 D는 끓는 온도인 100℃까지 가열해도 안정적입니다.

질의응답 | 329

Q. 생선을 기름에 튀기면 비타민 D가 제거되나요?

A. 맞습니다. 생선을 기름에 튀기면 비타민 D의 50% 이상이 소실됩니다. 생선은 오븐에 굽거나 석쇠로 굽는 편이 낫습니다.

Q. 비타민 D는 약물과 상호작용하나요?

A. 비타민 D는 아무 약물과도 상호작용하지 않습니다. 그러나 항경련제, 에이즈 약물과 프레드니손처럼 일부 약물은 25-비타민 D의 파괴를 증가시킬 것이므로 환자들은 비타민 D의 섭취를 증가시켜야 합니다(제11장 참조).

Q. 유전이 25-비타민 D의 수치를 유지하는 능력에 영향을 미치나요?

A. 유전이 비타민 D의 상태를 유지하는 능력에 약간의 영향을 미친다는 증거가 일부 있습니다. 그러나 제 경험으로 보면 하루에 1,500~2,000IU의 비타민 D를 섭취하고 비만인 사람이 아닌 경우에는 이 정도의 양이면 흔히 비타민 D 요구량을 충족시킬 것입니다.

Q. 창문을 통해 햇빛을 받아도 비타민 D를 얻을 수 있나요? 구름이 덮여 있으면 어떤 영향이 있나요?

A. 창문 유리를 통해 들어오는 햇빛은 피부에서 비타민 D를 생성하지 못하는데, 유리가 비타민 D를 생성하는 UVB 광선을 흡수하기 때문입니다. 비타민 D를 만들기 위해서는 피부를 직사광선에 노출시켜야 합니다. 구름이 덮여 있으면 지상으로 투과하는 UVB 광선의 양이 감소할 것이고 비타민 D_3의 합성이 50~75% 하락할 수 있습니다.

Q. 비타민 D 보충제를 복용해도 효과가 없는 나이가 있나요?

A. 절대 그렇지 않습니다. 비타민 D 보충은 모든 연령의 소아 및 성인에게

효과적입니다. 나이가 드는 것은 신체가 식사나 보충제로부터 비타민 D를 흡수하는 능력에 영향을 미치지 않습니다. 하루에 최소 1,000IU의 비타민 D이면 한 살 소아에서 노인 환자까지 전 연령에 적합합니다. 신생아는 첫돌까지 하루에 최소 400IU를 섭취해야 하며, 최대 1,000IU까지 적정합니다.

Q. 나이가 들면 피부에서 비타민 D를 만드는 능력이 영향을 받나요?

A. 맞습니다. 그러나 피부는 아주 대단한 능력을 보유하고 있어 70세가 되어 그 능력이 70% 감소되어도 피부를 더 많이 노출시키는 것만으로도 여전히 충분히 만들 수 있습니다.

Q. 비타민 D와 함께 마그네슘을 복용하는 것이 중요하다고 들었습니다. 여기에는 어떤 이유라도 있나요?

A. 마그네슘을 비타민 D와 함께 복용할 필요는 없습니다. 비타민 D는 마그네슘이 있든 없든 효율적으로 흡수됩니다.

Q. 하루에 1,000IU의 비타민 D와 함께 칼슘을 얼마만큼 섭취해야 하나요?

A. 미국 의학원(IM)은 칼슘을 성인에게 50세까지는 하루에 1,000밀리그램을, 50세 이상에게는 1,200밀리그램을 섭취하도록 권장합니다. 십대들은 뼈 건강을 극대화하기 위해 하루에 1,300밀리그램을 섭취해야 합니다.

Q. 칼슘 보충제를 섭취하지 않으면서 비타민 D를 복용해도 괜찮나요?

A. 맞습니다. 그러나 골격 건강에 대한 비타민 D의 효과를 극대화하기 위해서는 나이에 따라 하루에 1,000~1,200밀리그램의 칼슘을 보충제나 식사로부터 섭취해야 합니다(제9장 참조). 십대들은 한층 더 많이, 즉 하루에 1,300밀리그램이 필요합니다.

Q. 탄산음료가 비타민 D 또는 칼슘 수치에 영향을 미치나요?

A. 아닙니다. 탄산음료는 비타민 D 또는 칼슘 수치에 영향을 주지 않습니다.

Q. 비타민 D의 상태를 체크받기 바로 전에 비타민 D 보충제의 복용을 중단해야 하나요?

A. 25-비타민 D의 수치를 체크받기 위해 비타민 D를 중단할 필요는 없습니다.

Q. 서로 다른 비타민 D 검사 수치를 어떻게 해석하나요(즉 25-비타민 D₂, 혹은 25-비타민 D₃, 아니면 총 25-비타민 D를 살펴보나요)?

A. 25-비타민 D의 혈중 수치를 체크할 때 유일하게 중요한 수치는 총 25-비타민 D이며, 이 수치가 30ng/mL 이상이어야 합니다. 25-비타민 D₂의 수치는 비타민 D₂의 섭취(대개 비타민 D₂ 처방약으로부터)를 반영하고 25-비타민 D₃의 수치는 식사, 보충제 및 햇빛 노출로부터 얻은 비타민 D₃를 반영합니다. 25-비타민 D₂ 및 25-비타민 D₃ 수치를 합하면 총 25-비타민 D 수치가 됩니다. 예를 들어 비타민 D₂ 수치가 15ng/mL, 비타민 D₃ 수치가 20ng/mL이라는 결과가 나왔다면, 총 비타민 D는 35ng/mL가 됩니다.

Q. 비타민 D 보충에다 비타민 D 강화 식품이 많은 식사를 하고 아울러 햇빛 노출을 받으면 비타민 D 독성을 일으킬 가능성이 있나요?

A. 제 의견으로는 비타민 D를 함유한 식품은 아주 적고 이 영양소의 양도 인체가 요구하는 수준에 비하면 비교적 적기 때문에, 하루에 1,000~2,000IU의 비타민 D 보충제를 복용해 비타민 D 독성을 일으킬 수 있다고 하면 의문이 듭니다. 햇빛에서도 너무 많이는 얻을 수 없습니다. 대부분의 문헌은 성인인 경우에 하루에 1만IU 이상의 비타민 D를 최소 5개월 동안 섭취하고 나서야 비타민 D 독성에 대해 우려하기 시작해야 한다고 시사합니다. 사르코이드증(sarcoidosis) 또는 결핵처럼 육아종 질환

(granulomatous disorder)이 있는 사람은 비타민 D에 보다 민감할 수 있어 주치의의 검진을 받아야 합니다.

Q. 양식 연어는 비타민 D의 좋은 공급원인가요?

A. 저와 동료들은 양식 연어에는 자연산 연어에 존재하는 비타민 D의 10~25% 정도밖에 없다는 사실을 발견했습니다. 우리는 바이탈 초이스(Vital Choice)의 자연산 연어를 검사하였는데, 99그램에 800~1,000IU의 비타민 D가 함유되어 있는 것으로 나타났습니다.

Q. 왜 일부 교과서는 여전히 비타민 D를 가장 유독한 비타민이라고 하는가요?

A. 정말로 대부분의 교과서가 아직 비타민 D를 가장 유독한 비타민이라고 합니다. 절대 그렇지 않습니다. 비타민 A가 훨씬 더 유독하고 매우 높은 농도에서 급속히 사망을 초래할 수 있습니다. 이러한 사실은 북극곰의 간을 먹기 시작하자 비타민 A에 심하게 중독되어 사망에 이른 초기 알레스카 탐험가들에 의해 알려졌습니다. 비타민 D의 안전성에 관한 다량의 데이터가 나오고 있다는 점을 고려하면, 교과서가 다시 쓰여 지리라 기대합니다.

Q. 우유를 그리 마시지 않고 자외선 차단제를 바르는 아이들이 25-비타민 D의 혈중 수치를 체크 받아야 하나요?

A. 아이들이 우유를 마시지 않거나 항상 자외선 차단제를 바르기 때문에 비타민 D 결핍인지가 걱정된다면 아이들이 검사를 받게 하는 것은 지나친 처사는 아닙니다. 그렇게 하면 당신과 소아과 의사가 아이가 비타민 D 결핍이니 비타민 D 치료를 요한다는 확신을 가지도록 도와줄 것입니다. 그러나 이 검사는 다소 비용이 들기 때문에, 저는 흔히 아이들이 그냥 하

루에 1,000IU의 비타민 D와 함께 400IU의 비타민 D가 함유된 복합비타
민을 섭취하도록 추천하는 편입니다.

Q. 권장된 햇빛 노출을 위해 하루 중 시기가 중요하나요?

A. 당연히 하루 중 시기가 중요한데, 태양의 각도가 다르기 때문입니다. 이
른 아침이나 늦은 오후에는 여름이라도 비타민 D를 만들기가 매우 어려
우며, 오전 10시나 오후 3시보다는 정오와 오후 2시 사이에 비타민 D가
더 많이 만들어집니다(250페이지에서 시작되는 표들 참조).

Q. 인간에게 비타민 D를 자극하는 전구라도 있나요?

A. 비타민 D는 백열전구에 노출되어서는 생성되지 않을 것입니다. UVB 광
선을 발산하는 비타민 D 생성 램프에 노출되어야 합니다. 스퍼티 램프
(Sperti lamp)는 FDA가 승인한 유일의 비타민 D 생성 램프입니다. 형광등
이 있는 선탠 베드도 UVB 광선을 발산합니다.

Q. 햇빛에 몸을 노출시킬 때 선글라스를 끼는지가 중요하나요?

A. 저는 항상 백내장의 위험을 감소시키기 위해 어느 정도의 얼굴 보호와 선
글라스 착용 또는 기타 눈 보호를 추천합니다.

Q. 우유를 끓이면 비타민 D가 파괴되나요?

A. 우유를 끓여도 비타민 D는 파괴되지 않을 것입니다. 비타민 D는 최소한
약 149℃의 온도까지 가열에 안정적입니다.

Q. 비타민 D는 강화 유제품이나 강화 주스로부터 더 잘 흡수되나요?

A. 저와 동료들은 최근 미닛 메이드(Minute Maid)의 강화 오렌지 주스로 연
구를 완료하였는데, 비타민 D의 생체이용률은 강화 주스든, 강화 우유

든, 혹은 비타민 D 보충 캡슐이든 대등한 것으로 나타났습니다.

Q. 탈지유에 함유된 비타민 D는 그리 생체이용 가능하지 않다고 들었습니다. 사실인가요?

A. 비타민 D는 전유(whole milk)에서만큼이나 탈지유에서도 생체이용 가능합니다. 비타민 D를 효율적으로 흡수하는 데 지방은 필요하지 않습니다.

Q. 비타민 D는 지용성이지 않나요? 오렌지 주스와 탈지유의 강화에 사용되는 수용성 유형의 비타민 D가 있나요?

A. 오렌지 주스에 사용되는 비타민 D는 비타민 D를 수용성으로 만드는 미분화(micronized) 형태로 되어 있습니다. 탈지유에 함유된 비타민 D는 전유에 들어 있는 비타민 D와 동일하고 완전히 생체이용 가능합니다.

Q. 햇빛에 노출되고 30분 이내에 목욕을 하거나 샤워를 하면 피부에서 생성된 비타민 D가 씻겨나가나요?

A. 아닙니다. 비타민 D는 피부 속의 살아 있는 세포에서 만들어집니다. 씻겨나갈 수가 없는 거죠!

용량

Q. 보충을 시작한 후 25-비타민 D의 수치를 증가시키는 데는 얼마나 걸리나요?

A. 제 경험으로 보면 하루에 1,000IU의 비타민 D를 복용하는 건강한 성인은 5~6주 이내에 최고의 혈중 수치에 이릅니다. 제가 결핍을 치료하기 위해 환자들을 5만IU의 비타민 D₂로 주 당 1번 8주 동안 치료하면, 혈중 수

치가 첫 주쯤 증가하기 시작해 치료 8주쯤 안정화됩니다.

Q. 하루에 한 번의 큰 용량보다는 더 작은 용량을 보다 자주 복용하면 이점이 있나요?

A. 하루에 1,000 또는 2,000IU의 비타민 D라는 큰 용량보다는 더 작은 용량을 보다 자주 복용한다고 이점은 없습니다. 정말이지 하루에 2,000IU의 비타민 D를 복용하나, 주 당 1번 1만4,000IU의 비타민 D를 복용하나, 혹은 한 달에 1번 6만IU의 비타민 D를 복용하나 모두 효과는 동일합니다. 저는 환자들에게 2주마다 1번 5만IU의 비타민 D₂를 투여하는 편이나, 환자들이 복용을 잊는 경우에는 한 달에 1번 10만IU를 복용하는 것이 안전합니다.

Q. 여름에도 보충제를 복용해야 하나요?

A. 여름철 내내 분별 있는 햇빛 노출을 충분히 받는 데 익숙하거나 플로리다처럼 햇빛이 많은 지역에 산다면, 꼭 보충할 필요는 없을지도 모릅니다. 그러나 연중 내내 보충제의 복용을 일상화하는 편이 훨씬 더 쉽습니다. 그리고 플로리다에 사는 사람들조차도 주로 결핍인 것으로 나타났는데, 햇빛을 피하거나 자외선 차단제를 바르기 때문입니다. 햇빛 노출로 과다 투여해 비타민 D 중독이 될 수는 없으므로, 여름에 아무리 많이 햇빛을 받아도 추가로 1,000~2,000IU의 보충제를 복용한다고 해를 입지는 않습니다. 저는 모든 사람에게 하루에 1,000~2,000IU의 비타민 D와 함께 400IU의 비타민 D가 함유된 복합비타민을 복용하도록 추천합니다. 이는 체내에 비타민 D의 축적을 일으키지 않을 것이며, 이렇게 일상화하면 겨울에 복용을 잊을 가능성이 줄어듭니다. 저는 개인적으로 하루에 2,000IU와 함께 복합비타민을 복용하고 3잔의 우유를 마십니다. 비만이거나 원인 질환으로 인해 지방 흡수장애 증후군이 있는 사람은 2~3배 더

필요할 수도 있습니다(제10장 참조).

Q. 독성이 되려면 얼마나 많은 유닛의 비타민 D를 복용해야 하나요?

A. 비타민 D 중독은 하루에 1만IU 이상의 비타민 D를 6개월 이상 복용할
때까지는 발생하지 않을 것입니다. 하루에 1만IU의 비타민 D를 5개월 동
안 투여 받은 성인들은 독성의 징후를 보이지 않았습니다. 햇빛 노출 또
는 선탠 베드나 UVB 생성 램프로는 UVB를 아무리 많이 받더라도 비타
민 D를 과다 투여할 수 없습니다.

Q. 알약을 삼킬 수 없는 소아에게 가장 좋은 보충제는 무엇이나요?

A. 영아에게는 소아용 비타민 드롭(비타민 D 공급 제품 안내 참조)을 통해 비
타민 D를 투여할 수 있습니다. 알약을 삼킬 수 없거나 삼키려 하지 않는
소아가 있다면, 비타민 D 정제를 으깨거나 겔 캡슐의 내용물을 짜내 1잔
의 우유 또는 주스에 넣어 먹이면 됩니다. 이미 출시되어 있고 제가 어린
환자들에게 사용해온 제품은 Wellesse사가 시판하는 액상 비타민 D로,
티스푼 당 500IU의 비타민 D가 함유되어 있습니다.

Q. 권장된 용량의 비타민 D 보충제를 지방(정제형에 없는)과 함께 복용해야
하나요?

A. 권장된 용량의 비타민 D 보충제는 지방과 함께 복용할 필요가 없습니
다. 저의 실험실에 따르면 비타민 D는 옥수수유, 우유 및 오렌지 주스와
함께 복용해도 동등하게 생체이용 가능합니다.

Q. 채식주의자는 어떻게 해야 비타민 D를 충분히 섭취할 수 있나요?

A. 채식주의자는 하루에 최소 1,000IU, 가급적 2,000IU의 비타민 D로 보충
해야 합니다. 이는 복합비타민에 추가되는 것입니다. 보충제의 비타민 D_3

가 유래하는 동물 공급원이 우려되는 채식주의자라면 효모로부터 만들어지는 비타민 D₂가 함유된 보충제를 선택하면 됩니다.

Q. 당신은 채식주의 소아에겐 어떻게 권고하나요?

A. 저는 채식주의 소아를 포함해 모든 소아에게 하루에 최소 400IU의 비타민 D를 섭취하고, 가급적이면 하루에 1,000IU의 비타민 D를 복합비타민과 함께 섭취하도록 추천하는데, 후자는 소아가 햇빛 노출을 충분히 받고 있지 못하는 경우에 특히 그렇습니다.

Q. 비타민 D 결핍이 아닌 사람이 복용하기에 가장 좋은 일반 판매 비타민 D의 유형과 용량은 어떤가요? 비타민 D 결핍인 사람은요?

A. 비타민 D 결핍이 아닌 사람인 경우에, 비타민 D 충분인 상태를 유지하기 위해 저는 하루에 최소 1,000IU의 비타민 D₂ 또는 비타민 D₃와 아울러 400IU의 비타민 D가 함유된 복합비타민을 복용하도록 추천합니다. 비타민 D 결핍인 사람인 경우에는 그 용량을 2배 또는 3배 증가시켜 하루에 2,000~3,000IU의 비타민 D를 복합비타민과 함께 복용하도록 추천합니다. 중증 비타민 D 결핍인 사람은 의사와 상담하여 처방약 수준의 치료에 대해 문의해야 합니다(자세한 내용은 제10장 참조).

Q. 당신은 D₂ 또는 D₃ 중 어느 유형의 보충을 추천하나요?

A. 제 경험으로 보면 25-비타민 D의 혈중 수치를 올리는 데 1,000IU의 비타민 D₂는 1,000IU의 비타민 D₃만큼 효과적입니다. 어느 유형을 사용해도 괜찮습니다. 단 25-비타민 D의 혈중 수치를 30ng/mL 이상으로 올리기 위해서는 1,000IU 이상을 복용해야 합니다.

Q. 처방약 형태의 비타민 D는 일반 판매되는 것과 다르나요?

A. 미국에서 처방약으로 시판되고 있는 유일한 유형의 비타민은 비타민 D_2(ergocalciferol)입니다. 5만IU의 비타민 D_2가 함유된 캅셀이나 밀리리터 당 8,000IU의 비타민 D_2가 들어 있는 액상(소아 환자용)으로 나옵니다. 또한 비타민 D_2는 일부 일반 판매 보충제에도 함유될 수 있으며, 비타민 D_3만큼 효과적입니다.

Q. 최고의 보충제 브랜드는 무엇이나요?

A. 전국적인 브랜드라면 어느 제품이든 괜찮습니다. 어떤 브랜드가 있나 한 번 보려면 비타민 D 공급 제품 안내를 참조하기 바랍니다.

Q. (결핍을 교정하기 위한) 처방약 용량인 5만IU의 비타민 D_2가 피로를 유발할 수 있나요?

A. 5만IU의 비타민 D_2를 복용하는 제 환자들의 일부가 피로를 느끼는 것으로 알고 있습니다. 이러한 피로는 5만IU의 비타민 D_2라기보다는 젤라틴 캡슐에 기인할 수 있다고 생각합니다. 캡슐을 자르고 내용물을 우유 또는 오렌지 주스에 넣어 캡슐 없이 마시도록 하기 바랍니다.

Q. 5만IU를 한 번에 복용하면 부작용이 있나요?

A. 제 경험으로 보면 5만IU의 비타민 D_2를 한 번에 복용해도 부작용이 없습니다. 그러나 일부 환자는 그러한 복용을 못 견뎌하거나 일부 위장관 문제를 일으킬 수 있습니다. 이는 비타민 D가 아니라 젤라틴 캡슐에 기인한다고 생각합니다. 이러한 환자들인 경우에 저는 캡슐을 잘라 개봉하고 내용물을 1잔의 우유 또는 오렌지 주스에 넣어 캡슐 없이 마시라고 추천합니다.

A. 비타민 D 독성은 흔히 진단하기 어렵습니다. 진단은 혈액생화학검사에 기초해 이루어지는데, 여기에는 혈중 칼슘 상승(대개 10.4mg/dL 이상)과 함께 현저히 상승된 25-비타민 D의 수치, 대개 200ng/mL 이상이 포함됩니다. 비타민 D 중독에 동반하는 고칼슘혈증과 흔히 고인산혈증은 신장의 석회화를 유발하고, 신장 결석을 일으킬 위험을 높이며, 혈관의 석회화 위험을 증가시킵니다(이는 결국 사망을 초래할 수 있습니다). 또한 혈중 칼슘의 상승은 변비, 혼동, 우울증, 갈증 증가, 배뇨 증가와 심전도 변화도 유발합니다.

A. 영유아용으로 폴리바이졸(Poly Vi-Sol)이라 하여 밀리리터 당 400IU의 비타민 D가 함유된 비타민 보충액이 있습니다. 아니면 저는 부모들에게 1,000IU의 비타민 D 정제를 구입해 그것을 갈아 아기의 오렌지 주스 또는 우유에 넣은 다음 마시게 하면 된다고 제안하고 있습니다. 혹은 Wellesse사가 시판하는 액상 비타민 D를 구입해 2티스푼 분량(총 1,000IU)을 아기가 마시는 음료에 첨가해도 됩니다. 모든 소아 및 성인은 항상 25-비타민 D의 혈중 수치를 최소 30ng/mL 이상으로 유지해야 합니다. 자세한 내용은 비타민 D 공급 제품 안내를 참조하기 바랍니다.

A. 저는 한 살 이상의 모든 소아가 하루에 1,000IU의 비타민 D와 함께 복합비타민을 섭취해야 한다고 생각합니다. 영아는 하루에 최소 400IU의

비타민 D를 섭취해야 하며, 앞서 지적하였듯이 하루에 1,000IU의 비타민 D라도 아무 해를 주지 않을 것이고 추가로 유익한 효과를 제공할 수 있습니다.

Q. 아주 야윈 사람들은 저용량의 보충제가 필요하나요?

A. 정상 체중인 사람들과 아주 야윈 사람들이라도 저용량의 비타민 D를 필요로 하지 않습니다. 그러나 식욕부진(anorexia) 환자들은 정상 체중인 사람의 경우와 동일한 양의 비타민 D를 복용하면 25-비타민 D의 혈중 수치가 미미하게 더 높은 것으로 나타났습니다. 그러나 이는 임상적으로 거의 유의하지 않은 수준입니다.

Q. 비만인 사람들에게 더 높은 양의 비타민 D 보충을 추천하나요?

A. 저는 비만인 사람들에게 비타민 D의 섭취를 2배 또는 3배 증량하라고 추천하므로, 그러한 사람들은 하루에 1,000~2,000IU의 비타민 D를 복용하는 대신 하루에 4,000~6,000IU의 비타민 D를 복용해야 합니다.

Q. 전 어유 캡슐을 매일 복용합니다. 거기에는 비타민 D가 함유되어 있지 않나요?

A. 맞습니다. 어유 캡슐에는 비타민 D가 들어 있지 않습니다. 거의 오메가-3 지방산을 위해 판매되는 어유 캡슐은 꼭 대구나 연어처럼 비타민 D가 풍부한 생선으로 만들어지지는 않습니다. 정제 과정을 통해 오메가-3 지방산을 분리하고 그 과정에서 혹시 있을 비타민 D가 빠지기 때문에, 비타민 D(또는 그런 이유로 비타민 A)가 라벨에 실려 있지 않습니다.

Q. 전 대구 간유에 대해 걱정하지 않아요. 거기에 의지하면 안 되나요?

A. 대구 간유에는 비타민 A 함량이 높기 때문에, 많이 섭취해 비타민 A 독성

의 위험을 무릅쓰는 것은 좋은 생각이 아닙니다. 대구 간유를 즐긴다면, 1회 분량으로 한정하고 분별 있는 햇빛 노출 또는 보충제를 통해 추가로 비타민 D를 얻기 바랍니다.

임신과 신생아

Q. 임신 중 비타민 D의 복용에 대해서는 어떻게 추천하나요?

A. 저는 모든 임신부에게 하루에 1,000IU의 비타민 D 보충제와 함께 400IU의 비타민 D가 함유된 임신부용 복합비타민을 복용하도록 추천합니다. 그들의 칼슘 보충제에도 400IU의 비타민 D가 함유되어 있을 것입니다. 적어도 모든 임신부는 하루에 최소 1,400IU의 비타민 D를 복용해야 하고 하루에 2,000IU의 비타민 D도 괜찮으며, 특히 비만인 여성인 경우에 그렇습니다. 임신부는 25-비타민 D의 혈중 수치를 30~100ng/mL 사이가 되도록 해야 합니다.

Q. 모유를 먹는 영아에게 비타민 D를 투여할 경우에는 어떻게 추천하나요?

A. 미국소아과학회(AAP)는 최근 모유를 먹는 영아를 포함해 모든 영아에게 하루에 400IU의 비타민 D를 투여해야 한다는 권장지침을 발표했습니다. 저는 이러한 권장지침에 동의하지만, 이는 최소한의 양입니다. 연구에 따르면 첫돌까지 하루에 2,000IU의 비타민 D를 섭취하면 아이의 당뇨병 위험이 거의 80% 감소할 수 있다고 합니다. 따라서 영아에게 하루에 1,000IU를 투여하는 것이 아기의 건강에 더 유익할 수 있습니다.

Q. 임신부용 복합비타민으로 400IU의 비타민 D를 이미 복용하고 있는 여성인 경우에 임신 중 및 수유기에 얼마나 더 필요하나요?

A. 저는 모든 임신 및 수유 여성에게 하루에 400IU의 비타민 D가 함유된 임신부용 복합비타민과 함께 추가로 1,000IU의 비타민 D 보충제를 복용하도록 권유해, 합쳐서 하루에 최소 1,400IU의 비타민 D를 추천합니다. 아울러 이들은 칼슘 보충제도 복용해야 하는데, 하루에 1,000밀리그램을 두 번으로 나누어 한 번에 500밀리그램씩 복용할 수 있습니다. 아니면 탈지유 또는 아마도 비타민 D도 함께 강화되어 있을 칼슘 강화 오렌지 주스를 3~4잔 마셔 칼슘을 섭취해도 됩니다. 저는 임신 및 수유 여성이 독성을 일으키지 않고 하루에 2,000IU의 비타민 D를 쉽게 복용할 수 있다고 생각합니다. 이들은 25-비타민 D의 혈중 수치를 30~100ng/mL 사이로 유지해야 합니다.

Q. 과거에 우리는 임신부에게 비타민 D가 너무 많으면 태아의 머리 발육을 저해한다고 생각했습니다. 이는 미신인가요?

A. 예, 그건 미신입니다. 저는 '비타민 D가 너무 많다'는 의미가 무엇인지 확실히 모르겠지만, 추천한 대로 하루에 1,400~2,000IU의 비타민 D를 복용하면 태아의 머리 발육을 저해하지 않으리란 점은 확실합니다. 그러나 자궁 안에서 비타민 D '결핍'은 그럴 수 있습니다.

Q. 왜 영아는 400IU만 투여 받아야 하나요? 조산아는 어떤가요?

A. 영아가 하루에 400IU의 비타민 D를 투여 받으면 자신의 뼈 건강을 위한 비타민 D 요구량을 거의 충족시키는 것으로 보입니다. 이는 미국소아과학회(AAP)와 캐나다소아과학회(CPS)가 만든 권장지침입니다. 조산아는 비타민 D를 그리 효율적으로 대사할 수 없을 것이라는 증거가 일부 있으나, 조산아에게 하루에 400IU 이상의 비타민 D를 투여하면 추가로 유익하다고 시사하는 데이터는 없습니다. 따라서 저는 조산아를 포함해 영아에게 하루에 최소 400IU의 비타민 D를 투여하도록 추천하며, 하루에 최

대 1,000IU까지의 비타민 D는 그들에게 안전하다고 생각합니다.

Q. 저는 임신 후기에 있고 하루에 1,400IU의 비타민 D₃로 보충해왔습니다.
   저의 활성형 비타민 D 수치는 정상의 2배이고 25-비타민 D는 정상이기 때
   문에 주치의는 제가 보충을 중단하길 원합니다. 독성을 우려하는 거죠.
   제가 그렇게 될까요?

A. 절대 그렇지 않습니다. 활성형 비타민 D(1,25-비타민 D)는 임신 중기 및
   후기에 올라가는데, 이는 신체가 비타민 D 결합 단백질을 더 많이 만드는
   것 그리고 태아의 무기질화를 위해 식사 및 보충제로부터 칼슘을 흡수하
   는 효율성을 증가시킬 필요가 있다는 것에 대한 반응으로 발생합니다. 당
   신은 더할 나위 없이 괜찮으니 계속해서 비타민 D를 복용해야 합니다. 당
   신과 당신의 아기에게 유익할 것입니다.

질환, 장애와 특수한 상태

Q. 일단 암을 진단받은 경우에 비타민 D 보충제를 복용하면 도움이 되나
   요?

A. 일단 암 진단이 내려진 경우에 비타민 D를 증가시키면 암 성장의 감소 또
   는 암의 결과에 유익한지는 모릅니다. 그러나 모든 암 환자에게 비타민 D
   를 충분히 복용하게 하여 25-비타민 D의 혈중 수치를 30~100ng/mL 사
   이로 유지하도록 하지 않을 이유는 없습니다. 그렇게 하면 근력과 골 강
   도를 향상시키면서 아마도 암 치료의 치료 효과를 증진시킬 것입니다. 암
   환자들은 흔히 뼈, 근육 및 관절 통증과 아울러 위장 장애가 있습니다. 암
   환자들의 비타민 D 결핍을 치유하면 도움이 될 수 있습니다. 저의 연구들
   에 따르면 암 환자들은 대개 결핍인 것으로 나타났습니다. 또한 우리는

비타민 D를 충분히 투여 받은 생쥐들에서 결장암 및 전립선암 세포의 성장이 덜하다는 사실을 입증했습니다.

Q. 화학요법 중 비타민 D 보충제는 안전한가요? 혹은 그러한 보충제가 이들 화학요법제와 상호작용할 수 있나요?

A. 비타민 D 보충제가 화학요법제와 상호작용하리라는 증거는 없습니다. 그러므로 비타민 D 보충은 화학요법 중 안전합니다. 저의 실험실은 다양한 암으로 화학요법을 받는 환자들의 50% 이상이 중증 비타민 D 결핍이라는 사실을 발견했습니다.

Q. 암을 예방하기 위해 25-비타민 D의 수치를 60~80ng/mL 사이로 할 필요가 있나요?

A. 25-비타민 D의 혈중 수치를 최소 30ng/mL으로 하면 많은 치명적인 암의 위험을 감소시킬 수 있는 것으로 보입니다. 그러나 혈중 수치가 60ng/mL이어야 할 필요가 있는지는 알려져 있지 않습니다. 혈중 수치를 60~80ng/mL 사이로 유지해도 해는 없습니다. 저는 모든 환자가 비타민 D를 충분히 복용하도록 하여 혈중 수치를 40~100ng/mL 사이로 유지하게 하며, 저는 이러한 수치를 흔한 암을 포함해 만성 질환에 대해 치료적이면서 예방적인 수준이라고 생각합니다.

Q. 비타민 D 결핍이 갑상선 질환과 연관이 있나요?

A. 비타민 D 결핍은 갑상선 질환을 유발하지 않으나, 갑상선기능항진증(과활동성 갑상선으로 신체의 대사 호르몬들의 불균형을 초래해 연쇄적인 건강 문제를 일으킨다) 환자들은 25-비타민 D의 파괴가 증가돼 비타민 D 결핍의 위험이 더 높습니다(제11장 참조).

Q. 비타민 D 결핍과 갑상선기능저하증 사이에 상관관계라도 있나요?

A. 비타민 D 결핍과 갑상선기능저하증(저활동성 갑상선) 사이에는 상관관계가 없습니다. 비타민 D 결핍이 너무 흔해 갑상선기능저하증 환자들이 흔히 비타민 D 결핍도 보이는 것입니다. 갑상선기능저하증 환자들을 포함해 모든 환자는 비타민 D 결핍을 치료받고 계속 충분한 양의 비타민 D를 섭취해 비타민 D 결핍을 예방해야 합니다.

Q. 적도 지역에서 성장해 미국으로 이주하는 소아들 사이에 자폐증 발병률이 높으면, 이는 비타민 D 결핍과 관련이 있을 수 있나요?

A. 자폐증의 원인에 관한 정보는 거의 없으며, 비타민 D 결핍이 자폐증의 위험을 증가시킬 수도 있다는 시사는 있었습니다. 그러나 현재까지 비타민 D가 자폐증을 개선한다는 점을 보여주는 임상시험은 없었습니다. 그럼에도 자폐증 소아를 포함해 모든 소아가 충분한 양의 비타민 D를 섭취하여 25-비타민 D의 혈중 수치를 30~100ng/mL 사이로 유지하는 것이 중요합니다.

Q. 자가면역질환 환자들을 비타민 D로 치료하면 증상이 저하될 수 있다는 증거라도 있나요?

A. 자가면역질환 환자들을 고용량의 비타민 D로 치료한 전향적 연구들은 없어, 그러한 치료가 증상을 저하시킬지는 모릅니다. 그러나 비타민 D 결핍은 근육 쇠약 및 통증, 뼈 통증과 관절 통증을 포함해 많은 비특이적 증상과 연관이 있으며, 이러한 증상들은 다발성 경화증, 류마티스 관절염 등 자가면역질환과 연관이 있을 수 있습니다. 제 경험에 따르면 다발성 경화증 환자들을 비타민 D로 치료하면 전반적인 행복감과 근력이 향상될 뿐만 아니라 제 환자들의 일부는 오랫동안 질환이 안정되었습니다. 또한 비타민 D 결핍인 류마티스 관절염 환자들도 결핍을 치료하면 근육 기능

이 개선되고 뼈와 관절의 통증이 감소합니다.

Q. 비타민 D가 다발성 경화증의 증상에 도움이 될 수 있나요? 다발성 경화증이 있는 사람에서 비타민 D 보충이 이 질환의 진행을 지연시킬까요?

A. 저는 다발성 경화증이 있는 제 환자들이 흔히 비타민 D 결핍이라는 사실을 발견했습니다. 비타민 D 결핍은 근육 쇠약을 초래하므로, 그들의 비타민 D 결핍을 교정하면 전반적인 근육 기능이 현저히 향상된다는 점도 알았습니다. 저는 다발성 경화증의 첫 증상을 나타낸 일부 환자들을 5만 IU의 비타민 D로 주 당 1번 8주 동안 그리고 그 이후로는 격주로 치료하였는데, 질환이 진행되지 않았습니다. 따라서 다발성 경화증이 있는 사람인 경우에 비타민 D의 상태를 체크 받고, 비타민 D 결핍을 치료받으며, 비타민 D 결핍의 재발을 예방하지 않을 이유가 없습니다.

Q. 경증에서 중등도의 골감소증(골다공증의 전구 질환)이 있는 사람들이 비타민 D와 칼슘을 충분히 복용하면 골다공증을 예방하고, 따라서 골다공증 약물을 사용할 필요가 없는 정도가 되나요?

A. 제 경험으로 보면 경증이나 중등도의 골감소증 소견을 보이는 많은 남녀가 비타민 D 및 칼슘 결핍입니다. 저는 대개 이들의 비타민 D 결핍을 치료한 다음 이들이 5만IU의 비타민 D$_2$를 2주마다 복용하도록 합니다. 아울러 50세 이하의 성인인 경우에 식사 공급원이나 보충제로부터 총 1,000밀리그램의 칼슘을 섭취하게 하며, 50세 이상의 성인인 경우에는 이를 200밀리그램 증가시켜 식사나 보충제로부터 하루에 약 1,200~1,500밀리그램의 칼슘을 섭취하도록 합니다. 저는 칼슘을 한꺼번에 복용하기보다는 두세 번으로 나누어 복용하라고 추천하는데, 그렇게 하면 보다 생체이용 가능할 것이기 때문입니다. 비타민 D는 언제 복용해도 괜찮습니다. 저는 이들 환자를 추적하고 흔히 1~2년 후 그들의 골밀도를 재평가합니다.

종종 환자들은 골밀도가 소폭 증가하거나 현저한 변화를 보이지 않습니다. 그러나 일부는 비타민 D 결핍으로 인한 골연화증이 있는 경우에 10~15%로 현저한 증가를 보일 수 있습니다. 골밀도가 1년 이내에 5% 이상 감소하는 경우가 관찰될 때에만 저는 골다공증을 예방하기 위해 공격적으로 약물을 투여하는 방안을 고려합니다.

Q. 비타민 D가 사춘기 소녀에서 척주측만증(scoliosis)과 연관성이라도 있나요? 비타민 D 보충이 척추 만곡의 교정에 도움이 될 수 있나요?

A. 저는 사춘기 소녀에서 척주측만증과 비타민 D 결핍 사이에 연관성이 있는지 알지 못합니다. 그러나 많은 사춘기 소녀가 비타민 D 결핍이므로, 뼈 건강을 극대화하기 위해서 그들은 충분한 양의 비타민 D와 칼슘을 투여 받아야 합니다(277페이지의 표 참조). 하지만 비타민 D 보충은 척추 만곡을 교정하지 못할 것입니다. 불행히도 이는 영구적인 변형입니다. 그러나 비타민 D 결핍이 척추 만곡을 악화시키고 있을 경우에는 비타민 D 결핍을 교정하면 추가로 만곡이 일어나지 않도록 하는 데 도움이 될 수 있습니다. 비타민 D는 근력도 향상시킬 것이라는 점을 명심하는데, 이는 10~17세 소녀들에게 하루에 2,000IU를 투여한 레바논 연구에서 입증되었습니다. 301명의 건강한 중국 사춘기 소녀를 대상으로 낮은 25-비타민 D의 수치가 골량, 골 교체 및 근력에 미치는 영향을 검토한 또 다른 최근 연구도 충분한 비타민 D가 최고 골량 및 근력에의 도달에 중요하다는 사실을 확인했습니다.

Q. 다운 증후군 및 지적장애 환자들에게도 추천 용량은 동일하나요?

A. 저는 한 살 이상의 소아와 성인에게 충분한 햇빛 노출을 받고 있지 못할 경우에 하루에 최소 1,400~2,000IU의 비타민 D를 투여 받도록 추천합니다. 이는 다운 증후군 및 지적장애가 있는 환자들에게도 적용됩니다.

(다시 말하지만 신생아는 최소 400IU의 비타민 D를 투여 받아야 하며, 하루에 최대 1,000IU까지는 안전하고 보다 유익할 수 있습니다.)

Q. 인용한 연구들 중 어느 것이라도 당신이 제안하는 수치의 비타민 D를 복용하는 환자들에서 신장 결석의 발생률이 증가한다는 점을 보여주나요?

A. 제 의견으로는 제가 추천한 대로 비타민 D 결핍을 치료받고 비타민 D가 충분한 상태를 유지하는 환자들에서 신장 결석을 일으킬 위험은 증가하지 않습니다. 그 연관성을 보고한 연구들은 대부분 연구 설계 또는 통제가 형편없는 수준이었습니다. 저는 비타민 D 결핍을 치료받고 비타민 D의 상태를 정상으로 유지한 제 환자들에서 신장 결석의 위험이 증가한다는 점을 발견하지 못했습니다. 저는 그 점을 미신이라고 생각합니다.

Q. 저는 원발성 부갑상선기능항진증이 있고 칼슘이 상승되어 있으며 비타민 D 결핍입니다. 주치의는 비타민 D를 복용하면 칼슘 수치가 증가할 것이므로 제가 비타민 D를 피해야 한다고 말합니다. 사실이나요?

A. 사실이 아닙니다. 2건의 연구가 비타민 D 결핍을 교정하면 오히려 부갑상선 호르몬 및 칼슘 수치가 개선될 것이라는 점을 입증했습니다.

Q. 저는 사르코이드증(sarcoidosis)이 있고 주치의는 비타민 D가 칼슘을 정상 수준 이상으로 상승시킬 수 있기 때문에 복용해서는 안 된다고 말합니다. 사실이나요?

A. 과도한 햇빛 노출 또는 너무 많은 비타민 D 복용으로 인해 사르코이드 조직에 있는 대식세포가 활성형 비타민 D를 너무 많이 만들 수 있다는 것은 사실입니다. 그러나 비타민 D 결핍은 근육 쇠약과 골연화증 증상(뼈와 근육의 통증)을 초래할 수 있기 때문에 환자들이 그러한 상태로 남아 있어서는 안 됩니다. 저는 25-비타민 D의 수치를 20~30ng/mL 사이로 유지

할 정도의 비타민 D로 사르코이드증 환자들을 치료하며, 그들의 혈청 칼슘을 모니터링 하여 그 수치가 정상 범위 이상으로 상승하지 않도록 합니다.

Q. 저는 신장 질환이 있고 혈액투석 중입니다. 주치의는 제 신장이 25-비타민 D로부터 활성형 비타민 D를 만들 수 없으므로 25-비타민 D의 혈중 수치를 30ng/mL 이상으로 유지하기 위해 제가 비타민 D를 복용할 필요가 없다고 말했습니다. 이 말은 옳은가요?

A. 아닙니다. 국립신장재단(NKF)과 저는 신부전이 있는 모든 환자(신장이 없는 환자들도)에게 25-비타민 D의 수치를 30~100ng/mL으로 유지하도록 권장합니다.

Q. 비타민 D 수용체(VDR)에 결손이 있고 비타민 D를 더 많이 필요로 하는 사람들은 어떠나요?

A. VDR에 결손이 있는 환자들은 때로 비타민 D 섭취를 증가시키면 유익할 수 있습니다. 그건 VDR 유전자에서 변이의 중증도에 달려 있습니다. 비타민 D 저항성 구루병 또는 비타민 D 의존성 제2형 구루병으로 알려진 VDR 유전자 돌연변이가 있는 환자들은 때로 비타민 D뿐만 아니라 비타민 D의 활성형인 1,25-비타민 D로 치료받으면 유익할 것입니다.

Q. 저는 햇빛에 과민하게 하는 약물을 복용합니다. 저는 어찌해야 하나요?

A. 햇빛에 조금의 시간이라도 노출시킬 수 없다면, 보충이 비결입니다. 연중 내내 하루에 2,000IU의 비타민 D를 복용하도록 합니다. 이는 비타민 D가 함유된 복합비타민, 비타민 D 강화 식품 및 음료, 그리고 당신이 섭취하는 비타민 D가 풍부한 생선에 추가될 수 있습니다.

Q. 많은 여성이 안면홍조에 에스트로겐 대신 가바펜틴(gabapentin)을 투여
받고 있습니다. 이 약물이 25-비타민 D의 수치를 저하시킬 수 있나요?

A. 우리는 안면홍조의 치료에 사용되는 가바펜틴(상품명 뉴론틴)이 25-비타
민 D의 수치를 저하시킬지는 모릅니다. 그러나 우리는 많은 약물과 심지
어 성요한풀이 체내에서 비타민 D의 파괴를 증가시키리라는 점은 압니다.
따라서 적어도 저는 하루에 최소 2,000IU의 비타민 D를 복용하고 25-비
타민 D의 혈중 수치를 모니터링 하도록 추천합니다.

비타민 D 공급 제품 안내

　　다음의 비타민 D 공급 제품 목록은 당신이 이 책에서 소개한 프로그램을 극대화하도록 돕기 위한 안내로서 제시한다. 이들 제품의 일부는 내가 연구를 수행하였거나 사용한 것이다. 목록은 결코 철저한 것은 아닌데, 당신이 이용할 수 있고 신뢰해도 되는 공급 제품을 모두 열거하기는 불가능하기 때문이다. 당신이 사는 현지에서 대안들을 살펴보고, 아울러 나의 웹사이트에 들어와 최신 정보를 접해보고 당신의 건강을 지지해줄 최선의 제품을 찾는 데 도움을 받길 바란다.

비타민 D 생성 광선
Sperti Lamp mfg. by KBD, Inc.
www.vitaminduv.com
info@vitaminduv.com
859-331-0800

자연산 해산물
Vital Choice
PO Box 4121
Bellingham, WA 98227
www.vitalchoice.com
판매부: 800-608-4825

보충제 브랜드
Wellesse
www.wellesse.com
1-800-232-4005

Vital Nutrients
www.vitalnutrients.com
1-888-328-9992

Lane Labs
www.lanelabs.com
1-800-526-3005

Vital Choice
PO Box 4121
Bellingham, WA 98227
www.vitalchoice.com
판매부: 800-608-4825
소비자상담실: 866-482-5887

PERQUE
* 이 회사의 'D3 Cell Guard' 제품은 의사와 의료 전문인들을 통해 시판된다.
1-800-525-7372
44621 Guilford Drive, #150
Ashburn, VA 20147
www.perque.com
www.perque.org
clientservices@perque.org

Mature Made
www.naturemade.com
1-800-276-2878

Metagenics
www.metagenics.com

New Chapter
New Chapter Bone Health 비타민 D 및 칼슘 보충제
www.newchapter.com

Vitamin D3 Booster 'livethesource'
The Source Vitamin Company, Inc.
110 E. Broward Blvd., Suite 1700
Fort Lauderdale, FL 33301
800-520-9944
www.livethesource.com

Natural Vitamin D Fortify + Defend Suncare System
UV Activation Sensors(최적의 비타민 D 생성을 측정한다)
Step Two Sheer Sunscreen(비타민 D를 최적화한 후 피부를 보호한다)

SkinHealth Technology, LLC
PO Box 731626
Ormond Beach, FL 32173
www.skinhealthtech.com
info@skinhealthtech.com
386-236-9949

Pediatric Vitamin Drops
Enfamil
www.enfamil.com
1-800-BABY-123(1-800-2229-123)
영아용 비타민 드롭만은
www.sunlightvitamins.com

D-Friendly Sunscreen
(비타민 D를 만들도록 허용해주는 자외선 차단제)
D Sun Solution Sunscreen
www.dsunsolution.com
info@dsunsolution.com

비타민 D 강화 제품
당신의 현지 식료품점에서 찾아볼 브랜드 및 일반 제품(흔히 브랜드 제품은 바로 라벨에
자사의 제품이 강화되어 있다고 광고한다)

Minute Maid 오렌지 주스, 칼슘과 비타민 D로 강화되어 있음
비타민 D 강화 우유, 요구르트, 치즈 및 코티지 치즈
비타민 D 강화 시리얼
비타민 D 강화 식빵
버섯과 햇빛 또는 모의 햇빛에 노출된 버섯
비타민 D 효모
비타민 D가 함유된 Boda 비타민 에너지 드링크(www.urstuff.com에 들어가 알아본다)

계절성 정동장애용 광선 박스

다음에 열거한 공급업체들의 웹사이트는 공급원들의 일부 예에 불과하다.

www.sunalux.com/s_lightboxes.cfm
www.verilux.com
www.consumer.philips.com
http://sunbox.com/
www.bio-light.com

참고 문헌

비타민 D의 수치를 건강한 수준으로 유지하는 것이 최적의 건강에 핵심적이라는 연구자들의 주장을 지지하는 새 연구들이 계속해서 나온다. 비타민 D에 관해 발표된 연구를 일일이 다 나열하면 책이 수천 페이지에 달할 것이며, 그저 지난 20년 사이 나온 연구들을 모두 이 책에 싣기도 불가능하다. 다음에 열거한 참고 문헌은 발표된 연구들 가운데 이 책에 소개된 것들을 포함해 보다 주목할 만한 연구들을 일부 간추려본 것이다. 참고 문헌은 이 책에서 내내 다루어진 다양한 건강 주제별로 분류되어 있다. 더 많은 연구를 접하고 관련 연구를 찾으려면, 나의 웹사이트(뒤표지 참조)를 방문하거나 www.pubmed.com에 들어가 국립보건원(NIH)의 온라인 출판물 도서관을 검색하면 된다.

자가면역질환(Autoimmune Diseases): 다발성 경화증, 류마티스 관절염, 제1형 당뇨병 등(multiple sclerosis, rheumatoid arthritis, type I diabetes, etc.)

Cantorna MT, Hayes CE, DeLuca HF. "1,25-Dihydroxyholecalciferol inhibits the progression of arthritis in murine models of human arthritis." *Journal of Nutrition* 1998;128:68-72.

Cantorna MT, Hayes CE, DeLuca HF. "1,25-Dihydroxyvitamin D₃ reversibly blocks the progression of relapsing encephalomyelitis, a model of multiple sclerosis." *Proceedings of the National Academy of Sciences of the United States of America* 1996;93:7861-64.

Embry AF, Snowdon LR, Vieth R. "Vitamin D and seasonal fluctuations of gadolinium-enhancing magnetic resonance imaging lesions in multiple sclerosis." *Annals of Neurology* 2000;48:271-72.

EURODIAB Substudy 2 Study Group. "Vitamin D supplement in early childhood and risk for Type I (insulin-dependent) diabetes mellitus." *Diabetologia* 1999;42:51-54.

Harris SS. "Vitamin D and type 1 diabetes." *American Journal of Clinical Nutrition* 2004:79;889-90.

Hernán MA, Olek MJ, Ascherio A. "Geographic variation of MS incidence in two prospective studies of US women." *Neurology* 1999;51:1711-18.

Hyppönen E, Läärä E, Järvelin M-R, Virtanen SM. "Intake of vitamin D and risk of type 1 diabetes: A birth-cohort study." *Lancet* 2001;358:1500-1503.

Mathieu C, Badenhoop K. "Vitamin D and type 1 diabetes mellitus: State of the art. *Trends in Endocrinology and Metabolism* 2005;16:261-66.

Merlino LA, Curtis J, Mikuls TR, Cerhan JR, Criswell LA, Saag KG. Iowa "Women's health study. Vitamin D intake is inversely associated with rheumatoid arthritis." *Arthritis and Rheumatism* 2004;50(1):72-77.

Mohr SB, Garland CF, Gorham ED, Garland FC. "The association between ultraviolet B irradiance, vitamin D status and incidence rates of type 1 diabetes in 51 regions worldwide." *Diabetologia* 2008 Aug;51(8):1391-98.

Munger KL, Zhang SM, O'Reilly E, Hernán MA, Olek MJ, Willett WC, Ascherio A. "Vitamin D intake and incidence of multiple sclerosis." *Neurology* 2004;62(1):60-65.

Munger KL, Levin LI, Hollis BW, Howard NS, Ascheino A. "Serum 25-hydroxyvitamin D levels and risk of multiple sclerosis." *Journal of the American Medical Association* 2006;296:2832-38.

Ponsonby AL, Lucas RM, van der Mei IA. "UVR, vitamin D and three autoimmune diseases-multiple sclerosis, type 1 diabetes, rheumatoid arthritis." *Photochemistry and Photobiology* 2005; 81:1267-75.

VanAmerongen BM, Dijkstra CD, Lips P, and Polman CH. "Multiple sclerosis and vitamin D: An update." *European Journal of Clinical Nutrition* 2004;58(8):1095-109.

뇌 건강(Brain Health): 알츠하이머병, 치매, 우울증, 계절성 정동장애, 정신분열병 등(Alzheimer's, dementia, depression, seasonal affective disorder, schizophrenia, etc.)

Ancoli-Israel S, Martin JL, Kripke DF, Marler M, and Klauber MR. "Effect of light treatment on sleep and circadian rhythms in demented nursing home patients." *Journal of the American Geriatrics Society* 2002;50(2): 282-89.

Brainard GC, Hanifin JP, Rollag MD, Greeson, J, et al. "Human melatonin regulation is not mediated by the three cone photopic visual system." *Journal of*

Clinical Endocrinology and Metabolism 2001;86(1):433-36.

Colenda CC, et al. "Phototherapy for patients with Alzheimer disease with disturbed sleep patterns: Results of a community-based pilot study." *Alzheimer Disease and Associated Disorders* 1997;11(3):175-78.

Czeisler CA, et al. "Use of bright light to treat maladaptation to night shift work and circadian rhythm sleep disorders." *Journal of Sleep Research* 1995;4(S2):70-73.

Davies G, Welham J, Chant D, Torrey EF, McGrath J. "A systematic review and meta-analysis of Northern Hemisphere season of birth studies in schizophrenia." *Schizophrenia Bulletin* 2003;29(3):587-93.

Eastman CI, et al. "Bright light treatment of winter depression." *Archives of General Psychiatry* 1998;55:883-89.

Eyles DW, Smith S, Kinobe R, Hewison M, McGrath J. "Distribution of the Vitamin D receptor and 1α-hydroxylase in human brain." *Journal of Chemical Neuroanatomy* 2005;29:21-30.

Gloth FM, Alam W, and Hollis B. "Vitamin D vs broad spectrum phototherapy in the treatment of seasonal affective disorder." *Journal of Nutrition, Health and Aging* 1999;3:5-7.

Kendell RE, Adams W. "Exposure to sunlight, vitamin D and schizophrenia." *Schizophrenia Research* 2002;54(3):193-98.

Kripke DF. "Light treatment for nonseasonal depression: Speed, efficacy, and combined treatment. *Journal of Affective Disorders* 1998;49(2):109-17.

Lam RW, Levitt AJ (eds.). "Canadian consensus guidelines for the treatment of seasonal affective disorder: A summary of the report of the Canadian consensus group on SAD." *Canadian Journal of Diagnosis* 2000.

Levins PC, Carr DB, Fisher JE, Momtaz K, Parrish JA. "Plasma [beta]-endorphin and [beta]-lipotropin response to ultraviolet radiation." *Lancet* 1983;2(8342):166.

Lewy AJ, et al. "Morning vs. evening light treatment of patients with winter depression. " *Archives of General Psychiatry* 1998;55:890-96.

McGrath J, Eyles D, Mowry B, Yolken R, Buka S. "Low maternal vitamin D as a risk factor for schizophrenia: A pilot study using banked sera." *Schizophrenia Research* 2003;63:73-78.

Mishima K, et al. "Morning bright light therapy for sleep and behavior disorders in elderly patients with dementia." *Acta Psychiatrica Scandinavica* 1994;89(1):1-7.

Rosenthal NE. "Diagnosis and treatment of seasonal affective disorder." *Journal of the American Medical Association* 1993;270(22):2717-20.

Sato Y, Iwamoto J, Kanoko T, Satoh K. "Amelioration of osteoporosis and hypovitaminosis D by sunlight exposure in hospitalized, elderly women with Alzheimer's Disease: A randomized controlled trial." *Journal of Bone and Minenal Research* 2005;20:1327-33.

Terman M, Lewy AJ, Dijk DJ, Boulos Z, et al. "Light treatment for sleep disorders: Consensus report. IV. Sleep phase and duration disturbances." *Journal of Biological Rhythms* 1995;10:135-47.

Zanello SB, Jackson D, Holick MF. "Expression of the circadian clock genes clock and period 1 in human skin." *Journal of Investigative Dermatology* 2000;115(4):757-60.

암(Cancer): 유방암, 결장암, 전립선암, 난소암, 췌장암 등 체내 장기의 암(of the internal organs, e.g., breast, colon, prostate, ovarian, pancreatic, etc.)

Ahonen MH, Tenkanen L, Teppo L, Hakama M, Tuohimaa P. "Prostate cancer risk and prediagnostic serum 25-hydroxyvitamin D levels (Finland)." *Cancer Causes Control* 2000;11:847-52.

Apperly FL. "The relation of solar radiation to cancer mortality in North America." *Cancer Research* 1941;1:191-95.

Bertone-Johnson ER, Chen WY, Holick MF, et al. "Plasma 25-hydroxyvitamin D and 1,25-Dihydroxyvitamin D and risk of breast cancer." *Cancer Epidemiology, Biomarkers and Prevention* 2005;14:1991-97.

Bischoff-Ferrari HA, Giovannucci E, Willett WC, Dietrich T, Dawson-Hughes B. "Estimation of optimal serum concentrations of 25-hydroxyvitamin D for multiple health outcomes." *American Journal of Clinical Nutrition* 2006;84:18-28.

Bodiwala D, Luscombe CJ, Liu S, Saxby M, French M, Jones PW. "Prostate cancer risk and exposure to ultraviolet radiation: Further support for the protective effect of sunlight." *Cancer Letters* 2003;192(2):145-49.

Chen TC, Holick MF. "Vitamin D and prostate cancer prevention and treatment." *Trends in Endocrinology and Metabolism* 2003;14:423-30.

Cross HS, Kallay E, Lechner D, Gerdenitsch W, et al. "Phytoestrogens and vitamin D metabolism: A new concept for the prevention and therapy of colorectal, prostate and mammary carcinoma." *Journal of Nutrition* 2004 May;134(5):1207S-1212S.

Feldman D, Zhao XY, Krishnan AV. Editorial/Mini-review: "Vitamin D and prostate cancer." *Endocrinology* 2000;141:5-9.

Feskanich JM, Fuchs CS, Kirkner GJ, Hankinson SE, et al. "Plasma vitamin D metabolites and risk of colorectal cancer in women." *Cancer Epidemiology, Biomarkers and Prevention* 2004;13(9):1502-8.

Freedman DM, Dosemeci M, McGlynn K. "Sunlight and mortality from breast, ovarian, colon, prostate, and non-melanoma skin cancer: A composite death certificate based case-control study." *Occupational and Environmental Medicine* 2002;59:257-62.

Garland CF, Garland FC, Shaw EK, Comstock GW, et al. "Serum 25-hydroxyvitamin D and colon cancer: Eight-year prospective study." *Lancet* 1989;18:1176-78.

Garland FC, Garland CF, Gorham ED, Young JF. "Geographic variation in breast cancer mortality in the United States: A hypothesis involving exposure to solar radiation," *Preventive Medicine* 1990;19:614-22.

Garland CF, Garland FC, Gorham ED, et al. "The role of vitamin D in cancer prevention." *American Journal of Public Health* 2006;96(2):252-61.

Garland CF, Gorham ED, Mohr SB, Garland FC. "Vitamin D for cancer prevention: Global perspective." *Annals of Epidemiology* 2009 Jul;19(7):468-83.

Garland CF, Gorham ED, Mohr SB, Grant WB, et al. "Vitamin D and prevention of breast cancer: Pooled analysis." *Journal of Steroid Biochemistry and Molecular Biology* 2006;103(3-5):708-11.

Giovannucci E, Liu Y, Rimm EB, Hollis BW, et al. "Prospective study of predictors of vitamin D status and cancer incidence and mortality in men." *Journal of the National Cancer Institute* 2006;98(7):451-59.

Giovannucci E, Liu Y, Willett WC. "Cancer incidence and mortality and vitamin D in black and white male health professionals." *Cancer Epidemiology, Biomarkers and Prevention* 2006;15(12):2467-72.

Gorham ED, Garland CF, Garland FC, et al. "Optimal vitamin D status for colorectal cancer prevention: A quantitative meta analysis." *American Journal of Preventive Medicine* 2007;32(3):210-16.

Grant WB. "An estimate of premature cancer mortality in the U.S. due to inadequate doses of solar ultraviolet-B radiation," *Cancer* 2002;70:2861-69.

Grant WB. "How strong is the evidence that solar ultraviolet B and vitamin D reduce the risk of cancer?" *Dermato-Endocrinology* 2009;1:17-24.

Grant WB. "Lower vitamin-D production from solar ultraviolet-B irradiance may explain some differences in cancer survival rates." *Journal of the National Medical Association* 2006;98(3):357-64.

Hanchette CL, Schwartz GG. "Geographic patterns of prostate cancer mortality." *Cancer* 1992;70:2861-69.

Holick MF. "Calcium plus vitamin D and the risk of colorectal cancer." *New England Journal of Medicine* 2006;354(21):2287.

Holick MF. "Vitamin D and sunlight: Strategies for cancer prevention and other health benefits." *Clinical Journal of the American Society of Nephrology* 2008 Sep;3(5):1548-55.

John EM, Schwartz GG, Dreon DM, Koo J. "Vitamin D and breast cancer risk: The NHANES I epidemiologic follow-up study, 1971-1975 to 1992." National Health and Nutrition Examination Survey. *Cancer Epidemiology, Biomarkers and Prevention* 1999;8:399-406.

Knight JA, Lesosky M, Barnett H, Raboud JM, Vieth R. "Vitamin D and reduced risk of breast cancer: A population-based case-control study." *Cancer Epidemiology, Biomarkers and Prevention* 2007;16(3):422-99.

Lappe JM, Travers-Gustafson D, Davies KM, Recker RR, Heaney RP. "Vitamin D and calcium supplementation reduces cancer risk: Results of a randomized trial." *American Journal of Clinical Nutrition* 2007;85(6):1586-91.

Lefkowitz ES, Garland CF. "Sunlight, vitamin D, and ovarian cancer mortality rates in US women." *International Journal of Epidemiology* 1994;23:1133-36.

Llewellyn DJ, Lang IA, Langa KM, Muniz-Terrera G, et al. "Vitamin D and risk of cognitive decline in elderly persons." *Archives of Internal Medicine* 2010 Jul 12;170(13):1135-41.

Palmer HG, Larriba MJ, Garcia JM, Ordonez-Moran P, et al. "The transcription factor SNAIL represses vitamin D receptor expression and responsiveness in human colon cancer." *Nature Medicine* 2004;10:917-19.

Peller S, Stephenson CS. "Skin irritation and cancer in the United States Navy." *American Journal of the Medical Sciences* 1937;194:326-33.

Schwartz GG, Whitlatch LW, Chen TC, Lokeshwar BL, Holick MF. "Human prostate cells synthesize 1,25-dihydroxyvitamin D_3 from 25-hydroxyvitamin D_3." *Cancer Epidemiology, Biomarkers and Prevention* 1998;7:391-95.

Spina CS, Tangpricha V, Uskokovic M, Adorinic L, et al. "Vitamin D and cancer." *Anticancer Research* 2006;26(4a):2515-24.

Wactawski-Wende J, Kotchen JM, Anderson GL, et al. "Calcium plus vitamin D supplementation and the risk of colorectal cancer." *New England Journal of Medicine* 2006;354:684-96.

심혈관 건강(Cardiovascular Health)

Bostick R, Kushi LH, Wu Y, Meyer KA, et al. "Relation of calcium, vitamin D and dietary food intake to ischemic heart disease mortality among post menopausal women." *American Journal of Epidemiology* 1999;149:151-61.

Carbone LD, Rosenberg EW, Tolley EA, Holick MF, et al. "25-Hydroxyvitamin D, cholesterol, and ultraviolet irradiation." *Metabolism Clinical and Experimental* 2008;57:741-48.

Dobnig H, Pilz S, Scharnagl H, Renner W, et al. "Independent association of low serum 25-hydroxyvitamin D and 1,25-dihyroxyvitamin D levels with all-cause and cardiovascular mortality." *Archives of Internal Medicine* 2008;168(12):1340-49.

Dong Y, Stallmann-Jorgensen IS, Pollock NK, Harris RA, et al. "A 16-Week Randomized Clinical Trial of 2000 International Units Daily Vitamin D₃ Supplementation in Black Youth: 25-Hydroxyvitamin D, Adiposity, and Arterial Stiffness." *Journal of Clinical Endocrinology and Metabolism* 2010 Jul 21.

Fahrleitner A, Dobnig H, Obernosterer A, et al. "Vitamin D deficiency and secondary hyperparathyroidism are common complications in patients with peripheral arterial disease." *Journal of General Internal Medicine* 2002;17:663-69.

Freedman BI, Wagenknecht LE, Hairston KG, Bowden DW, et al. "Vitamin D, adiposity, and calcified atherosclerotic plaque in African-Americans." *Journal of Clinical Endocrinology and Metabolism* 2010 Mar;95(3):1076-83.

Giovannucci E, Liu Y, Hollis BW, Rimm EB. "25-Hydroxyvitamin D and risk of myocardial infarction in men." *Archives of Internal Medicine* 2008;168(11):1174-80.

Holick MF. "Sunlight and vitamin D: Both good for cardiovascular health." *Journal of General Internal Medicine* 2002;17(9):733-35.

Jorde R, Bønaa K. "Calcium from dairy products, vitamin D intake, and blood pressure: The Tromsø study." *American Journal of Clinical Nutrition* 2000;71:1530-35.

Krause R, Bühring M, Hopfenmüller W, Holick MF, Sharma AM. "Ultraviolet B and blood pressure." *Lancet* 1998;352(9129):709-10.

Kumar J, Muntner P, Kaskel FJ, Hailpern SM, Melamed ML. "Prevalence and associations of 25-hydroxyvitamin D deficiency in US children: NHANES 2001-2004." *Pediatrics* 2009;124;e362-e370.

Lee JH, O'Keefe JH, Bell D, Hensrud DD, Holick MF. "Vitamin D deficiency: An important, common, and easily treatable cardiovascular risk factor?" *Journal of the American College of Cardiology* 2008 Dec 9;52(24):1949-56.

Lind L, Hanni A, Lithell H, Hvarfner A, et al. "Vitamin D is related to blood pressure and other cardiovascular risk factors in middle-aged men." *American Journal of Hypertension* 1995;8:894-901.

Martins D, Wolf M, Pan D, Zadshir A, et al. "Prevalence of cardiovascular risk factors and the serum levels of 25-hydroxyvitamin D in the United States: Data from the Third National Health and Nutrition Examination Survey." *Archives of Internal Medicine* 2007;167-(11):1159-65.

Melamed ML, Muntner P, Michos ED, Uribarri J, et al. "Serum 25 -hydroxyvitamin D levels and the prevalence of peripheral arerial disease: Results from NHANES 2001 to 2004." *Arteriosclerosis, Thrombosis, and Vascular Biology* 2008;28(6):1179-85.

Pfeifer M, Begerow B, Minne HW, Nachtigall D, Hansen C. "Effects of a short-term vitamin D_3 and calcium supplementation on blood pressure and parathyroid hormone levels in elderly women." *Journal of Clinical Endocrinology and Metabolism* 2001;86:1633-37.

Poole KE, Loveridge N, Barker PJ, Halsall DJ, et al. "Reduced vitamin D in acute stroke." *Stroke* 2006;37(1):243-45.

Reis JP, von Mühlen D, Miller ER 3rd, Michos ED, Appel LJ. "Vitamin D status and cardiometabolic risk factors in the United States adolescent population." *Pediatrics* 2009 Aug 3.

Rostand SC. "Ultraviolet light may contribute to geographic and racial blood pressure differences." *Hypertension* 1997;30(2 pt 1):150-56.

Wang TJ, Pencina MJ, Booth SL, Jacques PF, et al. "Vitamin D deficiency and risk of cardiovascular disease." *Circulation* 2008;117(4):503-11.

Zittermann A, Schleithoff SS, Tenderich G, Berthold HK, et al. "Low vitamin D status: A contributing factor in the pathogenesis of congestive heart failure?" *Journal of the American College of Cardiology* 2003;41:105-12.

면역(Immunity)

Aloia JR, Li-Ng M. "Epidemic influenza and vitamin D." *Epidemiology and Infection* 2007;12:1-4.

Cannell JJ, Vieth R, Umhau JC, Holick MF, Grant WB, Madronich S, Garland CF, Giovannucci E. "Epidemic influenza and vitamin D." *Epidemiology and Infection* 2006;134(6):1129-40.

Cantorna MT, Zhu Y, Froicu M, Wittke A. "Vitamin D status, 1,25 -dihydroxyvitamin D_3, and the immune system." *American Journal of Clinical*

Nutrition 2004;80(suppl):1717S-1720S.

Chan TYK. "Vitamin D deficiency and susceptibility to tuberculosis." *Calcified Tissue International* 2000;66(6):476-78.

Ginde AA, Mansbach JM, Camargo CA Jr. "Association between serum 25-hydroxyvitamin D level and upper respiratory tract infection in the Third National Health and Nutrition Examination Survey." *Archives of Internal Medicine* 2009 Feb 23;169(4):384-90.

Krause R, Kuhn G, Pose M, Dobberke, et al. "Suberythemal UV-irradiation increases immunological capacity in children with frequent colds." *In Biologic effect of light* 1998. Proceedings of a symposium Basel, Switzerland November 1-3, 1998. M. F. Holick and E. G. Jung, editors. Boston: Kluwer Academic Publishers, 1999:49-51.

Liu PT, Stenger S, Li H, Wenzel L, et al. "Toll-like receptor triggering of a vitamin D-mediated human antimicrobial response." *Science* 2006;311:1770-73.

Sabetta JR, DePetrillo P, Cipriani RJ, Smardin J, et al. "Serum 25-hydroxyvitamin D and the incidence of acute viral respiratory tract infections in healthy adults." *PLoS One* 2010 Jun 14;5(6):ell088.

Urashima M, Segawa T, Okazaki M, Kurihara M, et al. "Randomized trial of vitamin D supplementation to prevent seasonal influenza A in schoolchildren." *American Journal of Clinical Nutrition* 2010 May;91(5):1255-60.

신장 질환(Kidney Disease)

Dusso AS, Brown AJ, Slatopolsky. "Vitamin D." *American Journal of Physiology-Renal Physiology* 2005;289:F8-F28.

Jones G. "Expanding role for vitamin D in chronic kidney disease: Importance of blood 25-OH-D levels and extra-renal lα-hydroxylase in the classical and nonclassical actions of lα,25-dihydroxyvitamin D_3." *Seminars in Dialysis* 2007;20(4):316-24.

근력(Muscle Strength)

Bischoff-Ferrari HA, Dietrich T, Orav EJ, Hu FB, Zhang Y, Karlson EW, Dawson-Hughes B. "Higher 25-hydroxyvitamin D concentrations are associated with better lower-extremity function in both active and inactive persons aged ≥

60 y." *American Journal of Clinical Nutrition* 2004;80(3):752-58.

Bischoff-Ferrari HA, Dawson-Hughes B, Willett WC, et al. "Effect of vitamin D on falls: A meta-analysis." *Journal of the American Medical Association* 2004;291:1999-2006.

Bischoff-Ferrari HA, Orav EJ, Dawson-Hughes B. "Effects of cholecalciferol plus calcium on falling in ambulatory older men and women." *Archives of Internal Medicine* 2006;166:424-30.

Boland R. "Role of vitamin D in skeletal muscle function." *Endocrine Reviews* 1986;7:434-38.

Broe KE, Chen TC, Weinberg J, Bischoff-Ferrari HA, et al. "A higher dose of vitamin D reduces the risk of falls in nursing home residents: A randomized, multiple-dose study." *Journal of the American Geriatrics Society* 2007;55(2):234-39.

Holick MF. "Sunlight 'D'ilemma: Risk of skin cancer or bone disease and muscle weakness." *Lancet* 2001;357(9249):4-6.

Pfeifer M, Begerow B, Minne HW, et al. "Vitamin D status, trunk muscle strength, body sway, falls, and fractures among 237 postmenopausal women with osteoporosis." *Experimental and Clinical Endocrinology and Diabetes* 2001;109:87-92.

Pfeifer M, Begerow B, Minne H, Abrams C, et al. "Effects of a short-term vitamin D and calcium supplementation on body sway and secondary hyperparathyroidism in elderly women." *Journal of Bone and Mineral Research* 2000;15:1113-15.

Visser M, Deeg DJ, Lips P, Longitudinal Aging Study Amsterdam. "Low vitamin D and high parathyroid hormone levels as determinants of loss of muscle strength and muscle mass (sarcopenia): Longitudinal Aging Study Amsterdam." *Journal of Clinical Endocrinology and Metabolism* 2003;88:5766-72.

비만과 대사 증후군(Obesity and Metabolic Syndrome)

Arunabh S, Pollack S, Yeh J, Aloia JF. "Body fat content and 25-hydroxyvitamin D levels in healthy women." *Journal of Clinical Endocrinology and Metabolism* 2003;88:157-61.

Bell NH, Epstein S, Greene A, Shary J, Oexmann MJ, Shaw S. "Evidence for alteration of the vitamin D-endocrine system in obese subjects." *Journal of Clinical Investigation* 1985;76:370-73.

Ford ES, Ajani UA, McGurie LC, Liu S: "Concentrations of serum vitamin D and the metabolic syndrome among U.S. adults." *Diabetes Care* 2005;28:1228-30.

Wortsman J, Matsuoka LY, Chen TC, Lu Z, Holick MF. "Decreased bioavailability of vitamin D in obesity." American *Journal of Clinical Nutrition* 2000;72:690-93.

Wortsman J, Matsuoka LY, Chen TC, Zhiren L, Holick MF. "Decreased bio -availability of vitamin D in obesity." *American Journal of Clinical Nutrition* 2000;72:690-93. *Erratum in: American Journal of Clinical Nutrition* 2003;77:1342.

구강 건강(Oral Health)

Dietrich T, Nunn M. Dawson-Hughes B, Bischoff-Ferrari HA. "Association between serum concentrations of 25-hydroxyvitamin D and gingival inflammation." *American Journal of Clinical Nutrition* 2005;82:575-80.

Dietrich T, Joshipura KJ, Dawson-Hughes B, Bischoff-Ferrari HA. "Association between serum concentrations of 25-hydroxyvitamin D_3 and periodontal disease in the US population." *American Journal of Clinical Nutrition* 2004;80:108-13.

Krall EA, Wehler C, Garcia RI, Harris SS, Dawson-Hughes B. "Calcium and vitamin D supplements reduce tooth loss in the elderly." *American Journal of Medicine* 2001;111:452-56.

골연화증과 섬유근육통(Osteomalacia and Fibromyalgia)

Glerup H, Mikkelsen K, Poulsen L, Hass E, et al. "Hypovitaminosis D myopathy without biochemical signs of osteomalacic bone involvement." *Calcified Tissue International* 2000 Jun;66(6):419-24.

Plotnikoff GA, and Quigley JM. "Prevalence of severe hypovitaminosis D in patients with persistent, nonspecific musculoskeletal pain.: *Mayo Clinic Proceedings* 2003;78:1463-70.

Malabanan AO, Turner AK, Holick MF. "Severe generalized bone pain and osteoporosis in a premenopausal black female: Effect of vitamin D replacement." *Journal of Clinical Densitometry* 1998(1): 201-4.

Holick MF. "Vitamin D deficiency: What a pain it is." *Mayo Clinic Proceedings* 2003;78(12):1457-59.

골다공증, 골밀도와 칼슘 흡수(Osteoporosis, Bone Density, and Calcium bsorption)

Abrams SA, Griffin IJ, Hawthorne KM, Gunn SK, et al. "Relationships among Vitamin D levels, parathyroid hormone, and calcium absorption in young adolescents." *Journal of Endocrinology and Metabolism* 2005;90(10):5576-81.

Araujo AB, Travison TG, Esche GR, Holick MF, et al. "Serum 25 -hydroxyvitamin D and bone mineral density among Hispanic men." *Osteoporosis International* 2009 Feb;20(2):245-55.

Aris RM, Merkel PA, Bachrach LK, Borowitz DS, et al. "Consensus statement: Guide to bone health and disease in cystic fibrosis." *Journal of Clinical Endocrinology and Metabolism* 2005;90(3):1888-96.

Bakhtiyarova S, Lesnyak O, Kyznesova N, Blankenstein MA, Lips P. "Vitamin D status among patients with hip fracture and elderly control subjects in Yekaterinburg, Russia." *Osteoporosis International* 2006;17(3):441-46.

Beard MK, Lips P, Holick MF, et al. "Vitamin D inadequacy is prevalent among postmenopausal osteoporotic women." *Climateric* 2005;8(Suppl 2):199-200.

Bischoff-Ferrari HA, Willet WC, Wong JB, Giovannucci E, et al. "Fracture prevention with vitamin D supplementation: A meta-analysis of randomized controlled trials." *Journal of the American Medical Association* 2005;293:2257-64.

Bischoff-Ferrari HA, Giovannucci E, Willett WC, Dietrich T, and Dawson-Hughes B. "Estimation of optimal serum concentrations of 25-hydroxyvitamin D for multiple health outcomes." *American Journal of Clinical Nutrition* 2006;84:18-28.

Bischoff-Ferrari HA, Dietrich T, Orav J, Dawson-Hughes B. "Positive association between 25-hydroxyvitamin D levels and bone mineral density: A population-based study of younger and older adults." *Journal of the American Medical Association* 2004;116:634-39.

Chapuy MC, Arlot ME, Duboeuf F, Brun J, et al. "Vitamin D_3 and calcium to prevent hip fractures in elderly women." *New England Journal of Medicine* 1992;327(23):1637-42.

Cooper C, Javaid K, Westlake S, Harvey N, Dennison E. "Developmental origins of osteoporotic fracture: The role of maternal vitamin D insufficiency." *Journal of Nutrition* 2005;135:2728S-2734S.

Dawson-Hughes B, Harris SS, Krall EA, Dallal GE. "Effect of calcium and vitamin D supplementation on bone density in men and women 65 years of age or older." *New England Journal of Medicine* 1997;337:670-76.

Di Daniele N, Carbonelli MG, Candeloro N, Iacopino L, et al. "Effect of supplementation of calcium and vitamin D on bone mineral density and bone mineral content in peri- and post-menopause women; a double-blind, randomized, controlled trial." *Pharmacological Research* 2004;50:637-41.

Feskanich D, Willett WC, Colditz GA. "Calcium, vitamin D, milk consumption, and hip fractures: A prospective study among postmenopausal women." *American Journal of Clinical Nutrition* 2003;77:504-11.

Glowacki J, Hurwitz S, Thornhill TS, Kelly M, LeBoff MS. "Osteoporosis and vitamin D deficiency among postmenopausal women with osteoarthritis undergoing total hip arthroplasty." *Journal of Bone and Joint Surgery* 2003;85A:2371-77.

Heaney RP, Dowell MS, Hale CA, Bendich A. "Calcium absorption varies within the reference range for serum 25-hydroxyvitamin D." *Journal of the American College of Nutrition* 2003;22(2):142-46.

Heaney RP, Davies KM, Chen TC, Holick MF, Barger-Lux MJ. "Human serum 25-hydroxycholecalciferol response to extended oral dosing with cholecalciferol." *American Journal of Clinical Nutrition* 2003;77:204-10.

Sanders KM, Stuart AL, Williamson EJ, Simpson JA, et al. "'Annual high-dose oral vitamin D and falls and fractures in older women: a randomized controlled trial." *Journal of the American Medical Association* 2010 May 12;303(18):1815.

Terris S. "Calcium plus vitamin D and the risk of fractures." *New England Journal of Medicine* 2006;354(21):2285.

임신과 수유(Pregnancy and Lactation)

Bodnar LM, Catov JM, Simhan HN, Holick MF, et al. "Maternal vitamin D deficiency increases the risk of preeclampsia." *Journal of Clinical Endocrinology and Metabolism* 2007;92(9):3517-22.

Bodnar LM, Krohn MA, Simhan HN. "Maternal vitamin D deficiency is associated with bacterial vaginosis in the first trimester of pregnancy." *Journal of Nutrition* 2009 Jun;l39(6):1157-61.

Camargo Jr CA, Rifas-Shiman SL, Litonjua AA, Rich-Edwards JW, et al. "Prospective study of maternal intake of vitamin D during pregnancy and risk of wheezing illnesses in children at age 2 years." *Journal of allergy and Clinical Immunology* 2006;117:721-22.

Camargo Jr CA, Rifas-Shiman SL, Litonjua AA, et al. "Maternal intake of vitamin D during pregnancy and risk of recurrent wheeze in children at 3 y of age." *American Journal of Clinical Nutrition* 2007;85(3)788-95.

Merewood A, Mehta SD, Chen TC, Bauchner H, Holick MF. "Association between vitamin D deficiency and primary caesarean section." *Journal of Clinical Endocrinology and Metabolism* 2009 Mar;94(3):940-45.

Hollis BW, Wagner CL. "Assessment of dietary vitamin D requirements during pregnancy and lactation." *American Journal of Clinical Nutrition* 2004;79:717-26.

Hollis BW, Wagner CL. "Vitamin D requirements during lactation: High-dose maternal supplementation as therapy to prevent hypovitaminosis D for both the mother and the nursing infant." *American Journal of Clinical Nutrition* 2004;80:1752S-1758s.

Lee JM, Smith JR, Philipp BL, Chen TC, et al. "Vitamin D deficiency in a healthy group of mothers and newborn infants." *Clinical Pediatrics* 2007;46:42-44.

McGrath J. "Does 'imprinting' with low prenatal vitamin D contribute to the risk of various adult disorders?" *Medical Hypothesis* 2001;56:367-71.

Pawley N, Bishop NJ. "Prenatal and infant predictors of bone health: The influence of vitamin D." *American Journal of Clinical Nutrition* 2004;80(suppl):l748S-1751S.

월경 전 증후군(Premenstrual Syndrome)

Anderson DJ, Legg NJ, Ridout DA. "Preliminary trial of photic stimulation for premenstrual syndrome." *Journal of Obstetrics and Gynecology* 1997;17(1):76-79.

Lam RW, et al. "A controlled study of light therapy in women with late luteal phase dysphoric disorder." *Psychiatry Research* 1999;86(3):185-92.

Parry BL, et al. "Blunted phase-shift responses to morning bright light in premenstrual dysphoric disorder." *Journal of Biological Rhythms* 1997;12(5):443-56.

Thys-Jacobs S. "Micronutrients and the premenstrual syndrome: The case for calcium." *Journal of the American College of Nutrition* 2000 Apr;19(2):220-27.

건선(Psoriasis)

Bourke JF, Berth-Jones J, Iqbal SJ, Hutchinson PE. "High-dose topical calcipotriol in the treatment of extensive psoriasis vulgaris." *British Journal of Dermatology* 1993;129:74-76.

Holick MF. "Clinical efficacy of 1,25-dihydroxyvitamin D_3 and its analogues in the treatment of psoriasis." *Retinoids* 1998;14:7-12.

Nickoloff B, Schroder J, von den Driesch P, Raychaudhuri S, et al. "Is psoriasis a T-cell disease?" *Experimental Dermatology* 2000;9:359-75.

Perez A, Chen TC, Turner A, Raab R, et al. "Efficacy and safety of topical calcitriol (1,25-dihydroxyvitamin D_3) for the treatment of psoriasis." *British Journal of Dermatology* 1996;134:238-46.

Perez A, Raab R, Chen TC, Turner A, Holick MF. "Safety and efficacy of oral calcitriol (1,25-dihydroxyvitamin D_3) for the treatment of psoriasis." *British Journal of Dermatology* 1996;134:1070-78.

구루병(Rickets)

DeLucia MC, Mitnick ME, Carpenter TO. 2003. "Nutritional rickets with normal circulating 25-hydroxyvitamin D: A call for reexamining the role of dietary calcium intake in North American infants." *Journal of Clinical Endocrinology and Metabolism* 2003;88:3539-45.

Hess AF, Unger LJ. "The cure of infantile rickets by sunlight." *Journal of the American Medical Association* 1921;77:39-41.

Hess AF, Unger LJ. "Use of the carbon arc light in the prevention and cure of rickets." *Journal of the American Medical Association* 1922;78:1596-98.

Holick MF. "Resurrection of vitamin D deficiency and rickets." *Journal of Clinical Investigation* 2006;116(8):2062-72.

Holick MF, Lim R, Dighe AS. "Case 3-2009: A 9-month-old boy with seizures." *New England Journal of Medicine* 2009;360:398-407.

Huldschinsky K. "Heilung von Rachitis durch Kunstliche Hohensonne." *Deutsche Med Wochenschr* 1919;45:712-13.

Huldschinsky K. "The ultra-violet light treatment of rickets." New Jersey: *Alpine Press* 1928;3-19.

Kreiter SR, Schwartz RP, Kirkman HN, Charlton PA, et al. "Nutritional rickets in African American breast-fed infants." *Journal of Pediatrics* 2000;137:2-6.

Pettifor JM. "Vitamin D deficiency and nutritional rickets in children in vitamin D." In *Vitamin D*, second edition. David Feldman, J. Wesley Pike, Francis H. Glorieux, eds. Boston: *Elsevier Academic Press* 2005;1065-84.

Sniadecki J. Jerdrzej Sniadecki (1768-1838) on the cure of rickets. (1840) Cited by W. Mozolowski *Nature* 1939;143:121-24.

Wagner CL, Greer FR; American Academy of Pediatrics Section on Breast-feeding; American Academy of Pediatrics Committee on Nutrition. "Prevention of rickets and vitamin D deficiency in infants, children, and adolescents." *Pediatrics* 2008 Nov;l22(5):1142-52.

피부암(Skin Cancer)

Berwick M, Armstrong BK, Ben-Porat L, et al. "Sun exposure and mortality from melanoma." *Journal of the National Cancer Institute* 2005;97:195-99.

Bikle D. "Vitamin D receptor, UVR, and skin cancer: A potential protective mechanism" *Journal of Investigative Dermatology* 2008;128:2357-61.

Black H, et al. "Evidence that a low-fat diet reduces the occurrence of non-melanoma skin cancer." *International Journal of Cancer* 1995;62(2):165-69.

Garland FC, Garland CF. "Occupational sunlight exposure and melanoma in the U.S. Navy." *Archives of Environmental Health* 1990;45:261-67.

Kennedy C, Bajdik CD, Willemze R, de Gruijl FR, Bavinck JN. "The influence of painful sunburns and lifetime of sun exposure on the risk of actinic keratoses, seborrheic warts, melanocytic nevi, atypical nevi and skin cancer." *Journal of Investigative Dermatology* 2003;120(6):1087-93.

Newton-Bishop JA, Beswick S, Randerson-Moor J, Chang YM, et al. "Serum 25-hydroxyvitamin D_3 levels are associated with breslow thickness at presentation and survival from melanoma." *Journal of Clinical Oncology* 2009 Nov 10;27(32):5439-44.

Ziegler A, Jonason AS, Leffell DJ, Simon JA, et al. "Sunburn and p53 in the onset of skin cancer." *Nature* 1994;372:773-76.

선탠 베드 치료(Tanning Bed Therapy)

Koutkia P, Lu Z, Chen TC, Holick MF. "Treatment of vitamin D deficiency due to Crohn's disease with tanning bed ultraviolet B radiation." *Gastroenterology* 2001;121:1485-88.

Tangpricha V, Turner A, Spina C, Decastro S, et al. "Tanning is associated with optimal vitamin D status (serum 25-hydroxyvitamin D concentration) and higher bone mineral density." *American Journal of Clinical Nutrition* 2004;80:1645-49.

Peterson CA, Heffernan ME, Sisk KA, and Ring SM. "The effects of regular tanning bed use and increased vitamin D status on serum markers of bone turnover in healthy adult women." *Clinical Medicine: Women's Health* 2009:2 1-7.

제2형 당뇨병(Type-2 Diabetes)

Borissova AM, Tankova T, Kirilov G, Dakovska L, Kovachevas R. "The effect of vitamin D₃ on insulin secretion and peripheral insulin sensitivity in type 2 diabetic patients." *International Journal of Clinical Practice* 2003;57:258-61.

Boucher BJ. "Inadequate vitamin D status: Does it contribute to the disorders comprising syndrome X?" *British Journal of Nutrition* 1998;80:585.

Chiu KC, Chu A, Go VLW, Saad MF. "Hypovitaminosis D is associated with insulin resistance and β cell dysfunction." *American Journal of Clinical Nutrition* 2004;79:820-25.

Isai G, Giorgino R, and Adami S. "High prevalence of hypovitaminosis D in female type 2 diabetic population." *Diabetes Care* 2001;24:1496-98.

Kumar S, Davies M, Zakaria Y, et al. "Improvement in glucose tolerance and beta-cell function in a patient with vitamin D deficiency during treatment with vitamin D." *Postgraduate Medical Journal* 1994;70:440-43.

Oh J, Weng S, Felton SK, Bhandare S, et al. "1,25(OH)2 vitamin D inhibits foam cell formation and suppresses macrophage cholesterol uptake in patients with type 2 diabetes mellitus." *Circulation* 2009 Aug 25;120(8):687-98.

Pittas AG, Dawson-Hughes B, Li T, Van Dam RM, Willett WC, et al. "Vitamin D and calcium intake in relation to type 2 diabetes in women," *Diabetes Care* 2006;29(3):650-56.

Pittas AG, Lau J, Hu FB, Dawson-Hughes B. Review: The role of vitamin D and calcium in type 2 diabetes. A systematic review and meta-analysis." *Journal of Clinical Endocrinology and Metabolism* 2007;92:2017-29.

Schwalfenberg G. "Vitamin D and diabetes: Improvement of glycemic control with vitamin D₃ repletion." *Canadian Family Physician* 2008;54:864-66.

Scragg R, Holdaway I, Singh V, et al. "Serum 25-hydroxyvitamin D₃ levels decreased in impaired glucose tolerance and diabetes mellitus." *Diabetes Research and Clinical Practice* 1995;27:181-88.

비타민 D₂ 대 D₃(Vitamin D₂ vs. D₃)

Holick MF, Biancuzzo RM, Chen TC, Klein EK, et al. "Vitamin D₂ is as effective as vitamin D₃ in maintaining circulating concentrations of 25-hydroxyvitamin D." *Journal of Clinical Endocrinology and Metabolism* 2008;93(3):677-81.

Armas LAG, Hollis B, Heaney RP. "Vitamin D₂ is much less effective than vitamin D₃ in humans," *Journal of Clinical Endocrinology and Metabolism* 2004;89:5387-91.

비타민 D 결핍과 중독(Vitamin D Deficiency and Intoxication)

Bodnar LM, Simhan HN, Powers RW, Frank MP, et al. "High prevalence of vitamin D insufficiency in black and white pregnant women residing in the northern United States and their neonates." *Journal of Nutrition* 2007;137:447-52.

Calvo MS, Whiting SJ, Barton CN. "Vitamin D intake: A global perspective of current status." *Journal of Nutrition* 2005;135:310-16.

Dawson-Hughes B, Heaney RP, Holick MF, Lips P, et al. "Estimates of optimal vitamin D status." *Osteoporosis International* (Editorial) 2005;16:713-16.

El-Hajj Fuleihan G, Nabulsi M, Choucair M, et al. "Hypovitaminosis D in healthy school children." *Pediatrics* 2001;107:E53.

Ginde AA, Liu MC, Camargo Jr. CA. "Demographic differences and trends of vitamin D insufficiency in the US population, 1988-2004." *Archives of Internal Medicine* 2009 Mar 23;169(6):626-32.

Gordon CM, DePeter KC, Estherann G, Emans SJ. "Prevalence of vitamin D deficiency among healthy adolescents." *Archives of Pediatrics and Adolescent Medicine* 2004;158:531-37.

Gordon CM, Feldman HA, Sinclair L, Williams AL, et al. "Prevalence of vitamin D deficiency among healthy infants and toddlers." *Archives of Pediatrics and Adolescent Medicin*e 2008;162(6):505-12.

Grant WE, Garland CF and Holick MF. "Comparisons of estimated economic burdens due to insufficient solar ultraviolet irradiance and vitamin D and excess solar UV irradiance for the Untied States." *Photochemistry and Photobiology* 2005;81(6):1276-86.

Hanley DA, Davison KS. "Vitamin D insufficiency in North America." *Journal of Nutrition* 2005;135:332-37.

Harris SS, Dawson-Hughes B. "Seasonal changes in plasma 25-hydroxy-vitamin D concentrations in young American black and white women." *American Journal of Clinical Nutrition* 1998;67(6):1232-36.

Holick MF. "Too little vitamin D in premenopausal women: Why should we care?" *American Journal of Clinical Nutrition* 2002;76:3-4.

Holick MF, Jenkins M. *The UV Advantage*. New York:iBooks; 2003.

Holick MF. "Sunlight and vitamin D for bone health and prevention of autoimmune diseases, cancers, and cardiovascular disease." *American Journal of Clinical Nutrition* 2004;80:1678S-1688S.

Holick MF, Siris ES, Binkley N, Beard MK, et al. "Prevalence of vitamin D inadequacy among postmenopausal North American women receiving osteoporosis therapy." *Journal of Clinical Endocrinology and Metabolism* 2005;90:3215-24.

Holick MF. "High prevalence of vitamin D inadequacy and implications for health." *Mayo Clinic Proceedings* 2006;81(3):353-73.

Holick MF. "Vitamin D deficiency." *New England Journal of Medicine* 2007;357:266-81.

Holick MF, Chen TC. "Vitamin D deficiency: A worldwide problem with health consequences." *American Journal of Clinical Nutrition* 2008;87(4):1080S-6S.

Jacobus CH, Holick MF, Shao Q, Chen TC, et al. "Hypervitaminosis D associated with drinking milk." *New England Journal of Medicine* 1992;326:1173-77.

Koutkia P, Chen TC, Holick MF. "Vitamin D intoxication associated with an over-the-counter supplement." *New England Journal of Medicine* 2001;345(1):66-67.

Malabanan A, Veronikis IE, Holick MF. "Redefining vitamin D insufficiency." *Lancet* 1998:351:805-6.

Mansbach JM, Ginde AA, and Carmargo Jr. CA. "Serum 25-hydroxyvitamin D levels among US children aged 1 to 11 Years: Do children need more vitamin D?" *Pediatrics* Nov. 2009;124:1404-10.

Park S, Johnson MA. "Living in low-latitude regions in the United States does not prevent poor vitamin D status." *Nutrition Reviews* 2005;63:203-9.

Sullivan SS, Rosen CJ, Halteman WA, Chen TC, Holick MF. "Adolescent girls in Maine at risk for vitamin D insufficiency." *Journal of the American Diabetic Association* 2005;105:971-74.

Tangpricha V, Pearce EN, Chen TC, Holick MF. "Vitamin D insufficiency among free-living healthy young adults." *American Journal of Medicine* 2002;112(8):659-62.

비타민 D 영양(Vitamin D Nutrition)

Chandra P, Wolfenden LL, Ziegler TR, Tian J, et al. "Treatment of vitamin D deficiency with UV light in patients with malabsorption syndromes: A case series." *Photodermatology, Photoimmunology, and Photomedicine* 2007;23(5):179-85.

Chen TC, Chimeh F, Lu Z, Mathiew J, et al. "Factors that influence the cutaneous synthesis and dietary sources of vitamin D." *Archives of Biochemistry and Biophysics* 2007;460(2):213-17.

Holick MF, Shao Q, Liu WW, Chen TC. "The vitamin D content of fortified milk and infant formula." *New England Journal of Medicine* 1992;326:1178-81.

Tangpricha V, Koutkia P, Rieke SM, Chen TC, et al. "Fortification of orange juice with vitamin D: A novel approach to enhance vitamin D nutritional health." *American Journal of Clinical Nutrition* 2003;77:1478-83.

Vieth R, Garland C, Heaney R, et al. "The urgent need to reconsider recommendations for vitamin D nutrition intake." *American Journal of Clinical Nutrition* 2007;85:649-50.

비타민 D 피부 합성(Vitamin D Skin Synthesis)

Clemens TL, Henderson SL, Adams JS, Holick MF. "Increased skin pigment reduces the capacity of skin to synthesize vitamin D_3." *Lancet* 1982;1(8263):74-76.

Holick MF, MacLaughlin JA, Clark MB, Holick SA, et al. "Photosynthesis of previtamin D_3 in human skin and the physiologic consequences." *Science* 1980;210:203-5.

MacLaughlin J, Holick MF. "Aging decreases the capacity of human skin to produce vitamin D_3." *Journal of Clinical Investigation* 1985;76:1536-38.

Matsuoka LY, Ide L, Wortsman J, MacLaughlin J, Holick MF. "Sunscreens suppress cutaneous vitamin D_3 synthesis." *Journal of Clinical Endocrinology and Metabolism* 1987;64:1165-68.

Webb AR, Kline L, Holick MF. "Influence of season and latitude on the cutaneous synthesis of vitamin D_3: Exposure to winter sunlight in Boston and Edmonton will not promote vitamin D_3 synthesis in human skin." *Journal of Clinical Endocrinology and Metabolism* 1988;67:373-78.